Anaesthesiology and Resuscitation

Anaesthesiologie und Wiederbelebung

Anesthésiologie et Réanimation

30

Editores

Prof. Dr. R. Frey, Mainz · Dr. F. Kern, St. Gallen
Prof. Dr. O. Mayrhofer, Wien

Hypoxie

Grundlagen und Klinik

*Bericht über das Hanns Baur-Gedächtnis-Symposion
am 13. und 14. Oktober 1967 in Mainz*

Herausgegeben von

R. Frey · M. Halmágyi · K. Lang · G. Thews

Mit 91 Abbildungen

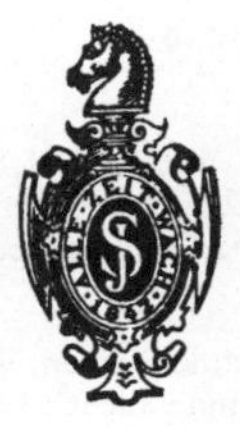

Springer-Verlag Berlin Heidelberg New York 1969

ISBN-13: 978-3-540-04404-8   e-ISBN-13: 978-3-642-87030-9
DOI: 10.1007/978-3-642-87030-9

Titel-Nr. 7386

Vorwort

Der Begriff „Akute Elementargefährdung" wurde zuerst von dem verstorbenen Professor Dr. Hanns Baur geprägt.

Jeder, der Hanns Baur kannte, ehrte ihn als Arzt, Lehrer und Wissenschaftler. Er hat seinen schöpferischen Geist voll und ganz in den Dienst der Medizin und seiner Patienten gestellt.

Das diesjährige Symposion fand zu Ehren von Hanns Baur unter dem Namen „Symposion über akute Elementargefährdung und Wiederbelebung" statt. Der Ausdruck „Akute Elementargefährdung" kennzeichnet unseres Erachtens am treffendsten den Krankheitszustand, bei dem die Anwendung der Wiederbelebungsmethoden – für kürzere oder längere Zeit – unerläßlich ist. In diesem Sinne wählten wir einige Probleme der Wiederbelebung wie:

Hypoxie, Grundlagen und Klinik

Kohlenhydrate in der dringlichen Infusionstherapie, und

Venendruckmessung

als Themen des Symposions.

Wir möchten es nicht versäumen, an dieser Stelle Seiner Magnifizenz, dem Herrn Rektor der Johannes Gutenberg-Universität, Herrn Professor Dr. A. Adam, Seiner Spektabilität, dem Dekan der Medizinischen Fakultät, Herrn Professor Dr. L. Diethelm und dem Hausherrn, Herrn Professor Dr. H. Bredt, unseren Dank auszusprechen für die Unterstützung, die sie uns gewährt haben, und für die Möglichkeit, das Symposion in den Räumen der Johannes Gutenberg-Universität durchzuführen. Ebenso gebührt unser Dank den Herren Vorsitzenden für die wertvolle Mitarbeit bei der Gestaltung des Symposions.

In diesem Band ist das Thema „Hypoxie" wiedergegeben.

Die aufeinanderfolgende Veröffentlichung der einzelnen Vorträge aller Themen des Symposions soll den interessierten Theoretikern und Klinikern den neuesten Stand dieser Probleme vermitteln und nicht zuletzt hierdurch zur weiteren Forschung auf diesem wichtigen Gebiet der Wiederbelebung anregen.

Mainz, Juli 1968   Die Herausgeber

Inhaltsverzeichnis

Vorsitz: Prof. Dr. Dr. G. Thews, Prof. Dr. M. Zindler

A. *Theoretische Grundlagen*

B. *Klinik*

Verzeichnis der Referenten

AUERBACH, E., Dr., Chirurgische Abteilung des Kreiskrankenhauses, Bad Homburg v. d. H.

BARCKOW, D., Dr., Reanimationszentrum der I. Medizinischen Klinik der Freien Universität Berlin

BECK, L., Priv.-Doz. Dr., Universitäts-Frauenklinik Mainz

BRENDEL, W., Prof. Dr., Institut für Experimentelle Chirurgie an der Chirurgischen Universitätsklinik München

BURMEISTER, HANNELORE, Dr., Reanimationszentrum der I. Medizinischen Klinik der Freien Universität Berlin

BUSCH, G., Dr., Neurochirurgische Universitätsklinik Mainz

DUDECK, J., Dr., Institut für Medizinische Statistik und Dokumentation der Universität Mainz

ERDMANN, G., Prof. Dr., Universitäts-Kinderklinik Mainz

GARY, K., Dr., Institut für Anaesthesiologie der Universität Mainz

GROTE, J., Dr. Dr., Physiologisches Institut der Universität Mainz

HARTUNG, H., Dr., Chirurgische Universitätsklinik Marburg (Lahn)

HERING, G., Dr., Chirurgische Universitätsklinik Marburg (Lahn)

HERTLE, F. H., Dr., II. Medizinische Universitätsklinik Mainz

HIERSCHE, H.-D., Dr., Universitäts-Frauenklinik Mainz

HOLPER, K., Dr., Institut für experimentelle Chirurgie an der Chirurgischen Universitätsklinik München

HUMPERT, U., Dr., Reanimationszentrum der I. Medizinischen Klinik der Freien Universität Berlin

IBE, KARLA, Dr., Reanimationszentrum der I. Medizinischen Klinik der Freien Universität Berlin

KAFARNIK, D., Dr., II. Medizinische Universitätsklinik Mainz

KAMPSCHULTE, S., Dr., Department of Anesthesiology, Presbyterian University Hospital, Pittsburgh (USA)

KÖBLER, H., Dr., Chirurgische Universitätsklinik Marburg (Lahn)

KUCHER, R., Doz. Dr., Institut für Anaesthesiologie der Universität Wien (Österreich)

KREUSCHER, H., Priv.-Doz. Dr., Institut für Anaesthesiologie der Universität Mainz

LANGENDORF, H., Priv.-Doz. Dr., Zentrallaboratorium der Chirurgischen Universitätskliniken Mainz

LOCHNER, W., Prof. Dr., Physiologisches Institut der Universität Düsseldorf

LÜBBERS, D. W., Prof. Dr., Institut für Angewandte Physiologie der Universität Marburg (Lahn)

MESSMER, K., Dr., Institut für Experimentelle Chirurgie an der Chirurgischen Universitätsklinik München

MÜNCHHOFF, WILHELMINE, Dr., Institut für Anaesthesiologie der Universität Mainz

NEUHAUS, G. A., Prof. Dr., Reanimationszentrum der I. Medizinischen Klinik der Freien Universität Berlin

NOLTE, H., Priv.-Doz. Dr., Institut für Anaesthesiologie des Kreis- und Stadtkrankenhauses Minden/Westf.

OKADA, K., Dr., Department of Anesthesiology, Tokyo University Hospital, Hongo, Tokyo (Japan)

PFLÜGER, H., Prof. Dr., Anaesthesieabteilung des Krankenhauses Nordwest, Frankfurt (Main).

ROGAUSCH, H., Dr., Chirurgische Universitätsklinik Marburg (Lahn)

RÖSNER, N., Dr., Chirurgische Universitätsklinik Marburg (Lahn)

RÜGHEIMER, E., Prof. Dr., Anaesthesieabteilung der Chirurgischen Universitätsklinik Erlangen

SAFAR, P., Prof., M. D., Department of Anesthesiology, Presbyterian University Hospital, Pittsburgh (USA)

SCHMIDT, K., Priv.-Doz. Dr., Neurochirurgische Universitätsklinik Freiburg i. Br.

SCHMIDT, W., Dr., II. Medizinische Universitätsklinik Mainz

SCHORER, R., Prof. Dr., Institut für Anaesthesiologie der Universität Tübingen

SCHUCHHARDT, S., Prof. Dr., Institut für Angewandte Physiologie der Universität Marburg (Lahn)

SMITH, J., M. D., Department of Anesthesiology, Presbyterian University Hospital, Pittsburgh (USA)

STREICHER, H.-J., Prof. Dr., Chirurgische Universitätsklinik Marburg (Lahn)

SUNDER-PLASSMANN, L., Dr., Institut für Experimentelle Chirurgie an der Chirurgischen Universitätsklinik München

THEWS, G., Prof. Dr. Dr., Physiologisches Institut der Universität Mainz

TÖNNESEN-HOFFMANN, D., Dr., Chirurgische Universitätsklinik Marburg (Lahn)

VOGEL, H., Dr., Anaesthesieabteilung des Krankenhauses Nordwest, Frankfurt (Main)

YOSHITAKE, T., Dr., Department of Anesthesiology, Tokyo University Hospital, Hongo, Tokyo (Japan)

ZIMMERMANN, W. E., Priv.-Doz. Dr., Chirurgische Universitätsklinik Freiburg i. Br.

A. Theoretische Grundlagen

Physiologie des Sauerstofftransportes und Pathophysiologie der Gewebshypoxie

Von **G. Thews**

Aus dem Physiologischen Institut (Direktor: Prof. Dr. Dr. G. Thews) der Johannes Gutenberg-Universität Mainz

„Eine gute Theorie ist die beste Praxis". Diesen Satz von Boltzmann, den Opitz auch in seinem nun schon klassischen Ergebnisartikel „Über akute Hypoxie" zitierte, möchte ich dem ersten Teil unseres Symposions als Leitgedanken voranstellen. Die Probleme des Sauerstoffmangels sind zweifellos ohne eine sichere theoretische Grundlage nur schwer zu überschauen. Handelt es sich doch hierbei um Störungen in einer kompliziert zusammengesetzten Kette von Transportvorgängen, deren schwächstes Glied es im Einzelfall aufzudecken gilt. Mit diesen O_2-Transportprozessen werden wir uns zunächst zu beschäftigen haben, um dann darauf aufbauend, die klinischen Fragen zu erörtern.

Betrachten wir zunächst ganz einfach den Weg des Sauerstoffes im Organismus (s. Abb. 1). Bei der Inspiration gelangen die Sauerstoffmoleküle mit dem Luftstrom über Trachea, Bronchien und Bronchiolen in den Alveolarraum. Durch die Alveolar- und Capillarwand diffundierend, erreichen sie das die Lunge durchströmende Blut. Die Austauschfläche, von der in der Abbildung ein Teil mit einer Capillare stark vergrößert hervorgehoben ist, beträgt etwa das 50fache der menschlichen Körperoberfläche. Im Blut bleibt der Sauerstoff zum geringen Teil physikalisch gelöst, wird jedoch überwiegend an das Hämoglobin der Erythrocyten chemisch gebunden. Das arterialisierte Blut gelangt dann über die Lungenvenen und das linke Herz in das arterielle Gefäßsystem und schließlich in die Capillaren der Organe und Gewebe. Hier findet die Abdiffusion des Sauerstoffes in die die Capillaren umgebenden Zellen statt, wo er in die Stoffwechselprozesse einbezogen wird. In der Abbildung ist als pars pro toto die Sauerstoffabgabe innerhalb eines Muskels wieder vergrößert dargestellt.

In geschilderter Reihenfolge wollen wir nun die einzelnen Teilprozesse etwas genauer untersuchen und beginnen dabei mit der Analyse der Lungenfunktion (vgl. hierzu Comroe et al., 1964; Cotes, 1965; Rossier et al., 1958). Der Effekt der äußeren Atmung wird von vier Teilprozessen bestimmt, die sich in ihrer Wirksamkeit gegenseitig beeinflussen können. Auf den kürzesten Nenner gebracht, lassen sie sich als Ventilation, Perfusion, Diffusion und Distribution kennzeichnen (s. Abb. 2). Die alveoläre Ventilation bestimmt die Sauerstoffmenge, die in der Zeiteinheit in die Alveolen transportiert wird. Damit stellt die Ventilation einen wesentlichen Faktor für die Einstellung der austauschbestimmenden O_2-Drucke in den Alve-

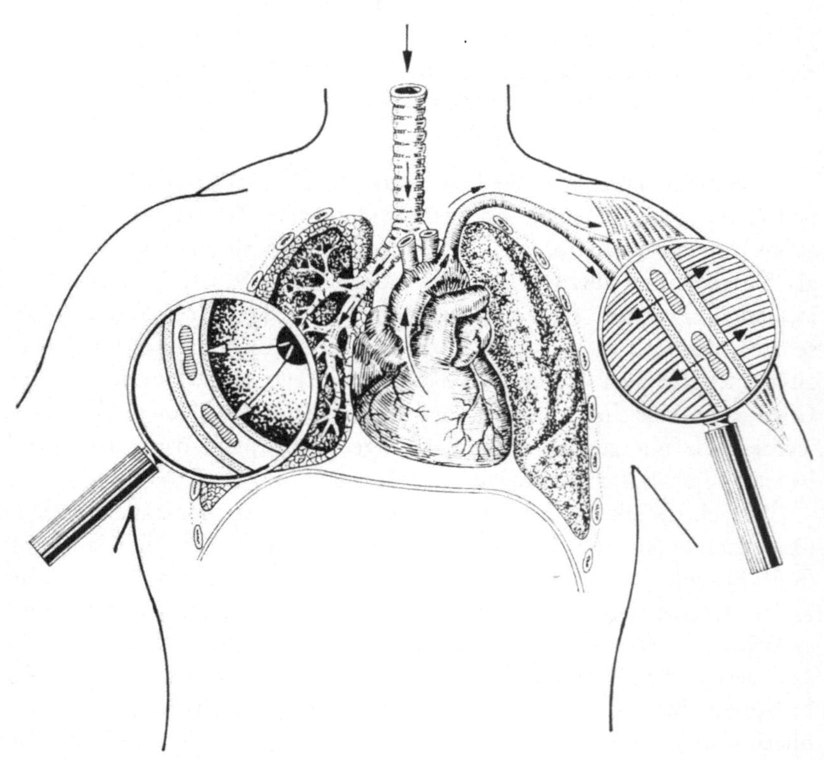

Abb. 1. Transportwege für den Sauerstoff im Organismus, nach Thews (1963). Die Orte des Diffusionstransportes in einer Lungenalveole und einem versorgten Gewebebezirk sind stark vergrößert hervorgehoben

olen dar. Die Perfusion der Lunge ist maßgebend für den Abtransport des Sauerstoffes. Sie bestimmt also neben der Ventilation die O_2-Drucke in den Lungencapillaren. Die Diffusionsgröße schließlich entscheidet über die Gasmengen, die bei gegebenen Druckgradienten zwischen Alveole und Lungencapillare ausgetauscht werden. Für ein kleines Austauschgebiet ist der Arterialisierungseffekt durch diese drei Größen, Ventilation, Perfusion und Diffusion, vollständig festgelegt. In bezug auf die Leistung der gesamten Lunge hat man jedoch noch einen vierten Faktor zu berück-

sichtigen. Wir wissen nämlich, daß schon beim Gesunden, in verstärktem
Maße aber unter pathologischen Bedingungen Ventilation, Perfusion und
Diffusion nicht gleichmäßig über alle Lungenabschnitte verteilt sind.
Diese ungleichmäßige Verteilung oder Distribution kann den Arterialisie-
rungseffekt entscheidend mit beeinflussen und darf daher bei einer Analyse
der Hypoxiefaktoren nicht vernachlässigt werden.

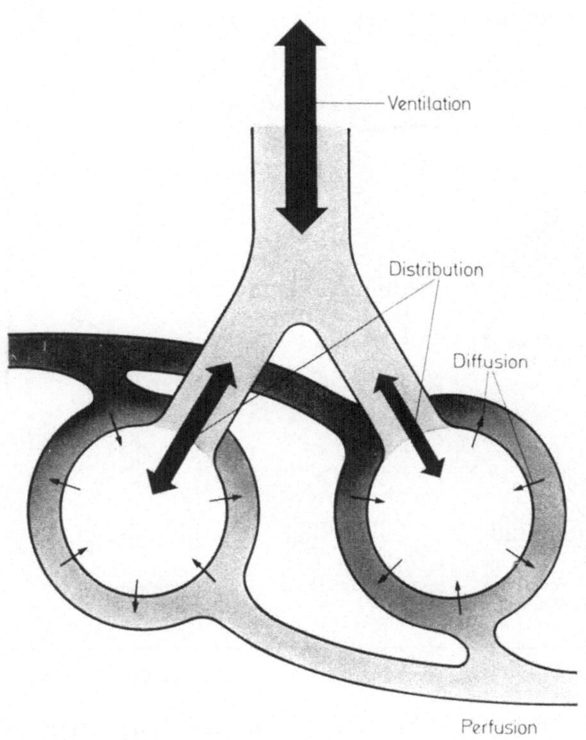

Abb. 2. Schematische Darstellung der für den Arterialisierungseffekt in der Lunge
maßgebenden Faktoren

Wie eine einfache theoretische Untersuchung zeigt, dürfen die vier
austauschbestimmenden Faktoren in bezug auf den Arterialisierungseffekt
keineswegs als voneinander unabhängig betrachtet werden (s. FENN and
RAHN, 1964). So hängt die Höhe der alveolären und damit auch der
arteriellen O_2-Drucke jeweils vom Verhältnis der alveolären Ventilation $\dot{V}_A$
zur Lungendurchblutung $\dot{Q}$ ab, das man kurz als Ventilations-Perfusions-
Verhältnis $\dot{V}_A/\dot{Q}$ zu bezeichnen pflegt. Ebenso wird der Diffusionseffekt
nicht allein durch die Größe der O_2-Diffusionskapazität D_L bestimmt,
die als Maß für die Diffusionswiderstände in der Lunge dient. Vielmehr

kommt es auf das Verhältnis der O_2-Diffusionskapazität zur Lungendurchblutung $D_L/\dot{Q}$ an.

Damit ergibt sich folgende, in Abb. 3 schematisch dargestellte Einteilung der Lungenfunktionsstörungen. Eine Senkung von $\dot{V}_A/\dot{Q}$ stellt eine alveoläre Hypoventilation dar, eine Abnahme von $D_L/\dot{Q}$ kennzeichnet eine Diffusionsstörung. Sind diese beiden maßgebenden Verhältnisse bei normalen Mittelwerten extrem ungleichmäßig über die Lunge verteilt, so spricht man von $\dot{V}_A/\dot{Q}$- bzw. $D_L/\dot{Q}$-Verteilungsstörungen oder auch von Verteilungsstörungen 1. bzw. 2. Art.

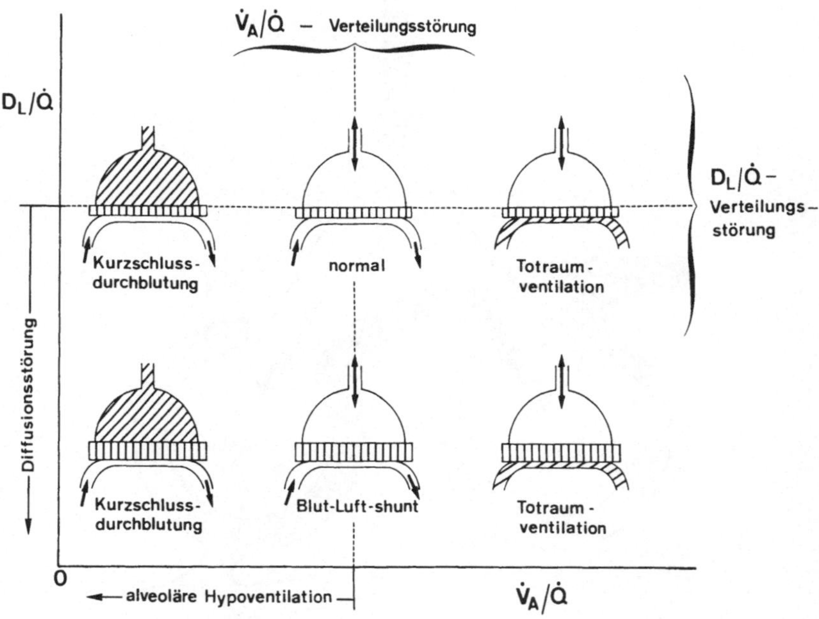

Abb. 3. Einteilung der Lungenfunktionsstörungen. Der Arterialisierungseffekt hängt vom Ventilations-Perfusions-Verhältnis $\dot{V}_A/\dot{Q}$ (Abszisse) und vom Diffusionskapazitäts-Perfusions-Verhältnis $D_L/\dot{Q}$ (Ordinate) ab. Eine alveoläre Hypoventilation (Abnahme von $\dot{V}_A/\dot{Q}$) führt zur Senkung des alveolären und arteriellen O_2-Druckes. Eine Diffusionsstörung (Abnahme von $D_L/\dot{Q}$) erhöht die alveolär-arterielle O_2-Druckdifferenz. Verteilungsungleichmäßigkeiten von $\dot{V}_A/\dot{Q}$ und $D_L/\dot{Q}$ vermindern ebenfalls den Arterialisierungseffekt

Im Endeffekt führen die vier genannten Funktionsstörungen, die in der Regel miteinander kombiniert sind, alle zu demselben Ergebnis: Der arterielle O_2-Druck ist unter den Normwert gesenkt; es kommt zur arteriellen Hypoxie. Dabei müssen wir allerdings berücksichtigen, daß die Normwerte für den arteriellen O_2-Druck eine deutliche Altersabhängigkeit aufweisen (s. Abb. 4). Der arterielle O_2-Druck, der bei Jugendlichen

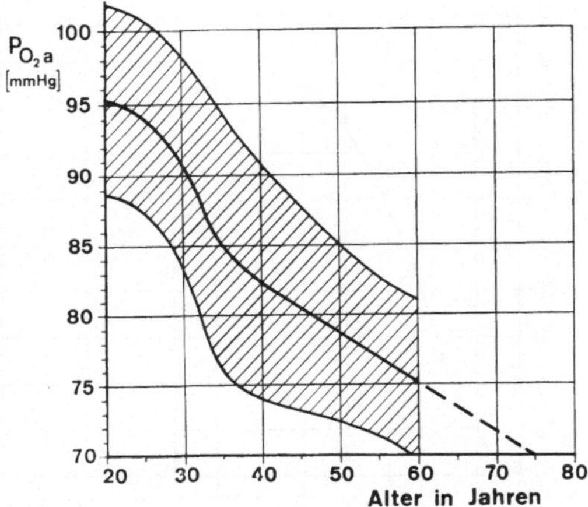

Abb. 4. Altersabhängigkeit des arteriellen Sauerstoffdruckes $P_{O_{2a}}$ in körperlicher Ruhe bei der berufstätigen Bevölkerung, nach LOEW und THEWS (1962). Der Bereich der Standard-Abweichung ist schraffiert eingezeichnet

durchschnittlich 94 mmHg beträgt, fällt mit zunehmendem Alter ab, um beispielsweise in der Altersklasse der 50–60jährigen nur noch einen Mittelwert von 77 mmHg aufzuweisen.

Alveoläre Ventilation und Gasaustausch in der Lunge bilden die beiden ersten Glieder in der Kette der O_2-Transportvorgänge. Der Blutkreislauf stellt das dritte Glied dar. Die Transporteigenschaften des Blutes haben dabei einen wesentlichen Einfluß auf die Sauerstoffversorgung der Gewebe. Neben der O_2-Kapazität des Blutes, die sich aus der Hämoglobinkonzentration ergibt, ist hier die O_2-Affinität, die durch den Verlauf der O_2-Bindungskurve charakterisiert wird, von Bedeutung. Bekanntlich gibt die O_2-Bindungskurve die Abhängigkeit der O_2-Sättigung des Hämoglobins vom jeweiligen O_2-Druck wieder (s. Abb. 5). Ihre Verlagerung unter gewissen pathologischen Bedingungen und bei Hypothermie beeinflußt nicht nur die Sauerstoffaufnahme in der Lunge, sondern auch in besonderem Maße die Sauerstoffabgabe im Gewebe (s. Referat J. GROTE: Physiologie und Pathophysiologie des Sauerstofftransportes im Blut).

Das vierte Glied in der Transportkette bildet schließlich die O_2-Diffusion aus den Gewebecapillaren in die von ihnen versorgten Zellen. Dieser Prozeß ist am schwierigsten zu übersehen. Wir wissen, daß die O_2-Versorgung eines Gewebes von folgenden Faktoren abhängt: 1. der Capillardurchblutung, 2. den Transporteigenschaften des Blutes, 3. dem Capillarabstand, 4. dem O_2-Diffusionskoeffizienten und 5. dem O_2-Verbrauch der Zellen. Die Schwierigkeit der Analyse liegt nun vor allem in der ungleichmäßigen Verteilung und der Variabilität dieser versorgungsbestimmenden

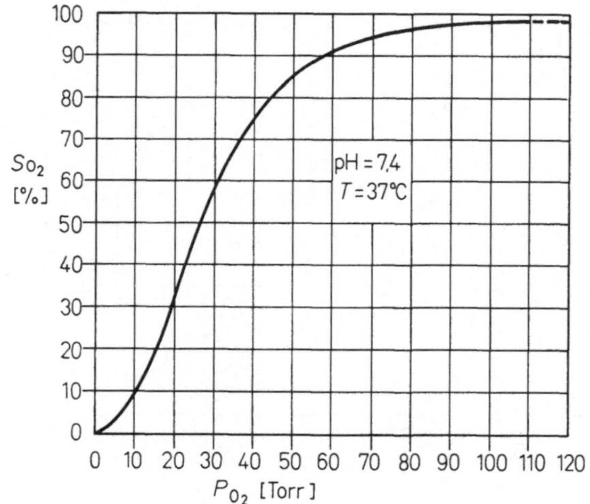

Abb. 5. O_2-Bindungskurve des menschlichen Blutes unter Standardbedingungen
(pH = 7,4; t = 37 °C)

Faktoren. Man hat daher zunächst versucht, durch vereinfachende Annahmen Modellvorstellungen zur Sauerstoffversorgung der Gewebe zu
entwickeln. Es ist das Verdienst von Krogh, die erste praktisch brauch-
bare Analyse der Versorgungsverhältnisse durchgeführt zu haben, indem
er die O_2-Druckverteilung in einem jede Capillare umgebenden, zylinder-
förmigen Gewebebezirk theoretisch untersuchte (Krogh, 1918/19). Einen
solchen von einer zentralen Capillare versorgten Gewebebezirk bezeichnet
man seither als Kroghschen Zylinder.

Für das Gehirn, das uns hier neben dem Herzen besonders interessiert,
haben wir auf der Grundlage des Kroghschen Modells eine O_2-Diffusions-
analyse durchgeführt (Thews, 1960). Die Ergebnisse für die Hirnrinde
sind in Abb. 6 in Form einer Reliefdarstellung der O_2-Drucke in zwei
benachbarten Versorgungszylindern angegeben. Man erkennt, daß der
Sauerstoffdruck sowohl vom arteriellen zum venösen Ende des Zylinders,
als auch vom Zentrum zur Peripherie hin abnimmt. Der schlechtestversorgte
Ort, den man nicht sehr glücklich als tödliche Ecke bezeichnet hat, liegt
also am venösen Ende des Zylindermantels. Hier beträgt der Sauerstoffdruck normalerweise nur noch 17 mmHg oder sogar etwas weniger.
Während man früher der Ansicht war, daß im Gehirn „Sauerstoffüber-
schuß überall und zu jedem Zeitpunkt" bestände (Opitz und Schneider,
1950), müssen wir hiernach formulieren: Die Sauerstoffdiffusion in der
grauen Substanz des menschlichen Gehirns ist unter normalen Verhältnissen eben ausreichend, um alle Zellen mit Sauerstoff zu versorgen.

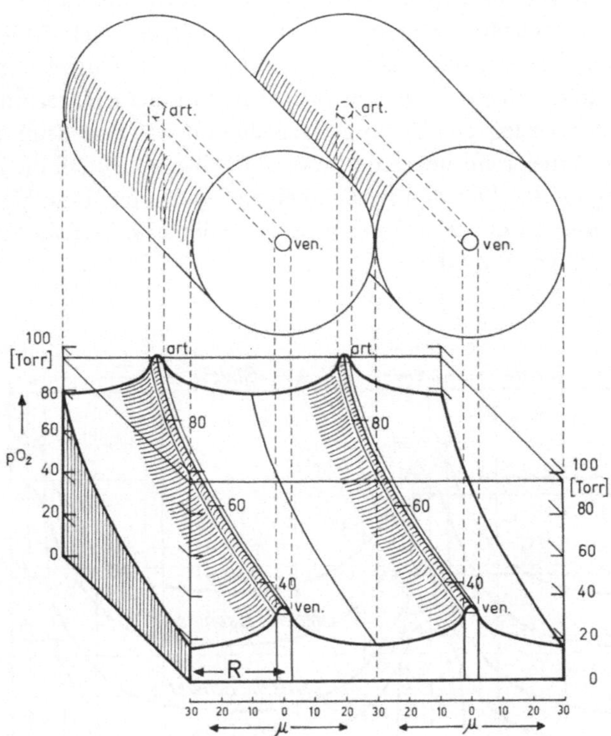

Abb. 6. Modell zweier benachbarter Gewebszylinder in der grauen Substanz des menschlichen Gehirns (oben) mit dem zugehörigen Relief der O_2-Drucke in den Capillaren und im Gewebe (unten), nach THEWS (1960)

Besonders deutlich werden die Konsequenzen aus diesem Ergebnis bei der Betrachtung der Sauerstoffmangelzustände. NOELL und SCHNEIDER (1948) gelang es, bei Versuchen an narkotisierten Hunden bestimmten Reaktionen auf Sauerstoffmangel sehr gut reproduzierbare Sauerstoffdrucke des venösen Blutes zuzuordnen. Eine solche Zuordnung ist zweckmäßig, weil der Sauerstoffmangel zuerst am venösen Teil des Versorgungsbezirkes wirksam werden muß. Auf diese Weise lassen sich drei durch bestimmte venöse Sauerstoffdrucke $P_{O_2 V}$ charakterisierte Schwellen definieren: die „Reaktionsschwelle", ausgezeichnet durch beginnende Erweiterung der Gehirngefäße durch Hypoxie, bei $P_{O_2 V} = 25$–28 mmHg, die „kritische Schwelle" mit Bewußtseinsverlust beim Menschen bei $P_{O_2 V} = 17$–19 mmHg und die „letale Schwelle", bei der unmittelbare Lebensgefahr mit Herzdilatation und zentralem Vagusreiz besteht, bei $P_{O_2 V} = 12$ mmHg.

Für diese hypoxischen Zustände sind in Abb. 7 die berechneten O_2-Druckwerte im venösen Versorgungsbereich mit eingezeichnet. Man findet bei der Reaktionsschwelle einen Minimalwert von im Mittel 11 mmHg, so daß an den schlechtestversorgten Orten eben eine Untersättigung der Cytochromoxydase auftreten könnte, wenn man die Ungleichmäßigkeit der Versorgung berücksichtigt. Die dann einsetzende Gefäßreaktion führt zu einer Verbesserung der Versorgungsbedingungen. Erst beim weiteren Absinken des Sauerstoffdruckes am venösen Capillarende unter die kritische Schwelle ergibt die Diffusionsanalyse einen Wert von 4 mmHg in der tödlichen Ecke. An der letalen Schwelle schließlich findet man hier einen Sauerstoffdruck von 0 mmHg.

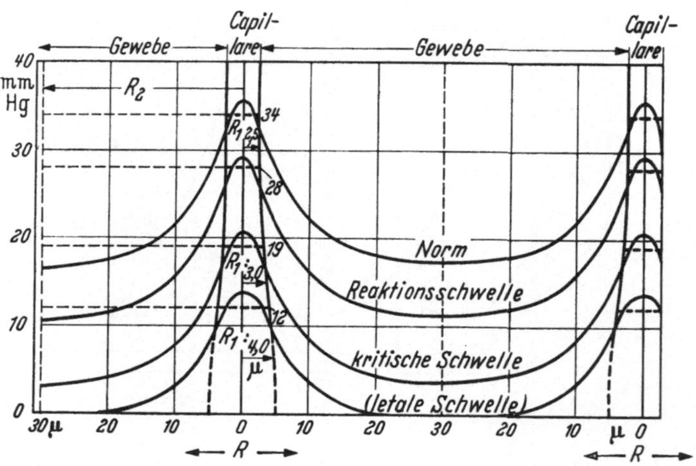

Abb. 7. O$_2$-Druckwerte für die charakteristischen Schwellen im venösen Versorgungsbereich zweier benachbarter Capillaren der Hirnrinde, nach Thews (1960)

In neuerer Zeit sind nun verschiedene Versuche unternommen worden, den Kroghschen Gewebszylinder durch Modelle zu ersetzen, die den wahren Versorgungsverhältnissen des Gehirns besser angepaßt sind. Hierüber berichtet D. W. Lübbers in seinem Referat über die kritische Sauerstoffversorgung des Gehirns.

Die Ergebnisse der theoretischen Untersuchungen, so unbefriedigend sie im einzelnen auch noch sein mögen, bieten trotz allem einen recht brauchbaren Ansatz für die Interpretation pathophysiologischer Fragen. Wie wir gesehen haben, kommt den venösen Sauerstoffdrucken bei der Versorgung des Gewebes eine entscheidende Bedeutung zu. Eine Hypoxie im venösen Bereich bedeutet in jedem Fall eine erhebliche Gefährdung, unabhängig davon, wodurch ein solcher Zustand hervorgerufen wird. Nach Opitz und Schneider (1950) hat man grundsätzlich die beiden folgenden Fälle zu unterscheiden: Ist infolge einer Lungenfunktionsstörung oder bei Einatmung sauerstoffarmer Luft bereits der arterielle Sauerstoffdruck erniedrigt, so sprechen wir von einer primär arteriellen Hypoxie. Als Folge der arteriellen O_2-Druckabnahme ist dann auch der venöse O_2-Druck gesenkt, und dieser entscheidet über die eintretenden Mangelwirkungen. Wie Abb. 8 zeigt, wird die kritische Schwelle nur erreicht, wenn eine ganz beträchtliche Senkung des arteriellen Sauerstoffdruckes auf weniger als 30 mmHg eingetreten ist. Das wäre z. B. der Fall, wenn ein Atemgasgemisch, entsprechend einer Höhe von ca. 7000 m, eingeatmet würde. Selbst bei einer schweren Lungenfunktionsstörung, wie sie etwa das fortgeschrittene obstruktive Emphysem darstellt, finden wir im arteriellen Blut fast immer noch Sauerstoffdrucke über 50 mmHg.

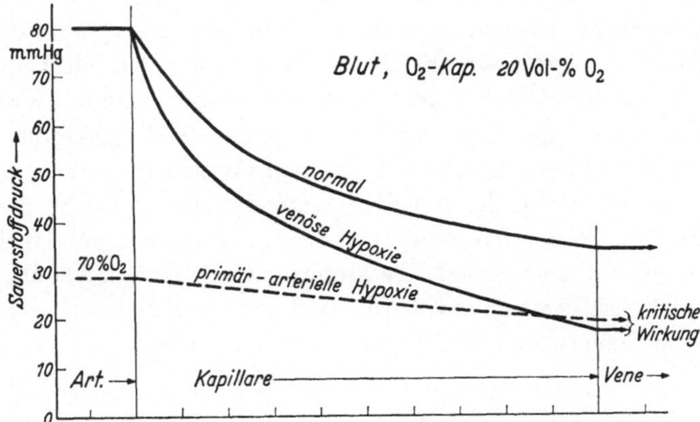

Abb. 8. Abfall des Sauerstoffdruckes vom arteriellen zum venösen Ende einer Capillare in der Hirnrinde bei primär arterieller und bei venöser Hypoxie, nach OPITZ und SCHNEIDER (1950).

Anders liegen die Verhältnisse bei der sogenannten venösen Hypoxie. In diesem Fall hält sich der arterielle Sauerstoffdruck im Normbereich, während der venöse O_2-Druck infolge eines Mißverhältnisses zwischen Nachlieferung und Verbrauch erheblich gesenkt ist. Als Ursache hierfür kommen in Frage: Ausgeprägte Anämien, CO-Vergiftungen, Methämoglobinämien und cerebrale Mangeldurchblutungen. Die Sauerstoffversorgung des Gewebes ist unter diesen pathologischen Bedingungen wesentlich stärker gestört als z. B. bei Lungenerkrankungen. So wird etwa bei einer Durchblutungseinschränkung auf 45% der Norm oder bei einer Anämie mit einer Hämoglobinkonzentration von 6 g% die kritische Schwelle erreicht.

Wenn wir nun die O_2-Versorgungsverhältnisse des Herzens betrachten, dann müssen wir hier noch einen weiteren komplizierenden Faktor berücksichtigen. Aufgrund der Druckentwicklung in der Systole ist die

Capillardurchblutung zumindest in den mittleren und inneren Myocard-schichten in dieser Phase der Herzaktion unterbrochen (s. GROTE und THEWS; 1962, THEWS, 1962). Selbst wenn der O_2-Verbrauch zeitlich konstant sein sollte, haben wir mit einer periodisch variierenden O_2-Diffusion zu rechnen. In der Systole fällt der O_2-Druck des Gewebes ab, um in der anschließenden diastolischen Erholungsphase wieder anzusteigen. Wegen des kleinen Capillarabstandes im Myocard $d = 25\ \mu$ liegen wahrscheinlich die O_2-Gewebsdrucke im Mittel nicht sehr viel tiefer als die capillären O_2-Drucke. Trotzdem ist es durchaus möglich, daß die Coronardurch-blutung über den kritischen O_2-Druck des Gewebes reguliert wird. Wir müssen nämlich in den Geweben ähnlich wie in der Lunge mit einer ungleichmäßigen Verteilung der austauschbestimmenden Faktoren rechnen. So könnte mit ansteigender Herzfrequenz bei entsprechend verkürzter Diastolendauer an einzelnen, besonders schlecht versorgten Orten des Myocards der O_2-Druck am Ende der Diastole auf den Wert absinken, bei dem eine Untersättigung der Cytochromoxydase beginnt. Wenn man dieser Hypothese folgt, dann müßten die Fühler des Regelkreises für die Coronardurchblutung an diesen exponierten Orten liegend angenommen werden; die Auslösung des Regelvorganges könnte an die Stoffwechsel-umstellung, hervorgerufen durch kurzzeitige Hypoxie, gekoppelt sein. Inwieweit diese theoretischen Erwägungen durch experimentelle Untersuchungen unterstützt werden, wird das Referat von S. SCHUCHARD über die kritische Sauerstoffversorgung des Herzens zeigen.

Summary

The oxygen uptake of the organs is dependent upon: 1) the ventilation and gas exchange in the lung, 2) the transport characteristics of the blood, and 3) the local blood flow and diffusion conditions in the tissue. Each of these three factors can contribute to the genesis of tissue hypoxia.

1. The arterialisation effect in the lung is determined by the ventilation-perfusion, and the diffusion capacity-perfusion relationships. Any reduction or uneven distribution of these two relationships leads to arterial hypoxia.

2. The transport characteristics of the blood are dependent upon its O_2 combining capacity and O_2 affinity. Shifts of the O_2 dissociation curve, under pathological conditions, affect the oxygen uptake in the lung, and the oxygen removal in the tissue.

3. The capillary blood flow, and the regional diffusion conditions are the decisive factors, with respect to the supply conditions in the individual tissues. O_2 supply and O_2 consumption determine the respective oxygen pressures in the cells, which can be calculated by means of models. In the case of an O_2 supply deficiency, we have to decide between primary arterial hypoxia and venous hypoxia, depending on the genesis. However, in the

final analysis, the respective regional venous oxygen pressures remain decisive, with respect to the degree of functional disturbance. The diffusion conditions in the brain and the heart are more closely examined, as examples of the principles of oxygen supply and the mechanism of the deficiency effects.

Literatur

COMROE, J. H., R. E. FORSTER, A. B. DUBOIS, W. A. BRISCOE u. E. CARLSEN: Die Lunge. Klinische Physiologie und Lungenfunktionsprüfungen. Stuttgart: F.-K. Schattauer 1964.

COTES, J. E.: Lung Function. Assessment and Application in Medicine. Oxford: Blackwell Scientific Publications 1965.

GROTE, J., u. G. THEWS: Die Bedingungen für die Sauerstoffversorgung des Herzmuskelgewebes. Pflügers Arch. ges. Physiol. **276**, 142 (1962).

KROGH, A.: The number and distribution of capillaries in muscles with calculation of the oxygen pressure head necessary for supplying the tissue. J. Physiol. (Lond.) **52**, 409 (1918/19).

LOEW, P. G., u. G. THEWS: Die Altersabhängigkeit des arteriellen Sauerstoffdruckes bei der berufstätigen Bevölkerung. Klin. Wschr. **40**, 1093 (1962).

NOELL, W., u. M. SCHNEIDER: Quantitative Angaben über Durchblutung und Sauerstoffversorgung des Gehirns. Pflügers Arch. ges. Physiol. **250**, 35 (1948).

OPITZ, E.: Über akute Hypoxie. Ergebn. Physiol. **44**, 315 (1941).

—, u. M. SCHNEIDER: Über die Sauerstoffversorgung des Gehirns und den Mechanismus der Mangelwirkungen. Ergebn. Physiol. **46**, 126 (1950).

RAHN, H., and L. E. FARHI: Ventilation, perfusion, and gas exchange – the $\dot{V}_A/\dot{Q}$ concept. In: Handbook of Physiology; Sect. 3: Respiration, vol. I, edited by W. O. FENN and H. RAHN. Washington: Amer. Physiol. Soc. 1964.

ROSSIER, P. H., A. BÜHLMANN u. K. WIESINGER: Physiologie und Pathophysiologie der Atmung. Berlin-Göttingen-Heidelberg: Springer-Verlag 1958.

THEWS, G. Die Sauerstoffdiffusion im Gehirn (Ein Beitrag zur Frage der Sauerstoffversorgung der Organe). Pflügers Arch. ges. Physiol. **271**, 197 (1960).

— Die Sauerstoffdrucke im Herzmuskelgewebe. Pflügers Arch. ges. Physiol. **276**, 166 (1962).

— Der Transport der Atemgase. Klin. Wschr. **41**, 120 (1963).

Hypoxie durch Störungen der Lungenfunktion

Von **W. Lochner**

Aus dem Physiologischen Institut der Universität Düsseldorf
(Direktor: Prof. Dr. W. Lochner)

Wenn ich das mir gestellte Thema in den Zyklus der Grundlagenvorträge dieses Symposions richtig einordnen will, so muß ich eine kurze systematische Darstellung derjenigen Störungen der Lungenfunktion geben, die zu einer Hypoxie führen, genauer gesagt zu einer Hypoxämie, einer Verminderung der Sauerstoffkonzentration des arteriellen Blutes. Eine solche Hypoxämie kann mit einer Verminderung des arteriellen Sauerstoffdruckes einhergehen, der arterielle Sauerstoffdruck kann aber auch unverändert bleiben; letzteres trifft z. B. für eine Anämie zu. Störungen der Lungenfunktion führen zum Typ der Hypoxämie, der eine Verminderung des Sauerstoffdruckes aufweist. Dieser Umstand hat natürlich Konsequenzen für das klinische Bild der zu beurteilenden Ateminsuffizienz.

I. Die Hypoventilation

Als erstes möchte ich die alveoläre Hypoventilation besprechen. Sie hat in ihrer unkomplizierten Form weniger ihre Ursache in Lungenerkrankungen als mehr ihre Ursache in einer Erkrankung bzw. Verminderung der Funktion der Atemzentren (z. B. auch Narkose), der nervösen efferenten Bahnen oder der Atemmuskulatur. Eine Hypoventilation ist immer dann gegeben, wenn die Sauerstoffaufnahme (Kohlensäureabgabe) bezogen auf die Stoffwechselvorgänge zu gering ist. Deshalb ist auch die durch eine Hypoventilation hervorgerufene arterielle Hypoxämie immer mit einer Hypercapnie kombiniert. Bei Sauerstoffatmung führt eine Hypoventilation in der Regel nicht zu einer Hypoxämie, aber immer zu einer Hypercapnie. Dieser Umstand ist für die Unterscheidung von anderen Störungen der Lungenfunktion, die noch weiter zu besprechen sind, wichtig.

Unter den Erkrankungen der Lunge selbst, die zu einem Hypoventilationssyndrom führen, sind u. a. zu nennen: eine mehr oder weniger starke Verlegung der Luftwege und eine Verminderung der Dehnbarkeit der Lunge durch krankhafte Prozesse. Die Nachwirkung von Muskelrelaxantien muß an dieser Stelle natürlich auch genannt werden.

II. Die arterio-venöse Beimischung (Shunt)

Bei der arteriovenösen Beimischung bzw. dem Shunt handelt es sich um eine Störung, die nächst der Hypoventilation wohl am leichtesten zu überschauen ist und vielleicht auch zu diagnostizieren ist. Der Befund ist der, daß venöses Mischblut aus der Arteria pulmonalis ohne Kontakt mit den Alveolen und somit ohne Gasaustausch in das endcapilläre bzw. post-capilläre Lungenblut gerät und dann diesem Blut zugemischt wird. Hier-durch werden Sauerstoffkonzentrationen und Sauerstoffdruck des end-capillären Blutes vermindert. Es entsteht eine alveolär-arterielle Sauerstoff-druckdifferenz. Abgesehen von bestimmten Herzmißbildungen findet sich ein solcher Shunt u. a. bei Hämangiomen, Pneumonien, Atelektasen, Pneumothorax und Bronchiektasie. Schon physiologischerweise wird dem endcapillären Blut etwas venöses Blut zugemischt. Ich nenne die Thebesi-schen Gefäße und die Bronchialvenen. Dieser Shunt dürfte aber nicht mehr als 2% des Herzminutenvolumens betragen.

Beim Verdacht auf einen Kurzschluß bestimmt man unter Sauerstoff-atmung den arteriellen Sauerstoffdruck, der unter diesen Umständen nicht auf maximale Werte geht. Man schließt durch die Atmung reinen Sauer-stoffs andere Faktoren, die zu einer Verminderung des Sauerstoffdruckes führen können, weitgehend aus, nämlich eine Diffusionsstörung und eine Verteilungsstörung. Die Größe des Kurzschlusses berechnet man aus der arteriellen Sauerstoffkonzentration ($C_{O_2\,art}$), der gemischtvenösen Sauer-stoffkonzentration ($C_{O_2\,ven}$) und der Sauerstoffkonzentration am Ende der Capillare ($C_{O_2\,cap}$). Läßt man den Patienten solange Sauerstoff atmen, bis seine Alveolarluft sicher keinen Stickstoff mehr enthält, so ist der alveoläre Sauerstoffdruck leicht zu berechnen. Bei dem sehr hohen alveolä-ren Sauerstoffdruck kann der alveoläre Sauerstoffdruck gleich dem end-capillären Sauerstoffdruck gesetzt werden. Aus dem alveolären Sauerstoff-druck und der Sauerstoffkapazität des Blutes kann man dann den end-capillären Sauerstoffgehalt berechnen. Man bestimmt mit diesem Vor-gehen den anatomischen Kurzschluß.

$$\frac{QS}{Q} = \frac{C_{O_2\,art} - C_{O_2\,cap}}{C_{O_2\,ven} - C_{O_2\,cap}}$$

$$QS \qquad = \text{Shuntvolumen}$$

$$Q \qquad = \text{gesamtes Herzminutenvolumen}$$

$$\frac{QS}{Q}\,100 = \text{Shuntvolumen in \% des Herzminutenvolumens}$$

Aufgrund des Verlaufes der Sauerstoffdissoziationskurve macht sich eine Zumischung von venösem Blut auf den Sauerstoffdruck im hohen

Druckbereich besonders bemerkbar. Durch die Untersuchung des Kurz-schlusses bei hohen Sauerstoffdrucken schaltet man nicht nur den Diffu-sionsfehler und die Verteilungsstörung aus, sondern gewinnt auch noch den methodischen Vorteil einer großen alveolar-arteriellen Sauerstoff-druckdifferenz, die aufgrund der modernen Entwicklung von Sauerstoff-elektroden gut meßbar ist.

III. Die Verteilungsstörung

Eine Beimischung venösen Blutes zum arterialisierten endcapillären Blut ist nicht nur möglich im Sinne des oben dargestellten anatomischen Shuntes, das heißt im Sinne der Beimischung von venösem Mischblut, sie ist auch möglich durch Hypoventilation normal durchbluteter Lungen-bezirke. Aus hypoventilierten Lungenbezirken wird zwar kein venöses Mischblut, jedoch aber nicht genügend arterialisiertes Blut zum end-capillären Blut hinzugemischt. Dieses führt auch zu einer Untersättigung des arteriellen Blutes. Die Ursache einer solchen venösen Beimischung kann durch eine ungleichmäßige Belüftung gegeben sein, in einigen Lungen-bezirken ist das Ventilations-Durchblutungsverhältnis kleiner als normal. Wir sprechen dann von einer *ventilatorischen Verteilungsstörung*.

Eine solche ungleichmäßige Ventilation führt, wie gesagt, zu einer Hypoxämie. Sie führt aber nicht immer auch zu einer Hypercapnie; hier-durch ist sie von der Hypoventilation der Gesamtlunge unterschieden. Die Erklärung hierfür ist folgende: Hyperventilierte Bezirke der Lunge, d. h. Bezirke, die stärker ventiliert werden als es ihrer Durchblutung ent-spricht, haben zwar eine verminderte Kohlensäurekonzentration im end-capillären Blut aufzuweisen, haben aber keine entsprechend erhöhte Sauer-stoffkonzentration. Wird nun Blut aus hyperventilierten Bezirken mit Blut aus hypoventilierten Bezirken gemischt, so können sich unter Umständen die CO_2-Konzentrationen gerade zu einem Normalwert ausgleichen, die O_2-Konzentrationen aber nicht: im arteriellen Blut ist dann eine Hypoxie mit einer Normocapnie kombiniert.

Ein hyperventilierter Lungenabschnitt muß nun noch unter dem Ge-sichtspunkt der Totraumventilation gesehen werden. Ist das Belüftungs-Durchblutungsverhältnis eines Lungenabschnittes vergrößert, so ist eine *alveoläre Totraumventilation* vorhanden. Bleiben die anderen Lungenabschnitte gut belüftet, so findet man keine Auswirkungen auf die arteriellen Blutgase. Erfolgt die Hyperventilation eines Lungenabschnittes aber auf Kosten anderer Gebiete, so kommt es zu einer Hypoxämie.

Zu einer ungleichmäßigen Belüftung der Lunge kommt es durch regio-nale Elastizitätsverluste, regionale Obstruktionen, Ventilverschlüsse oder

Einschränkungen der Atemexkursionen. Der entscheidende Parameter für die Effektivität der Lungenfunktion ist also das Verhältnis von Belüftung zur Durchblutung der einzelnen Lungenabschnitte.

Hypoxämien aufgrund von Verteilungsstörungen wären sicherlich noch viel ausgeprägter und häufiger, wenn es nicht Anpassungsvorgänge gäbe. Die Durchblutung kann an die Belüftung angepaßt werden: In schlecht belüfteten Lungenabschnitten wird der Gefäßwiderstand erhöht und dadurch die Durchblutung herabgesetzt. Auslösende Ursache für diesen Regulationsvorgang ist nach Tierexperimenten und nach Beobachtungen an Menschen die Erhöhung des alveolären Kohlensäuredruckes und die Verminderung des alveolären Sauerstoffdruckes.

Störungen im Ventilations-Perfusionsverhältnis können nun nicht nur auftreten wenn eine ungleichmäßige Verteilung des Ventilationsvolumens auf die einzelnen Lungenabschnitte vorliegt, sie können auch auftreten, wenn bei relativ gleichmäßiger Ventilation das Perfusionsvolumen ungleichmäßig verteilt wird. Wirs sprechen in diesem Falle von einer *cirkulatorischen Verteilungsstörung*. Für die Analyse einer solchen Störung kann der Verlauf der CO_2-Konzentration in der Exspirationsluft herangezogen werden. Normalerweise steigt die Kohlensäurekonzentration in der Exspirationsluft schnell an und erreicht mehr oder weniger ein Plateau. Kommt der CO_2-Gehalt aber erst allmählich und sukzessiv auf seinen Endwert, so spricht das dafür, daß in einigen Lungenabschnitten das Belüftungs-Durchblutungsverhältnis zu klein ist, und daß die verschiedenen Lungenabschnitte nicht gleichmäßig entleert werden. Erreicht die CO_2-Kurve schnell das Plateau (Normalform), so kann trotzdem eine Ungleichmäßigkeit der Durchblutung bei gleichmäßiger Ventilation bestehen. Es ist in einem solchen Fall dann aber der arterielle CO_2-Druck höher als der mittlere CO_2-Druck in der Alveolarluft.

Eine Verteilungsstörung (Ungleichmäßigkeit des Belüftungs-Durchblutungsverhältnisses) kann auch mit Hilfe der Bestimmung des sogenannten *physiologischen Totraumes* erfaßt werden. Der physiologische Totraum umfaßt neben dem anatomischen Totraum, der nach der Bohrschen Gleichung bestimmt wird, auch die sogenannte alveoläre Totraumventilation. Diese besteht aus dem Teil des Atemvolumens, das in nicht durchblutete Alveolen geht und aus dem Teil des Atemvolumens, das in Alveolen mit einem über der Norm liegenden Ventilations-Perfusionsverhältnisses geht. Den physiologischen Totraum berechnet man auch nach der Bohrschen Formel, setzt aber an Stelle der CO_2-Konzentrationen die CO_2-Drucke ein, wobei man an Stelle des alveolären Wertes den arteriellen Wert benutzt. Man setzt dabei voraus, daß der alveoläre Kohlensäuredruck gleich dem arteriellen Kohlensäuredruck ist. Bei großen anatomischen Kurzschlüssen trifft diese Voraussetzung allerdings nicht zu, es können dann Fehler in die Rechnung hineinkommen.

$$V_{\mathrm{D}} = \frac{C_{CO_2\,A} - C_{CO_2\,E}}{C_{CO_2\,A}} \cdot V_{\mathrm{E}} \qquad \text{(Bohrsche Formel)}$$

V_{D} = Totraum, $C_{CO_2\,A}$ = alveolare CO_2-Konzentration

$C_{CO_2\,E}$ = CO_2-Konzentration in der Exspirationsluft

IV. Störungen der Diffusion

Auch Diffusionsstörungen können zu einer Hypoxämie führen. Die O_2-Diffusion in der Lunge folgt dem 1. Fickschen Gesetz. Dieses besagt, daß die pro Zeiteinheit transportierte Stoffmenge dem Gradienten des Gaspartialdruckes proportional ist. Diese zunächst einfach erscheinende Tatsache stellt sich in der Lunge recht kompliziert dar, und zwar dann, wenn man die Diffusion quantitativ messend erfassen will. Man tut dieses durch die Bestimmung des Diffusionsfaktors DF.

$$DF = \frac{\dot{V}_{O_2}}{\Delta P} = \frac{\mathrm{ml}\,O_2}{\mathrm{min} \times 1\,\mathrm{mmHg}}$$

Normalwerte für die Diffusionskapazität liegen bei $20\,\mathrm{ml}\,O_2/\mathrm{min} \times 1\,\mathrm{mmHg}$

$\dot{V}_{O_2}$ = Sauerstoffaufnahme in der Lunge

ΔP = Differenz zwischen mittlerem alveolären und mittlerem capillären Sauerstoffdruck in mmHg

Ohne auf die Bestimmungsmethoden, ihre Schwierigkeiten und ihre Begrenzungen im einzelnen näher eingehen zu wollen, möchte ich nur sagen, daß die Schwierigkeiten in der Bestimmung des mittleren capillären Sauerstoffdruckes liegen. Er wird nach dem Verfahren von Bohr oder auch von Thews bestimmt. Für die Berechnung benötigt man die gemessenen Werte des alveolären O_2-Druckes, des mittleren gemischt venösen O_2-Druckes und des endcapillären O_2-Druckes.

In unserem Zusammenhang dürfte es wichtiger sein, die Faktoren zu nennen, die die Diffusionskapazität verändern. Hier sind zunächst Verlängerungen der Diffusionsstrecke anzuführen, die zu einer Verminderung der Diffusionskapazität führen. Man spricht vom sogenannten alveolocapillären Block. Er tritt auf beim Böckschen Sarkoid, bei der Lungensklerodermie u. a. Auch jede Verkleinerung der Austauschfläche muß zu einer Verminderung des Diffusionsfaktors führen, wie z. B. bei Lungenembolie, Lungenemphysem und Verschluß der Luftwege.

Neuere Untersuchungen haben ergeben, daß die Diffusionskapazität beim Menschen in 2 Komponenten aufgeteilt werden kann, einmal in eine Membrankomponente und zum anderen in eine Komponente, die vom

Erythrocyten und vom Hämoglobin gebildet wird. Ob die Genauigkeit dieser Methode zu einer differenzierten Diagnostik bei Diffusionsstörungen der Lunge ausreicht, muß abgewartet werden.

Gestatten Sie mir zum Abschluß, Ihnen eine Zusammenstellung der pulmonalen Ursachen der respiratorischen Insuffizienz nach C. PERRET[1] zu geben.

Tabelle

1. Diffusionsstörungen	2. Intrapulmonaler Shunt
a) Die diffusen Lungenfibrosen:	Hämangiome
Sklerodermie	Pneumonien
Lupus erythematodes disseminatus	Atelektasen
Periarteriitis nodosa	Pneumothorax
Progredient chronische Polyarthritis	Bronchiektasen
Miliartuberkulose	Alveoläre Proteinosen
Sarkoidose (Besnier-Boeck-Schaumannsche	
Krankheit)	3. Verteilungsstörungen
Berylliose, Asbestose	Chronische Bronchitis
Lymphangitis carcinomatosa	Obstruktives
Bauernlunge	Emphysem
Diffuse idiopathische interstitielle Lungenfibrose	Asthma bronchiale
(Hamman-Rich-Syndrom)	Silikose
b) Die Einschränkungen der capillären Strombahn:	Chronische
Multiple Lungenthrombosen und -embolien	Lungentuberkulose
Pulmonale Arteriitiden	
Essentielle pulmonale Hypertonie	
Ausgedehnte Lungenresektionen	
Bilharziose	

[1] C. PERRET: Die respiratorische Insuffizienz. Documenta Geigy, Acta clinica, Nr. 6 (1966).

Physiologie und Pathophysiologie
des Sauerstofftransportes im Blut

Von **J. Grote**

Aus dem Physiologischen Institut (Direktor: Prof. Dr. Dr. G. Thews) der
Johannes Gutenberg-Universität Mainz

Während der Passage durch die Capillaren der Lunge stellt sich im Blut
ein Sauerstoffdruck ein, dessen Höhe von den Bedingungen abhängt,
unter denen der Gaswechsel zwischen den Alveolen und dem Lungen-
capillarblut stattfindet. Die Sauerstoffmenge, die bei dem herrschenden
O_2-Partialdruck vom Blut aufgenommen und zu den Orten des Ver-
brauches transportiert werden kann, wird in erster Linie von der Sauerstoffkapazität und der Sauerstoffaffinität des Blutes bestimmt. Unter der Sauerstoffkapazität des Blutes ist die Sauerstoffmenge zu verstehen, die maximal
von 100 ml Blut aufgenommen werden kann. Da der Sauerstoff nahezu ausschließlich chemisch an das Hämoglobin gebunden im Blut vorliegt, wird die
Sauerstoffkapazität vorrangig durch die vorhandene Hämoglobinkonzentration bestimmt.

Der nach Maßgabe des Henry-Daltonschen Gesetzes

$$[O_2] = P_{O_2} \frac{\alpha}{760} \left[\frac{\text{ml } O_2}{\text{ml Blut}} \right] \tag{1}$$

physikalisch im arteriellen Blut gelöste Sauerstoffanteil beträgt unter physiologischen Bedingungen nur etwa 1/80 der in gebundener Form vorhandenen
Sauerstoffmenge. Da sich dieser Anteil auch unter pathologischen Bedingungen nur unwesentlich ändert, darf seine Größe bei Betrachtungen
des Sauerstofftransportvermögens des Blutes weitgehend unberücksichtigt
gelassen werden.

Die Sauerstoffkapazität des Blutes verändert sich im Laufe des Lebens
(Abb. 1). Erste Messungen, die während des 3. Fetalmonats durchgeführt
wurden, ergaben einen Wert von 12 Vol.-%. Bis zum 8. Fetalmonat steigt
die O_2-Kapazität des Blutes an, erreicht einen vorläufigen Endwert von
22 Vol.-% und nimmt nach der Geburt während der ersten 8–10 Lebenstage
mit der Veränderung der Hämoglobinkonzentration im Blut des Neugeborenen erneut zu.

Im Verlaufe des ersten Trimenons kommt es zu einer erheblichen Verminderung der Sauerstoffkapazität, die zu erwartende Abnahme des Sauerstofftransportvermögens des Säuglingsblutes wird aber teilweise durch die gleichzeitig einsetzende Änderung der O_2-Affinität kompensiert. Mit Beginn des 2. Trimenons wird ein Wiederanstieg der O_2-Kapazität des Blutes beobachtet, der während der gesamten Kindheit anhält und sein Ende während der Pubertät erreicht. Die zu diesem Zeitpunkt gemessenen Daten entsprechen den Durchschnittswerten Erwachsener.

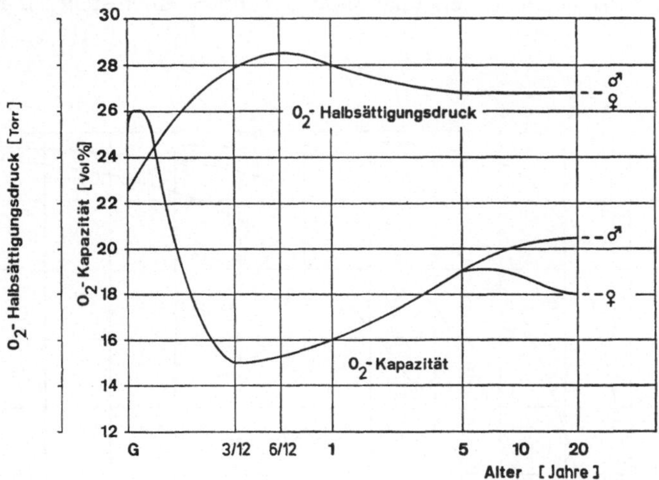

Abb. 1. Veränderungen der Sauerstoffaffinität – ausgedrückt durch den O_2-Halbsättigungsdruck des Blutes T_{50} unter Standardbedingungen – und der Sauerstoffkapazität des menschlichen Blutes im Verlaufe des Lebens (modifiziert nach RIEGEL, 1965).
Abszisse: Lebensalter; Ordinate: O_2-Halbsättigungsdruck und O_2-Kapazität des Blutes

Die mittlere Sauerstoffkapazität des Blutes der Frau beträgt ca. 17 bis 19 Vol.-%, die des Blutes vom Mann ca. 20–21,5 Vol.-%. Eine deutliche Reduktion dieses Durchschnittswertes tritt bei Männern nach Überschreiten des 50. Lebensjahres ein. Bei Frauen wurden gleichartige Verminderungen der Sauerstoffkapazität nicht beobachtet (zusammenfassende Darstellungen s. BETKE, 1959; RIEGEL und BARTELS, 1963 und RIEGEL 1965).

Physiologische Veränderungen der Sauerstoffkapazität sind während der Schwangerschaft zu beobachten (ALBRITTON, 1953) und können außerdem als Anpassungserscheinungen bei längerem Aufenthalt in großen Höhen nachgewiesen werden (zusammenfassende Darstellungen s. LUFT, 1941 und HURTADO, 1964).

Die zweite das Sauerstofftransportvermögen des Blutes bestimmende Größe, die Sauerstoffaffinität, kann als Funktion der Sauerstoffsättigung vom Sauerstoffpartialdruck dargestellt werden. Das graphische Bild dieser Funktion ist die Sauerstoffbindungskurve.

Die Sauerstoffaffinität und damit der Verlauf der Sauerstoffbindungskurve werden in bekannter Weise durch die Temperatur, den pH-Wert und den Kohlendioxydpartialdruck des Blutes bestimmt.

In der Abb. 2 ist dargestellt, wie unter konstanten pH-Bedingungen die Sauerstoffbindungskurve mit abnehmender Temperatur als Ausdruck der steigenden Sauerstoffaffinität des Blutes einen steileren Verlauf nimmt.

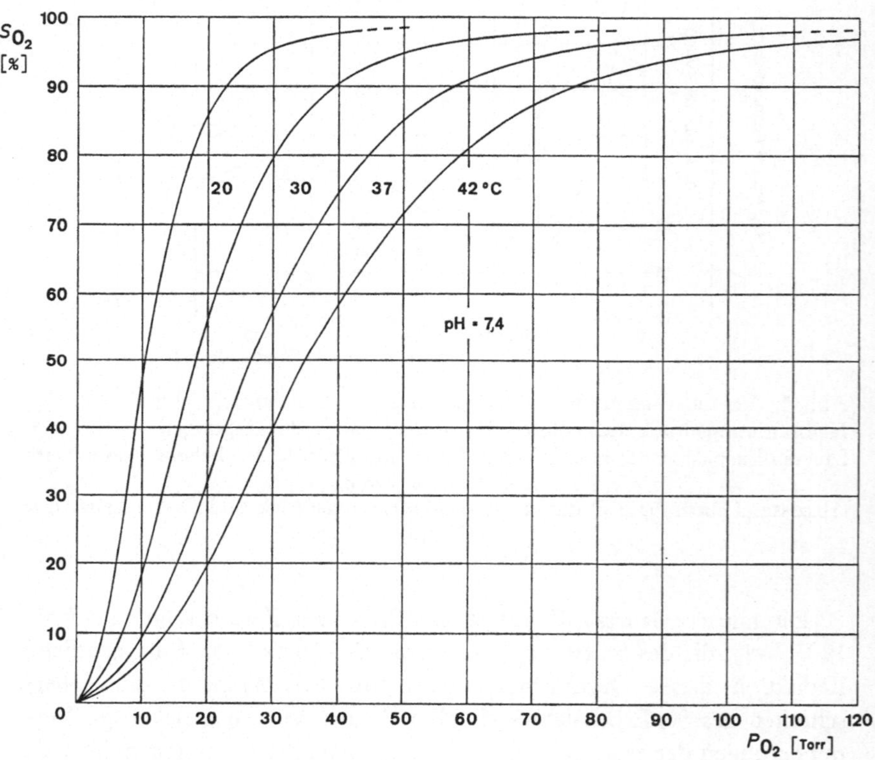

Abb. 2. Sauerstoffbindungskurve des menschlichen Blutes bei pH = 7,4 und t = 20, 30, 37 und 42 °C.

Abszisse: Sauerstoffdruck in Torr; Ordinate: Prozentuale O_2-Sättigung des Blutes. Den für die unterschiedlichen Temperaturbedingungen berechneten Sauerstoffbindungskurven (zusammenfassende Darstellungen s. Astrup et al., 1965 und Severinghaus, 1966) lag die Standard-O_2-Bindungskurve des menschlichen Blutes nach Severinghaus (1966) zugrunde

Die als Bohr-Effekt gekennzeichnete Beziehung zwischen der Sauerstoffaffinität und dem pH-Wert des Blutes ist in der Abb. 3 für die Bedingungen bei 37 °C wiedergegeben. Erniedrigungen des pH-Wertes führen zu einer Verminderung der O_2-Affinität und zur Rechtsverlagerung der O_2-Bindungskurve.

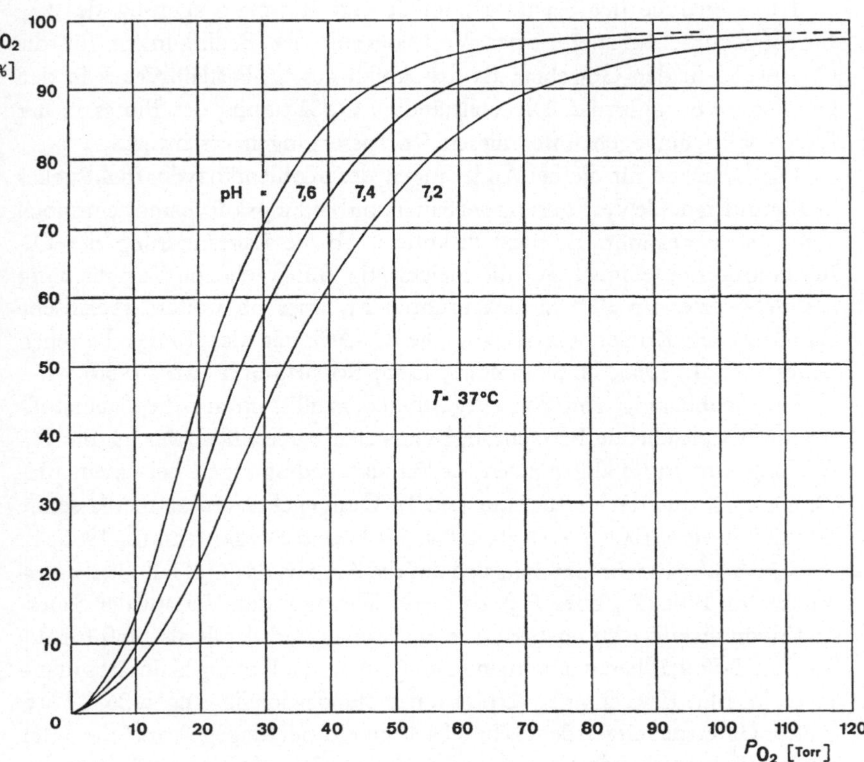

Abb. 3. Sauerstoffbindungskurve des menschlichen Blutes bei pH = 7,2; 7,4; 7,6 und t = 37 °C.

Abszisse: Sauerstoffdruck in Torr; Ordinate: Prozentuale O_2-Sättigung des Blutes. Den für die verschiedenen pH-Werte im Blut errechneten Sauerstoffbindungskurven wurde die Standard-O_2-Bindungskurve des menschlichen Blutes nach SEVERINGHAUS (1966) zugrunde gelegt

Aus beiden Abbildungen läßt sich deutlich ablesen, welche Rückwirkungen Veränderungen der Sauerstoffaffinität des Blutes auf die Bedingungen für den Sauerstoffaustausch in der Lunge wie in den Geweben haben.

Jede Zunahme der O_2-Affinität führt zu einer Begünstigung der Voraussetzungen für die Sauerstoffaufnahme. Infolge des steileren Verlaufes der Sauerstoffbindungskurve kann gegenüber Normalbedingungen bei gleichem arteriellem Sauerstoffdruck das Blut vermehrt mit Sauerstoff gesättigt werden. Die Voraussetzungen für die O_2-Abgabe in den Geweben werden hingegen ungünstiger. Durch die Linksverschiebung der Sauerstoffbindungskurve stellen sich im Blut während der Capillarpassage trotz unveränderter arterio-venöser O_2-Sättigungsdifferenz niedrigere O_2-Partialdrucke ein.

Die Abnahme der Sauerstoffaffinität und Rechtsverlagerung der O_2-Bindungskurve führt zu einer Verbesserung der Bedingungen für die O_2-Abgabe in den Geweben, da der Abfall des O_2-Partialdruckes in den Capillaren verringert ist. Die vollständige O_2-Sättigung des Blutes in der Lunge wird hingegen unter diesen Voraussetzungen erschwert.

Die Ursachen für die bei Änderungen des Kohlendioxydpartialdruckes im Blut auftretende Verlagerung der Sauerstoffbindungskurve sind heute noch nicht genau bekannt. Es wird diskutiert, ob die Lageänderung der O_2-Bindungskurve lediglich auf die gleichzeitig einhergehende Verschiebung des pH-Wertes im Blut zurückzuführen ist, oder ob weitere spezifische Einflüsse des Kohlendioxyds auf die O_2-Affinität des Blutes bestehen (ASTRUP et al., 1965; NAERAA et al., 1963; ROSSING und CAIN, 1966).

Um unabhängig von den dargestellten Einflüssen auf die Sauerstoffaffinität vergleichende Betrachtungen anstellen zu können, werden die O_2-Bindungskurven im allgemeinen für Standardbedingungen bei einem pH-Wert von 7,4 und der Temperatur von 37 °C angegeben (zusammenfassende Darstellungen s. BARTELS et al., 1959, 1961; und SEVERINGHAUS, 1966).

Sehr häufig beschränkt man sich auf die Angabe des O_2-Halbsättigungsdruckes im Blut (T_{50} oder P_{50}), da dieser Wert gut den Verlauf der Sauerstoffbindungskurve zu charakterisieren vermag und damit als Maß für die Sauerstoffaffinität benutzt werden kann (s. Abb. 1). Der O_2-Halbsättigungsdruck im Blut Erwachsener beträgt unter Standardbedingungen 26,6 Torr.

Für Untersuchungen des Gaswechsels im Körper hingegen muß die unter den jeweils herrschenden Bedingungen gültige effektive Sauerstoffbindungskurve des Blutes herangezogen werden. Ihr Verlauf wird durch die zwischen dem Sauerstoff- und Kohlendioxydaustausch in den Lungen- wie Gewebecapillaren auftretenden Beziehungen – Bohr- und Haldane-Effekt – bestimmt.

Die wechselseitige Abhängigkeit zwischen der O_2- und CO_2-Bindung im menschlichen Blut wurde in einer größeren Untersuchungsreihe an jugendlichen Versuchspersonen unter verschiedenen Temperaturbedingungen gemeinsam mit THEWS und WÜNSCHER ermittelt (GROTE et al., 1966, 1968). Als Ergebnis einer derartigen Analyse war es möglich, Cartesianische O_2-CO_2-Nomogramme aufzustellen, welche die Wechselwirkungen der untersuchten Größen P_{O_2}, P_{CO_2}, S_{O_2}, CO_2-Gehalt und pH aufeinander veranschaulichen.

Für die Temperaturbedingungen bei 32 °C ergibt sich das in Abb. 4 dargestellte graphische Bild.

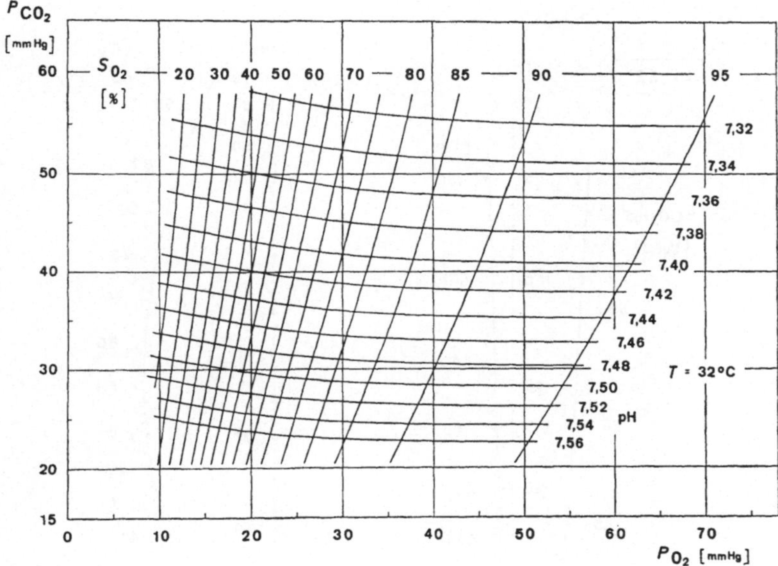

Abb. 4. Cartesianisches Nomogramm für die Atemgaspartialdrucke im Blut gesunder Versuchspersonen bei $t = 32\,°C$.

Abszisse: O_2-Druck in mmHg; Ordinate: CO_2-Druck in mmHg; Parameter: pH-Wert und prozentuale O_2-Sättigung des Blutes (mmHg = Torr)

Die Cartesianischen Nomogramme dienten als Grundlage für die Konstruktion von Leiternomogrammen, aus denen bei Kenntnis von zwei der genannten Parameter die übrigen durch einfaches Anlegen eines Lineales abgelesen werden können (Abb. 5).

Neben den aufgezeigten Größen beeinflussen weiterhin die Hämoglobinbeladung des einzelnen Erythrocyten, die Hämoglobinart, die CO-Konzentration und der intracelluläre Gesamtkationengehalt die Sauerstoffaffinität des Blutes (HALDANE und LORRAIN SMITH, 1897/98; ADOLPH und FERRY, 1921; ROUGHTON und DARLING, 1944; FOREMAN, 1954; SOMMERKAMP et al., 1961; ROOTH et al., 1962; WALDECK und ZANDER, 1967; HUCKAUF und WALDECK, 1967; EDWARDS und RIGAS, 1967, zusammenfassende Darstellungen s. BARTELS und RIEGEL, 1959; RIEGELS und BARTELS, 1963).

Wie WALDECK und Mitarbeiter in jüngster Zeit nachweisen konnten, besteht eine lineare Beziehung zwischen der Größe der O_2-Affinität des Blutes und dem Quotienten aus der intracellulären Kationen- und Hämoglobinkonzentration. Das Verhältnis beider Größen scheint die physiologischen Veränderungen der Sauerstoffbindungskurve, die während des Lebens auftreten, weitgehend zu bestimmen und darüber hinaus für die Veränderungen des Sauerstofftransportvermögens des Blutes unter pathologischen Bedingungen von Wichtigkeit zu sein.

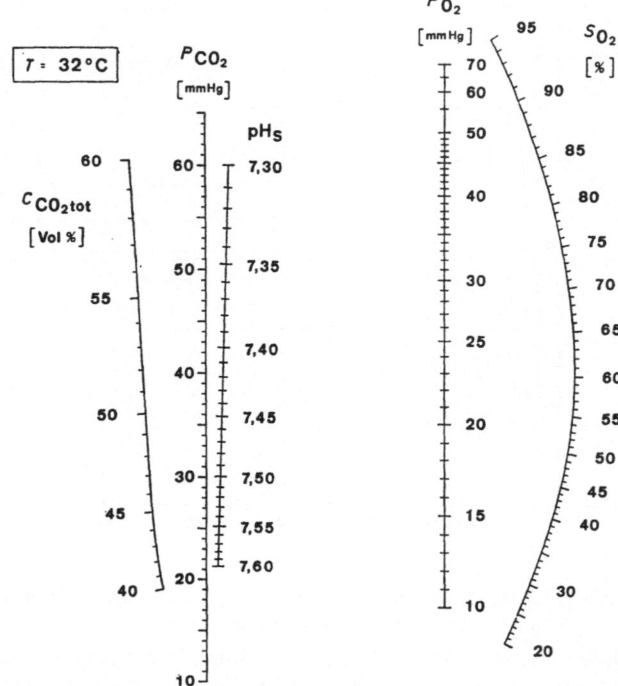

Abb. 5. Nomogramm für die Atemgasgrößen und den Säure-Basen-Status des Blutes gesunder Versuchspersonen.
$C_{CO_2\,tot}$ = Gesamt-CO_2-Gehalt; P_{CO_2} = CO_2-Druck in mmHg; pH_{S^-} = pH-Wert; P_{O_2} = O_2-Druck in mmHg; S_{O_2} = Prozentuale O_2-Sättigung des Blutes. Die Schnittpunkte einer Geraden mit den dargestellten Leitern geben die zusammengehörigen Werte an

Weitere Faktoren, deren Einfluß auf die O_2-Affinität des Blutes diskutiert wird, sind die Größe der Erythrocyten, ihre Carboanhydrasekonzentration sowie der Gehalt von verschiedenen Hormonen im Blut (Bansi und Groscurth, 1930; Riegel, 1962; Valtis und Baikie, 1955; Bartels et al., 1959; Hořejší und Komárková, 1960, Gahlenbeck, 1968; Bauer, 1968).

Die im Laufe des Lebens unter physiologischen Bedingungen eintretenden Veränderungen der O_2-Affinität des Blutes sind aus Abb. 1 zu entnehmen.

Während der Fetalzeit ist die Sauerstoffaffinität des Blutes gegenüber der im Erwachsenenblut deutlich erhöht. Nach der Geburt nimmt sie ab und erreicht ein Minimum während des 6. bis 7. Monats. In der Kindheit beobachtet man einen Wiederanstieg, etwa im 5. Lebensjahr entspricht der Verlauf der O_2-Bindungskurve dem des Blutes von Erwachsenen (zusammenfassende Übersicht s. RIEGEL, 1965). Ob Unterschiede in der Größe der O_2-Affinität im Blut von Mann und Frau vorhanden sind und ob Veränderungen des Verlaufes der Sauerstoffbindungskurve während der Schwangerschaft (Literaturübersicht s. VOGEL et al., 1965 und WULF et al., 1966) und während des Alterns auftreten, kann heute noch nicht entschieden werden.

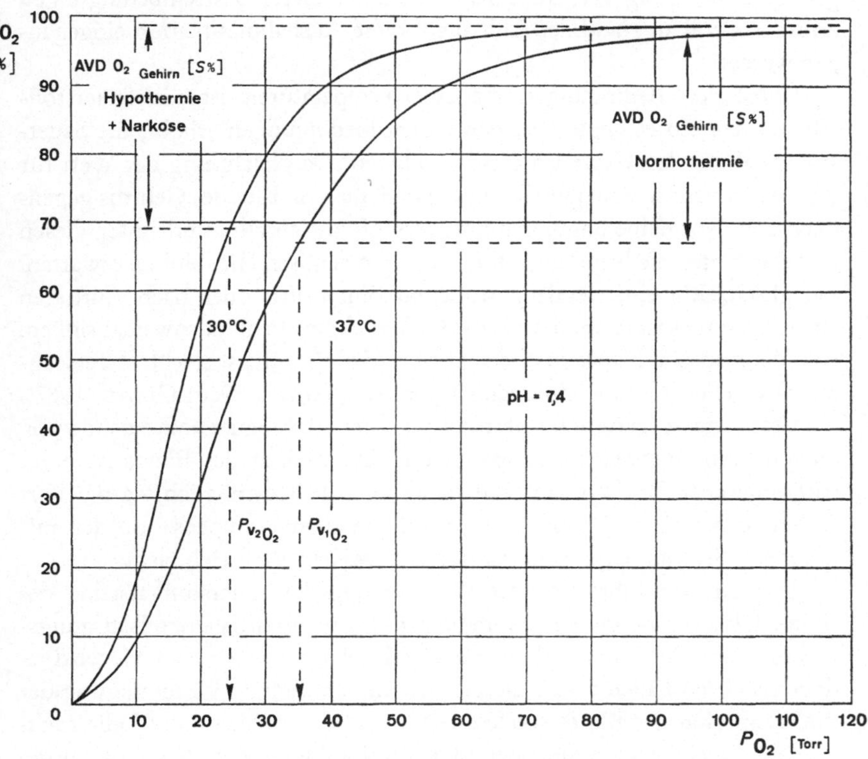

Abb. 6. Einfluß der O_2-Bindungskurve des Blutes auf die Sauerstoffabgabe im Gehirn bei $t = 30$ und 37 °C und pH = 7,4. Aus der Abbildung ist zu ersehen, daß bei Normothermie und einer normalen arterio-venösen O_2-Sättigungsdifferenz von ca. 25–30 % im Hirnblut (errechnet aus den Werten für die AVD_{O_2} des Gehirns beim Menschen, zusammenfassende Darstellungen s. OPITZ und SCHNEIDER, 1950 und LASSEN, 1959) im hirnvenösen Blut ein O_2-Partialdruck ($Pv_{1 O_2}$) von ca. 35 Torr zu erwarten ist. Unter den Bedingungen der Hypothermie ist bei 30 °C infolge der Zunahme der O_2-Affinität bei annähernd gleichbleibender arterio-venöser O_2-Sättigungsdifferenz (errechnet nach den Werten für die AVD_{O_2} im Hirnblut von Patienten bei 30 °C und unter Narkosebedingungen, ADAMS, 1961) mit einem Sauerstoffpartialdruck ($Pv_{2 O_2}$) von ca. 24 Torr im venösen Blut des Gehirns zu rechnen. Um die aufgezeigten Zusammenhänge übersichtlich darstellen zu können, wurde in dieser wie in den folgenden Abbildungen an Stelle der effektiven O_2-Bindungskurve eine mittlere O_2-Bindungskurve, die zwischen der des arteriellen und der des venösen Blutes liegt, eingezeichnet

Als physiologische Anpassungserscheinungen sind die Verminderung der Sauerstoffaffinität des Blutes bei Aufenthalt in großen Höhen (Barcroft et al., 1923; Keys et al., 1936; Aste-Salazar und Hurtado, 1944) sowie ihre Vergrößerung nach mehrwöchigem Hochleistungstraining aufzufassen (Thews, 1965).

Da große chirurgische Eingriffe heute in zunehmendem Maße unter den Bedingungen künstlicher Hypothermie durchgeführt werden und eine genaue Beurteilung des Gastransportes unter diesen Extrembedingungen erfordern, soll an Hand der Abb. 6 auf diese Ausnahmesituation eingegangen werden.

Unter den Bedingungen niederer Temperaturen ist die Sauerstoffaffinität des Blutes gegenüber den Normalbedingungen erhöht, die Sauerstoffabgabe in den Geweben damit erschwert. Da gleichzeitig der Wert für die arterio-venöse Sauerstoffsättigungsdifferenz im Blut des Gehirns gegenüber den Normalbedingungen nur geringfügig abfällt, sind unter diesen Gegebenheiten niedrige Sauerstoffdrucke im venösen Hirnblut zu erwarten. Bei gleichzeitig eintretendem größerem Blutverlust oder nach Auftreten einer Alkalose kann z. B. der venöse O_2-Druck im Hirnblut soweit absinken, daß die kritische Schwelle überschritten wird und die schlechtest versorgten Hirnzellen in Sauerstoffmangel geraten (Thews, 1960; Grote, 1967).

Eine streng getrennte Betrachtung der das Sauerstofftransportvermögen bestimmenden O_2-Kapazität und O_2-Affinität des Blutes ist unter pathologischen Bedingungen nur in wenigen Fällen möglich, da die Veränderung der einen Größe häufig im Sinne einer Kompensation der auftretenden Störung eine Veränderung der zweiten nach sich zieht.

Jede Anämie führt zu einer Verringerung der Sauerstoffkapazität des Blutes. Die zu erwartende Zunahme der arterio-venösen Sauerstoffsättigungsdifferenz und die damit verbundene Gefahr einer venösen Hypoxie wird jedoch in vielen Fällen durch die gleichzeitig eintretende Verminderung der Pufferkapazität des Blutes sowie durch die in der Mehrzahl der Fälle nachfolgende Rechtsverlagerung der Sauerstoffbindungskurve teilweise ausgeglichen. Mit Abnahme des Hämoglobingehaltes sinkt die Pufferfähigkeit des Blutes, es treten größere Verschiebungen des pH-Wertes während des Gasaustausches in den Capillaren auf und die resultierende Zunahme des Bohr-Effektes begünstigt die Abgabebedingungen für den Sauerstoff. Dieser Effekt wird verstärkt durch eine weitere Verminderung der Sauerstoffaffinität des Blutes. Bei einer großen Zahl von Patienten mit einer länger andauernden Anämie konnte unabhängig von der Genese des Krankheitsbildes eine signifikante Rechtsverschiebung der O_2-Bindungskurve nachgewiesen werden (Odaira, 1923; Richards und Strauss, 1927; Dill et al., 1928; Bansi und Groscurth, 1930; Isac et al., 1938; Kennedy und Valtis, 1954; Rodman et al., 1960; Riegel, 1962; Waldeck und Gehring, 1966 und Mulhausen et al., 1967).

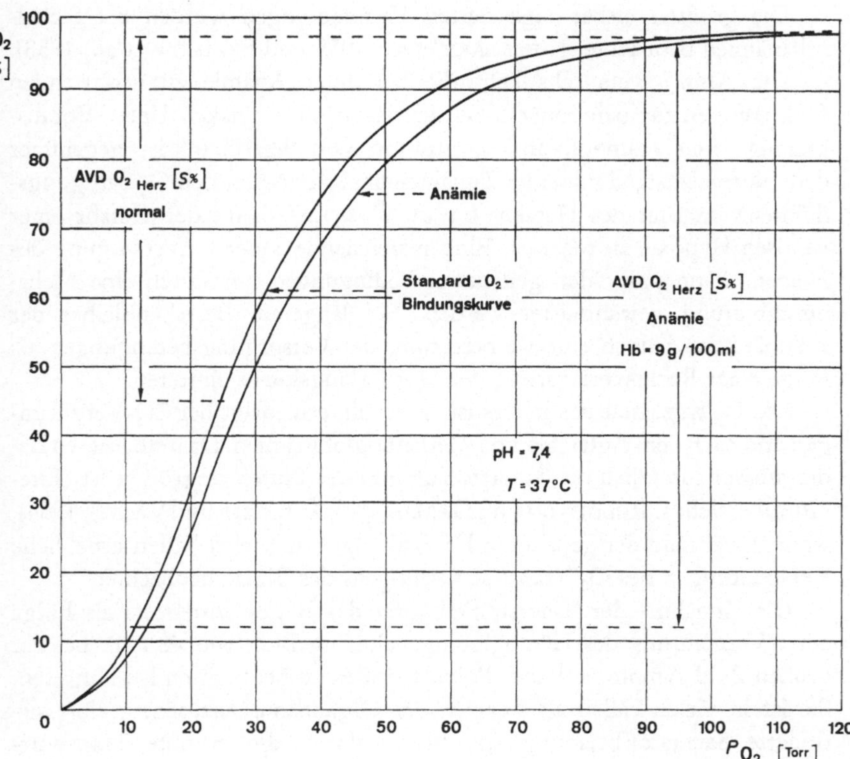

Abb. 7. Einfluß der O_2-Bindungskurve auf die Sauerstoffabgabe im Herzmuskelgewebe im Blut von Gesunden und Patienten mit chronischer Anämie ($t = 37\,^{\circ}\mathrm{C}$; pH = 7,4).

(Standard-O_2-Bindungskurve nach SEVERINGHAUS, 1966, O_2-Bindungskurve bei Anämie nach MULHAUSEN et al., 1967). Im Sinusblut des Herzens ist unter Normalbedingungen ein O_2-Partialdruck von ca. 24 Torr zu erwarten, wenn man eine arterio-koronarvenöse O_2-Sättigungsdifferenz von ca. 50–55 % (DOLL et al., 1966) zugrunde legt.

Unter den Bedingungen einer akuten Verminderung des Hämoglobingehaltes im Blut auf einen Wert von 9 g % wird bei gleichbleibender Durchblutung des Herzens als Folge der vermehrten O_2-Ausschöpfung des Blutes (arterio-venöse O_2-Sättigungsdifferenz ca. 85 %) der koronarvenöse O_2-Partialdruck auf ca. 11 Torr absinken.

Bei längerem Bestehen der Anämie wird unter den geannnten Voraussetzungen durch die Rechtsverlagerung der O_2-Bindungskurve ein O_2-Partialdruck von ca. 14 Torr im Koronarsinus zu erwarten sein.

Aus der Darstellung ist zu erkennen, daß durch die Veränderungen des O_2-Transportvermögens im Blut bei Anämien im Myocard die Gefahr einer venösen Hypoxie besteht, die nur durch eine Mehrdurchblutung beseitigt werden kann.

Die größten bisher registrierten Veränderungen wurden bei Sichelzellanämien beobachtet (Becklake et al., 1955 und Fraimow et al., 1958).

Die Abb. 7 veranschaulicht die bei einer Anämie zu erwartenden Bedingungen für den Sauerstoffaustausch im Herzmuskel. Unter Voraussetzung einer Hämoglobinkonzentration von 9 g/100 ml ist gegenüber dem Normalzustand mit einer Zunahme der arterio-venösen O_2-Sättigungsdifferenz im Blut des Herzens bis ca. 85% und damit der Gefahr einer venösen Hypoxie zu rechnen. Eine ausreichende Sauerstoffversorgung des Herzens kann unter den genannten Bedingungen nur durch eine Mehrdurchblutung gewährleistet werden. Bei längerem Bestehenbleiben der Anämie kann jedoch eine Verbesserung der Versorgungsbedingungen als Folge einer Rechtsverlagerung der O_2-Bindungskurve eintreten.

Die O_2-Kapazität des Blutes ist weiterhin erniedrigt bei CO-Vergiftungen und nach dem Auftreten von Methämoglobinämien. Da unter diesen Bedingungen zusätzlich die Sauerstoffaffinität des Blutes vergrößert ist (Literaturübersicht s. Roughton und Darling, 1944; Baikie und Valtis, 1954), werden während der genannten Erkrankungen in vielen Fällen erhebliche Veränderungen des O_2-Transportvermögens des Blutes beobachtet.

Die Zunahme der Sauerstoffkapazität des Blutes wird stets als Folge einer Vermehrung des Hämoglobingehaltes im Blut, wie sie z. B. bei der großen Zahl symptomatischer Polycythämien zu beobachten ist, auftreten. Sie ist in vielen Fällen als Versuch des Organismus anzusehen, eine verringerte Sauerstoffbeladung des Blutes durch die erhöhte Transportkapazität auszugleichen.

Die Zunahme der O_2-Kapazität geht sehr häufig mit einer Veränderung der O_2-Affinität des Blutes einher.

Geringe Verschiebungen der Sauerstoffbindungskurve nach links wurden z. B. bei Patienten mit Polycythämia vera beschrieben (Cassels und Morse, 1953), während bei symptomatischen Polycythämien Abnahmen der O_2-Affinität und Rechtsverlagerungen der O_2-Bindungskurve des Blutes beobachtet werden konnten (Morse et al., 1950; Bünemann et al., 1961).

Veränderungen der Sauerstoffaffinität des Blutes treten unter pathologischen Bedingungen als Folgen von Veränderungen der Temperatur, des pH-Wertes oder des Kohlendioxydpartialdruckes im Blut auf.

Entsprechend den dargestellten Beziehungen tritt bei erhöhter Temperatur sowie bei einer respiratorischen oder einer metabolischen Acidose eine Abnahme der Sauerstoffaffinität des Blutes auf, während unter den Bedingungen niederer Temperaturen, einer respiratorischen oder einer metabolischen Alkanose die Sauerstoffaffinität steigt.

Die zu erwartenden Folgen einer unter pathologischen Bedingungen eintretenden Veränderung der O_2-Affinität für den Sauerstofftransport im Blut seien an einem Beispiel (Abb. 8) demonstriert.

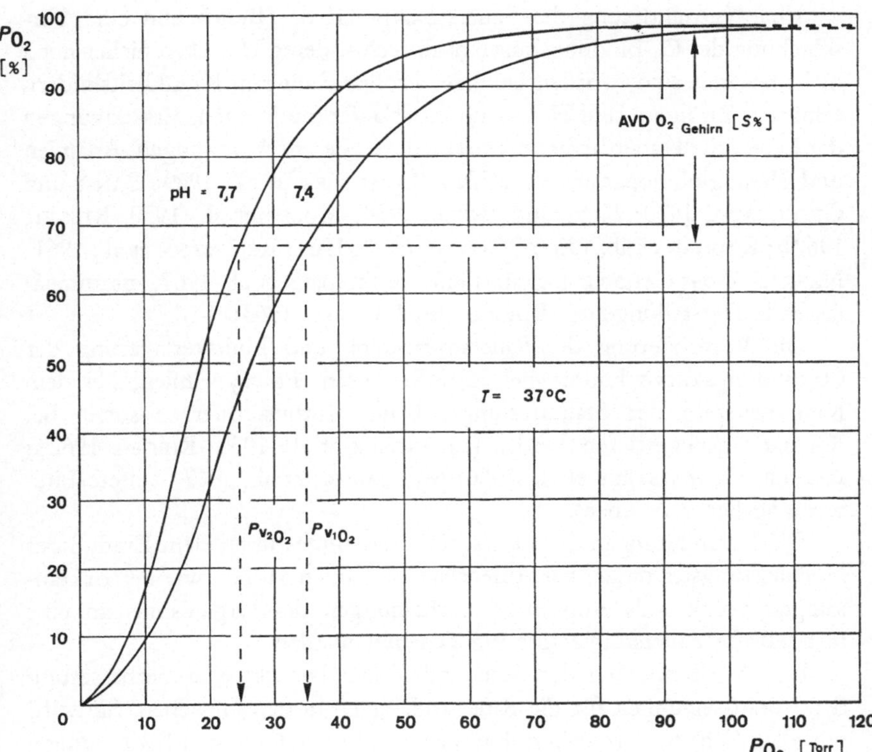

Abb. 8. Einfluß der O_2-Bindungskurve des Blutes auf die Sauerstoffabgabe bei pH = 7,4 und 7,7 und t = 37 °C. Aus der Abbildung ist zu entnehmen, daß bei normaler arterio-venöser O_2-Sättigungsdifferenz im Blut des Gehirns mit einem O_2-Partialdruck von ca. 35 Torr im venösen Hirnblut gerechnet werden muß. Wird durch eine nicht kompensierte metabolische Alkalose (pH$_8$a = 7,73, HAL-MÁGYI, 1967) die O_2-Affinität des Blutes verändert, so muß mit dem Absinken des venösen O_2-Partialdruckes auf Werte um 25 Torr gerechnet werden. Unter diesen Bedingungen wird die Reaktionsschwelle unterschritten, nur die Steigerung der cerebralen Durchblutung kann die Gefahr einer O_2-Mangelversorgung des Gehirns beseitigen

Im Hirnblut beträgt unter Normalbedingungen die arteriovenöse O_2-Sättigungsdifferenz ca. 30%, es wird ein hirnvenöser Sauerstoffpartialdruck von ca. 35 Torr gemessen (OPITZ und SCHNEIDER, 1950). Bei Eintreten einer nicht kompensierten metabolischen Alkalose mit einem arteriellen pH-Wert von 7,7 ist im venösen Hirnblut infolge der O_2-Affinitätsänderung mit einem Sauerstoffdruck zu rechnen, der unterhalb der Reaktionsschwelle (NOELL und SCHNEIDER, 1942, 1944 und McDOWALL 1966) liegt. Nur durch eine erhebliche Mehrdurchblutung des Gehirns kann die venöse Hypoxie vermieden werden.

Eine Verminderung der Sauerstoffaffinität des Blutes und eine Verschiebung der O_2-Bindungskurve nach rechts, deren Ursachen bisher noch nicht bekannt sind, wurden bei einer großen Zahl von Krankheitsbildern ermittelt. Zu ihnen sind Herz- und Kreislauferkrankungen, Erkrankungen der Leber, die Hyperthyreose, verschiedene Nierenerkrankungen, Anämien und Hämoglobinopathien zu zählen (Litarczek et al., 1929; Bansi und Groscurth, 1930; Keys und Snell, 1938; Morse et al., 1950, Riegel, 1962b; Rodman et al., 1959; Büneman et al., 1961; Reissmann et al., 1961; Naeraa, 1964; Caldwell et al., 1965; Mulhausen et al., 1967, zusammenfassende Darstellungen s. Riegel und Bartels, 1963).

Die Vergrößerung der Sauerstoffaffinität und Linksverlagerung der O_2-Bindungskurve konnte bei Hypothyreosen, Polycythämien, bei dem Krankheitsbild der Stauungslunge, beim Morbus Buerger sowie bei Rauchern nachgewiesen werden (Litarczek et al., 1930; Riegel, 1962a; Astrup, 1964; Astrup et al., 1966; Mulhausen et al., 1967, weitere Literaturangaben s. b. oben).

Die Veränderungen der O_2-Affinität des Blutes unter dem Einfluß des Hochleistungstrainings, bei Aufenthalt in großen Höhen wie bei Erkrankungen können als Anpassungserscheinungen des Organismus an eine mangelhafte Sauerstoffversorgung gedeutet werden.

Eine Verminderung der Sauerstoffaffinität bewirkt eine Verbesserung der Voraussetzungen für die Sauerstoffabgabe in den Geweben. Sie wird vor allen Dingen unter physiologischen und pathologischen Bedingungen beobachtet, welche die Gefahr einer venösen Hypoxie herbeiführen. Linksverschiebungen der O_2-Bindungskurve als Zeichen für die Zunahme der Sauerstoffaffinität des Blutes treten bei Erkrankungen auf, zu deren Folgen die arterielle Hypoxie gehören kann.

Zusammenfassung

Das Sauerstofftransportvermögen des Blutes wird von der O_2-Kapazität und der O_2-Affinität bestimmt. Beide Größen unterliegen im Verlaufe des Lebens physiologischen Schwankungen. Ihre Veränderungen bei Krankheiten können in erheblichem Maße die Sauerstoffversorgung des Organismus beeinträchtigen.

Während Änderungen der O_2-Kapazität des Blutes direkt das Transportvermögen für Sauerstoff beeinflussen, führt die Zunahme der O_2-Affinität zu einer Begünstigung der Bedingungen für die Sauerstoffaufnahme in der Lunge und zu einer Verschlechterung der Voraussetzungen für die Sauerstoffabgabe. Die Verminderung der O_2-Affinität des Blutes ermöglicht eine leichtere Sauerstoffabgabe in den Geweben, erschwert aber die vollständige Sättigung des Blutes mit Sauerstoff.

Summary

The oxygen transport capacity of the blood is determined by the O_2 capacity and O_2 affinity. Both values undergo physiological fluctuations during the course of life. In the case of illness, these variations can impair the oxygen supply of the organism to a very considerable extent.

Whilst changes in the O_2 capacity of the blood have a direct influence on the oxygen transport capacity, an increase in the O_2 affinity leads to an improvement in the conditions for oxygen uptake in the lung, but to a deterioration in the conditions for oxygen removal. Although a reduction in the O_2 affinity of the blood makes the oxygen removal in the tissues easier, it also makes a complete saturation of the blood with oxygen more difficult.

Literatur

ADAMS, J. E.: Cerebral metabolic studies on the human during total cerebral arterial occlusion and hypothermia. The effect on cerebral respiratory quotient. J. Neurosurg. **18**, 168 (1961).

ADOLPH, E. F., and R. M. FERRY: The oxygen dissociation of hemoglobin, and the effect of electrolytes upon it. J. biol. Chem. **47**, 547 (1921).

ALBRITTON, E. C.: Standard values in blood. Philadelphia: Saunders 1953.

ASTE-SALAZAR, H., and A. HURTADO: The affinity of hemoglobin for oxygen at sea level and at high altitudes. Amer. J. Physiol. **142**, 733 (1944).

ASTRUP, P.: An abnormality in the oxygen-dissociation curve of blood of patients with Buerger's disease and patients with non-specific myocarditis. Lancet **2**, 1152 (1964).

—, K. ENGEL, J. W. SEVERINGHAUS, and E. MUNSON: The influence of temperature and pH on the dissociation curve of oxyhemoglobin of human blood. Scand. J. clin. Lab. Invest. **17**, 515 (1965).

—, P. HELLUNG-LARSEN, K. KJELDSEN, and K. MELLEMGAARD: The effect of tabacco smoking on the dissociation curve of oxyhemoglobin. Investigations in patients with occlusive arterial diseases and normal subjects. Scand. J. clin. Lab. Invest. **18**, 450 (1966).

BAIKIE, A. G., and D. J. VALTIS: Gas transport function of the blood in congenital familial methaemoglobinaemia. Brit. med. J. **2**, 73 (1954).

BANSI, H. W., and G. GROSCURTH: Veränderungen der Sauerstoffbindungskurven des Blutes bei Stoffwechsel- und Blutkrankheiten (Anämie und Polycythämie). Z. klin. Med. **113**, 560 (1930).

BARCROFT, J., C. A. BINGER, A. V. BOCK, J. H. DOGGART, H. S. FORBES, G. HARROP, J. C. MEAKINS, and A. C. REDFIELD: Observations upon the effect of high altitude on the physiological processes of the human body, carried out in the Peruvian Andes, chiefly at Cerro de Pasco. Report to the Peru High Altitude Commitee. Philos. Trans. B, **211**, 351 (1923).

BARTELS, H., u. K. RIEGEL: Faktoren, die die Lage der Sauerstoffbindungskurve des Blutes beeinflussen. Beitr. Silikose-Forsch. **60**, 19 (1959).

—, K. BETKE, P. HILPERT, G. NIEMEYER, u. K. RIEGEL: Die sogenannte Standard-O_2-Dissoziationskurve des gesunden erwachsenen Menschen. Pflügers Arch. ges. Physiol. **272**, 372 (1961).

BAUER, CH.: Der Einfluß von Aldosteron und Cortisol auf die Sauerstoffaffinität. Pflügers Arch. ges. Physiol. **300**, R5 (1968).

BECKLAKE, M. R., S. B. GRIFFITH, M. McGREGOR, H. I. GOLDMAN, and J. P. SCHREVE: Oxygen dissociation in sickle cell anemia and in subjects with the sickle cell trait. J. clin. Invest. **34**, 751 (1955).

BETKE, K.: Hämoglobin, quatitative Daten, klinische Fragen. In: Die physiologische Entwicklung des Kindes. Hrsg. von F. LINNEWEH. Berlin-Göttingen-Heidelberg: Springer 1959.

BÜNEMANN, H., G. THEWS, u. W. NIESEL: Vergleichende Untersuchung der Sauerstoffbindungskurven des Blutes von gesunden und kranken Personen. Klin. Wschr. **39**, 857 (1961).

CALDWELL, P. R. B., H. W. FRITTS, Jr., and A. COURNAND: Oxyhemoglobin dissociation curve in liver disease. J. appl. Physiol. **20**, 316 (1965).

CASSELS, D. E., and M. MORSE: The arterial blood gases, the oxygen dissociation curve, and the acid-base balance in polycythemia vera. J. clin. Invest. **32**, 52 (1953).

DILL, D. B., A. V. BOCK, C. VAN CAULAERT, A. FÖLLING, L. M. HURXTHAL, and L. J. HENDERSON: Blood as a physicochemical system. VII. The composition and respiratory exchanges of human blood during recovery from pernicious anemia. J. biol. Chem. **78**, 191 (1928).

DOLL, E., J. KEUL, H. STEIM, C. MAIWALD, u. H. REINDELL: Sauerstoffdruck und Sauerstoffsättigung im arteriellen und coronarvenösen Blut. Z. Kreisl.forsch. **55**, 1076 (1966).

EDWARDS, M. J., and D. A. RIGAS: Electrolyte-labile increase of oxygen affinity during in vivo aging of hemoglobin. J. clin. Invest. **46**, 1579 (1967).

FOREMAN, C. W.: A comparative study of the oxygen dissociation of mammalian hemoglobin. J. Cell Comp. Physiol. **44**, 421 (1954).

FRAIMOW, W., T. RODMAN, H. P. CLOSE, R. CATHCART, and M. K. PURCELL: The oxyhemoglobin dissociation curve in sickle cell anemia. Am. J. M. Sc. **236**, 225 (1958).

GAHLENBECK, H.: Änderung der Sauerstoffaffinität des Blutes durch Trijodthyronin. Pflügers Arch. ges. Physiol. **300**, R4–R5 (1968).

GROTE, J., W.-D. WÜNSCHER, u. G. THEWS: Die Beziehungen zwischen verschiedenen Atemgasgrößen und dem Säure-Basen-Status des Blutes bei Hypothermie. Pflügers Arch. ges. Physiol. **291**, R54 (1966).

GROTE, J.: Die Sauerstoffspannung im Gehirngewebe. In: Hydrodynamik, Elektrolyt- und Säure-Basen-Haushalt im Liquor und Nervensystem. Hrsg. von G. Kienle. Stuttgart: Thieme 1967.

GROTE, J.: Der Einfluß der Temperatur und des CO_2-Druckes auf die O_2-Affinität und den pH-Wert des menschlichen Blutes. Pflügers Arch. ges. Physiol. **300**, R5–R6 (1968).

HALDANE, J., and J. L. SMITH: The absorption of oxygen by the lungs. J. Physiol. (Lond.) **22**, 231 (1897/98).

HALMÁGYI, M.: Persönliche Mitteilung.

HOŘEJŠÍ, J., and A. KOMÁRKOVÁ: The influence of some factors of the red blood cells on the oxygen-binding capacity of haemoglobin. Clin. Chim. Acta **5**, 392 (1960).

HUCKAUF, H., u. F. WALDECK: Die Abhängigkeit des O_2-Bindungskurvenverlaufes vom Lebensalter der roten Blutzellen. Pflügers Arch. ges. Physiol. **297**, R31 (1967).

HURTADO, A.: Acclimatization to high altitudes. In: The physiological effects of high altitude. Ed. by W. H. WEIHE. Oxford, London-New York-Paris: Pergamon Press 1964.

Isac, C., K. Matthes, u. T. Yamanaka: Untersuchungen über den Transport des Sauerstoffs im menschlichen Blut; der Sauerstofftransport im Blute bei verschiedenen Krankheiten. Naunyn-Schmiedebergs Arch. exp. Path. Pharmak. **189**, 615 (1938).

Kennedy, A. C., and D. J. Valtis: The oxygen dissociation curve in anemia of various types. J. clin. Invest. **33**, 1372 (1954).

Keys, A., F. G. Hall, and E. S. G. Barron: The position of the oxygen dissociation curve of human blood at high altitude. Amer. J. Physiol. **115**, 292 (1936).

—, and A. M. Snell: Respiratory properties of the arterial blood in normal man and in patients with disease of the liver: Position of the oxygen dissociation curve. J. clin. Invest. **17**, 59 (1938).

Lassen, N. A.: Cerebral blood flow and oxygen consumption in man. Physiol. Rev. **39**, 183 (1959).

Litarczek, G., H. Aubert, et I. Cosmulesco: Sur les variations de l'affinité de l'hémoglobine pour l'oxygène chez les Hyperthyroidiens. C. R. Soc. Biol. (Paris) **102**, 157 (1929).

— — —, et B. Nestoresco: Sur l'utilité de l'accroissement de l'affinité de l'hémoglobine pour l'oxygène chez deux pulmonaires en asystolie. C. R. Soc. Biol. (Paris) **105**, 909 (1930).

Luft, U. C.: Die Höhenanpassung. Ergebn. Physiol. **44**, 256 (1941).

McDowall, D. G.: Interrelationships between blood oxygen tensions and cerebral blood flow. In: A symposium on oxygen measurements in blood and tissues and their significance. London: Churchill 1966.

Morse, M., D. E. Cassels, and M. Holger: The position of the oxygen dissociation curve of the blood in cyanotic congenital heart disease. J. clin. Invest. **29**, 1098 (1950).

Mulhausen, R., P. Astrup, and K. Kjeldsen: Oxygen affinity of hemoglobin in patients with cardiovascular diseases, anemia, and cirrhosis of the liver. Scand. J. clin. Lab. Invest. **19**, 291 (1967).

Naeraa, N., E. Strange Petersen, and E. Boye: The influence of simultaneous, independent changes in pH and carbon dioxide tension on the in vitro oxygen tension-saturation relationship of human blood. Scand. J. clin. Lab. Invest. **15**, 141 (1963).

— The variation of blood oxygen dissociation curves in patients. Scand. J. clin. Lab. Invest. **16**, 630 (1964).

Noell, W., u. M. Schneider: Über die Durchblutung und die Sauerstoffversorgung des Gehirns im akuten Sauerstoffmangel. III. Die arteriovenöse Sauerstoff- und Kohlensäuredifferenz. Pflügers Arch. ges. Physiol. **246**, 207 (1942).

— — Über die Durchblutung und die Sauerstoffversorgung des Gehirns. IV. Die Rolle der Kohlensäure. Pflügers Arch. ges. Physiol. **250**, 514 (1944).

Odaira, R.: The changes in the reserve alkali and oxygen dissociation curve of blood in clinical and experimental anemias. Tohoku J. exper. Med. **4**, 243 (1923).

Opitz, E., u. M. Schneider: Über die Sauerstoffversorgung des Gehirns und den Mechanismus von Mangelwirkungen. Ergebn. Physiol. **46**, 126 (1950).

—, u. H. Bartels: Gasanalyse. In: Hoppe-Seyler/Thierfelder, Handbuch der physiologisch- und pathologisch-chemischen Analyse. Hrsg. von K. Lang u. E. Lehnartz. Berlin-Göttingen-Heidelberg: Springer 1955.

Reissmann, R., W. E. Tuth, and T. Nomura: A human hemoglobin with lowered oxygen affinity and impaired heme-heme interactions. J. clin. Invest. **40**, 1826 (1961).

RICHARDS, D. W., Jr., and M. J. STRAUSS: Oxy-hemoglobin dissociation curves of whole blood in anemia. J. clin. Invest. **4**, 105 (1927).

RIEGEL, K.: Über die Gastransportfunktionen des Blutes im Kindesalter. Habil. Schr. Tübingen 1962a.

— Die Gastransportfunktion des Blutes bei Anämien des Kindesalters. Dtsch. med. Wschr. **87**, 1947 (1962b).

— Die Atemgas-Transportgrößen des Blutes im Kindesalter. Fortschr. Pädol. **1**, 147 (1965).

—, u. H. BARTELS: Physiologische und pathologische Funktionsänderungen des Blutgastransportes beim Menschen. Beitr. Silikose-Forsch. **5**, 367 (1963).

RODMAN, T., H. P. CLOSE, R. CATHCART, and M. K. PURCELL: The oxyhemoglobin dissociation curve in the common hemoglobinopathies. Am. J. Med. **27** 558 (1959).

— —, and M. K. PURCELL: The oxyhemoglobin dissociation curve in anemia. Ann. intern. Med. **52**, 295 (1960).

ROOTH, G., H. SOMMERKAMP, and H. BARTELS: The influence of base excess and cation concentration in the red cells on the position of the oxygen dissociation curve. Clin. Sci. **23**, 1 (1962).

ROSSING, R. G., and S. M. CAIN: A nomogram relating PO_2, pH, temperature, and hemoglobin saturation in the dog. J. appl. Physiol. **21**, 195 (1966).

ROUGHTON, F. J. W., and R. C. DARLING: The effect of carbon monoxide on the oxyhemoglobin dissociation curve. Amer. J. Physiol. **141**, 17 (1944).

SEVERINGHAUS, J. W.: Blood gas calculator. J. appl. Physiol. **21**, 1108 (1966).

SOMMERKAMP, H., K. RIEGEL, P. HILPERT, u. K. BRECHT: Über den Einfluß der Kationenkonzentration im Erythrocyten auf die Lage der Sauerstoffdissoziationskurve des Blutes. Pflügers Arch. ges. Physiol. **272**, 591 (1961).

THEWS, G.: Die Sauerstoffdiffusion im Gehirn. Ein Beitrag zur Frage der Sauerstoffversorgung der Organe. Pflügers Arch. ges. Physiol. **271**, 197 (1960).

— Physiologische Anpassungsvorgänge bei körperlicher Höchstleistung. Ärzteblatt Rheinland-Pfalz **18**, 351 (1965).

VALTIS, D. J., and A. G. BAIKIE: The influence of red-cell thickness on the oxygen dissociation curve of blood. Brit. J. Haematol. **1**, 146 (1955).

VOGEL, H. R., W. M. FISCHER, u. G. THEWS: Die O_2-Transportfunktion des mütterlichen und fetalen Blutes zum Zeitpunkt der Geburt. Pflügers Arch. ges. Physiol. **286**, 238 (1965).

WALDECK, F., u. P. GEHRING: Die Sauerstoffbindungskurve einzelner Erythrocyten bei hypo- und hyperchromen Anämien. Pflügers Arch. ges. Physiol. **291**, R53 (1966).

—, u. R. ZANDER: Lageveränderungen der Sauerstoffbindungskurve in Abhängigkeit von den intraerythrocytären Kationen- und Hämoglobinkonzentrationen. Pflügers Arch. ges. Physiol. **294**, R42 (1967).

WULF, H., H. GLASENAPP, H. R. VOGEL, u. W. M. FISCHER: Individuelle Sauerstoff-Bindungskurven von Nichtschwangeren-, Schwangeren- und Neugeborenenblut. Z. Geburtsh.Gynäk. **165**, 252 (1966).

Die kritische Sauerstoffversorgung des Gehirns

Von **D. W. Lübbers**

Aus dem Institut für Angewandte Physiologie der Philipps-Universität
Marburg (Lahn)

Kritisch kann die Sauerstoffversorgung des Gehirns dann genannt
werden, wenn nicht mehr so viel Sauerstoff ins Gewebe gelangt, wie zur
Deckung der aeroben Energielieferung notwendig ist. Das Gehirn besitzt
zwar alle Fermente, die es für eine anaerobe Energielieferung benötigt,
jedoch spielt bilanzmäßig die anaerobe Energielieferung keine Rolle. Bei
gleichem Glucoseumsatz steht anaerob nur etwa ein Zwölftel der aerob
gewinnbaren freien Energie zur Verfügung [16]. Vergleicht man die Zahl
der gebildeten energiereichen Bindungen (z. B. ATP), so ist das Verhältnis
noch ungünstiger. Bei Hypoxie kann daher ein normaler Energieumsatz
nur dann gewährleistet werden, wenn der Glucoseumsatz beträchtlich
gesteigert wird und die schwer diffundierbaren Abbauprodukte (z. B. durch
eine entsprechend vermehrte Durchblutung) abtransportiert werden können.

Bei der Analyse der kritischen Sauerstoffversorgung unterscheidet man
zweckmäßigerweise drei Systeme:

1. das sauerstoffumsetzende System (Mitochondrien – Gewebsatmung
und oxydative Phosphorylierung)

2. das sauerstofftransportierende System
a) intercapillärer Sauerstofftransport (Diffusion)
b) konvektiver Sauerstofftransport durch das Blut, angetrieben durch den
Kreislauf

3. das sauerstoffaufnehmende System (Lunge – äußere Atmung).

Über die O_2-Aufnahme in der Lunge [3] und den O_2-Transport im
Blut [2b] wurde in den vorhergehenden Vorträgen gesprochen. Es sollen
daher jetzt diskutiert werden: a) das sauerstoffumsetzende System [1] und
b) der intercapilläre Sauerstofftransport [2a].

a) Das sauerstoffumsetzende System

Der molekulare Sauerstoff wird in den Mitochondrien umgesetzt, und
zwar oxydiert der Sauerstoff die Cytochromoxydase. Die Cytochromoxydase
ist ein Ferment der Atmungskette. Diese stellt ein strukturgebundenes

3*

Multienzymsystem dar, an dem sich Sauerstoff und Substratwasserstoff, ähnlich wie bei der Knallgasreaktion, vereinigen. Die Enzymkette ist so aufgebaut, daß die Gesamtenergie nicht, wie bei der Knallgasreaktion, auf einmal, sondern in Schritten frei wird. Der jeweils freigewordene Energieanteil wird in energiereichen Bindungen gespeichert. Es steht z. B. als Adenosintriphosphat für die Zellarbeit zur Verfügung. Oxydation und und Reduktion der Cytochrome ist mit einer Änderung ihres Absorptionsspektrums verbunden. Abb. 1 zeigt die Extinktionsspektren eines Meerschweinchengehirns in situ. Sie wurden mit dem Rapidspektrometer nach

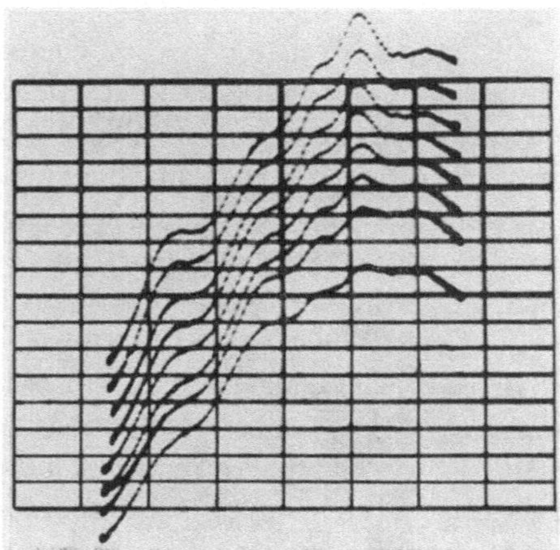

Abb. 1. Reflexionsspektren von der Oberfläche der motorischen Großhirnrinde (Meerschweinchengehirn in situ; perfundiert in Hypothermie).
x-Achse: Wellenlänge, y-Achse: Extinktion (1 Teilstrich = 0,01 OE), unterstes Spektrum: oxydierte Atmungskette. Die folgenden Spektren zeigen den Übergang in den reduzierten Zustand. Die Aufnahme eines Spektrums dauert 10 ms. Man sieht deutlich die Banden von Cytochrom a (zwischen 2. und 3. senkrechter Gitterlinie) und c (links von der 5. senkrechten Gitterlinie), (aufgenommen mit dem Rapidspektrometer der Kieler Howaldtswerke nach Lübbers und Niesel)

Lübbers und Niesel (Kieler Howaldtswerke) im reflektierten Licht aufgenommen. Aus dem Verhalten der Absorptionsspektren von isolierten Mitochondrien kennt man die Beziehung zwischen Aktivität und Redoxzustand der Atmungsfermente [2, 3, 12]. So lassen sich durch Messung der Spektren in situ direkte Einblicke in die Zellenergetik gewinnen. Die Messung des Redoxzustandes von Cytochromoxydase erlaubt eine direkte Aussage über die Sauerstoffversorgung: Ist die Cytochromoxydase zu ca. 97–100% oxydiert, so ist die O_2-Versorgung ausreichend. Stärkere Reduktion ist Ausdruck eines partiellen Sauerstoffmangels, da dann durch den ADP/ATP-Umsatz mehr Substratwasserstoff durch die Kette geschleust wird, als der O_2-Zufuhr entspricht.

Wir können somit festhalten: Die Sauerstoffversorgung eines Organs ist solange nicht kritisch, so lange die Cytochromoxydase 97–100% oxydiert ist.

An isolierten Mitochondrien kann studiert werden, bei welcher Sauerstoffzufuhr diese Grenzbedingungen erfüllt sind. Da bei einer stärkeren Reduktion der Cytochromoxydase die Sauerstoffaufnahme verringert ist, kann man diese Grenzbedingungen auch dadurch messen, daß man feststellt, unter welchen Versorgungsbedingungen die Mitochondrien ihre Sauerstoffaufnahme verringern. Abb. 2 zeigt den Sauerstoffdruckverlauf

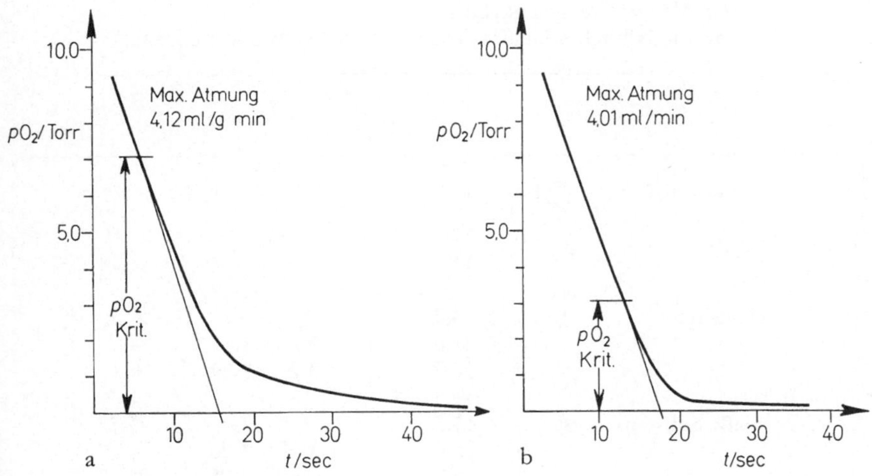

Abb. 2. Sauerstoffdruckverlauf in einer maximal atmenden Suspension von Lebermitochondrien (37 °C).
a) aggregierte Mitochondrien, b) vereinzelt liegende Mitochondrien. Beim Abbiegen der Kurve ist der kritische mitochondriale Sauerstoffdruck erreicht (nach KESSLER und LÜBBERS).

in einer mit maximaler Geschwindigkeit atmenden Mitochondriensuspension. Man erkennt, daß der Druckabfall bis zu einem pO₂ von ca. 2 Torr konstant ist und dann langsamer wird; d. h.: in diesem Experiment bleibt die Atmung bis zu einem Sauerstoffdruck von ca. 2 mmHg unverändert. Der kritische mitochondriale Sauerstoffdruck bei maximaler Atmung ist also 2 mmHg. Zunächst hatten ähnliche Messungen einen höheren Wert von ca. 8 Torr und mehr ergeben: Es zeigte sich aber, daß diese höheren Werte dadurch zustande kamen, daß sich die Mitochondrien leicht zu Aggregaten zusammenlagern. Diese haben einen höheren kritischen pO₂, da der O₂ ja durch die äußeren Mitochondrien zu den inneren hindurchdiffundieren muß. Wir haben diese Untersuchungen angestellt, da in der Literatur unterschiedliche Werte angegeben wurden [1, 3, 9, 11, 13, 14].

Senkt man die Sauerstoffaufnahme, z. B. auf die Hälfte, so biegt die O_2-Druckkurve erst bei tieferen Sauerstoffdrucken ab. Wir haben damit eine wichtige Möglichkeit kennengelernt, mit der der Organismus den zur Verfügung stehenden Sauerstoffdruck optimal ausnutzen kann. Wird die Konzentration der Atmungsfermente über die bei maximaler Sauerstoffaufnahme notwendige Konzentration erhöht, so wird dadurch der effektive kritische Sauerstoffdruck der Mitochondrien im Gewebeverband gesenkt. Da die Konzentration der Atmungsfermente etwa doppelt bis

Tabelle 1. *Konzentration der Atmungsfermente*

A: Meerschweinchengehirn
B: Menschliches Gehirn (nach Schwickardi und Lübbers)

		A nMol/gFr		B
Gesamthirn	Cyt a	12,6	$F = \dfrac{a}{c} = 1,34$	
	b	17,5		
	c	14,7		
Hirnrinde	Cyt a	14,4		22,2
	b	21,6	A F = 1,17	—
	c	19,5	B F = 1,29	28,8
weiße Substanz	Cyt a	11,3		17,5
	b	15,6	A F = 1,26	—
	c	14,2	B F = 1,25	21,7
Thalamusregion	Cyt a	9,75		
	b	12,6	F = 1,26	
	c	12,3		

dreifach größer ist als die maximale Organatmung benötigt, liegt der effektive kritische Sauerstoffdruck der Mitochondrien im Gewebeverband bei ca. 1 mmHg oder noch tiefer. Tabelle 1 gibt die Konzentration von Cytochrom a_3/a, Cytochrom c/c_1 und Cytochrom b beim Meerschweinchengehirn (A) und Menschengehirn (B) an [19, 20].

b) *Der intracapilläre Sauerstofftransport*

Der normale pO_2 im sinus sagittalis oder in der vena jugularis beträgt 34 mmHg [17]. Bei einem Sauerstoffdruck von 17–20 mmHg im Sinus sagittalis tritt Bewußtlosigkeit auf. Erste EEG-Veränderungen und Verschlechterung von psychologischen Testleistungen wurden schon bei O_2-Drucken von 28–24 mmHg gefunden [4, 8]. Das Gesamtorgan benötigt also einen viel höheren Sauerstoffdruck zur regelrechten O_2-Versorgung als die Mitochondrien. Wir haben jetzt zu diskutieren, wie der Sauerstoff aus den Capillaren zu den im Gewebe liegenden Mitochondrien gelangt. Im Vortrag von Thews wurde gezeigt, nach welchen Gesetzmäßigkeiten der Sauerstoff im Gewebe durch Diffusion transportiert wird. Für den Sauerstofftransport durch Diffusion muß ein Sauerstoffdruckgradient zwischen Mitochondrium und Capillare bestehen (Abb. 3). Wenn der

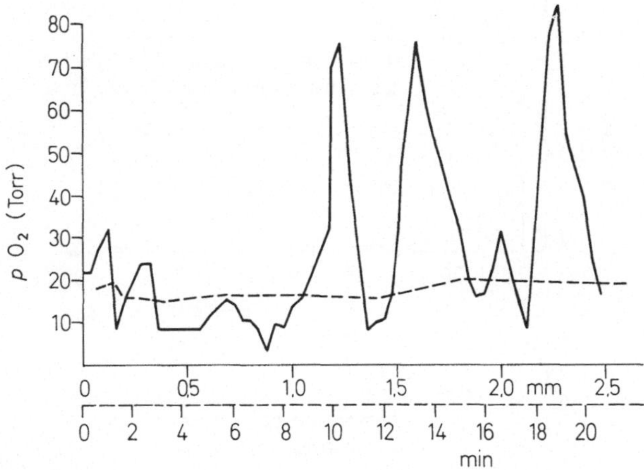

Abb. 3. Sauerstoffdruckverlauf im Gehirn bei senkrechtem Einstich mit einer pO_2-Mikroelektrode ($\varnothing$ 1–5 μ). Man sieht deutlich, wie der Sauerstoffdruck steigt, wenn sich die Elektrode dem arteriellen Teil einer Capillare nähert. Um die Capillare besteht ein Sauerstoffdruckfeld, das die O_2-Versorgung durch Diffusion sowie den O_2-Druckabfall in der Capillare widerspiegelt

kritische venöse Sauerstoffversorgungsdruck für das Gesamthirn 18 mmHg beträgt, so heißt das, daß dieser Druck notwendig ist, um eine genügende Menge von Sauerstoff ins Gewebe hineinzutransportieren. Wir sahen gerade, daß der effektive kritische Sauerstoffdruck an den Mitochondrien 1 mmHg und kleiner sein kann, d. h. neben dem Sauerstoffdruck in der Vene praktisch zu vernachlässigen ist. Man kann ausrechnen, welchen Bereich der Sauerstoff bei diesem Sauerstoffdruck noch versorgen kann. Müssen 10 ml O_2/100 g · min in das Gewebe transportiert werden, ist der Versorgungsradius ca. 30 μ. Müssen nur 5 ml O_2/100 g · min transportiert werden, so ist der Versorgungsradius doppelt so groß.

Die Capillarstruktur und die Flußrichtung in den Capillaren bestimmen wesentlich, wie gut der Sauerstoffdruck für die Versorgung ausgenutzt werden kann [15]. Haben wir parallel angeordnete und durchströmte Capillaren (Kroghscher Zylinder), so ist im Gewebe am venösen Capillarende das Gebiet, das am schlechtesten mit Sauerstoff versorgt ist. Es kommt schon zur Hypoxie, wenn im arteriellen Capillarbereich noch ein sehr hoher Sauerstoffdruck herrscht. Dadurch, daß die Capillarlänge größer ist als der Capillarabstand, kann dieser „überschüssige" Sauerstoffdruck nichts zur Versorgung beitragen. Werden die Capillaren nicht parallel, sondern gegenläufig durchströmt (Diemer: Versorgungskegel) [5, 6, 7], so wird die Sauerstoffversorgung günstiger, da der hohe arterielle Sauerstoffdruck einen größeren Bereich versorgen kann, als der venöse.

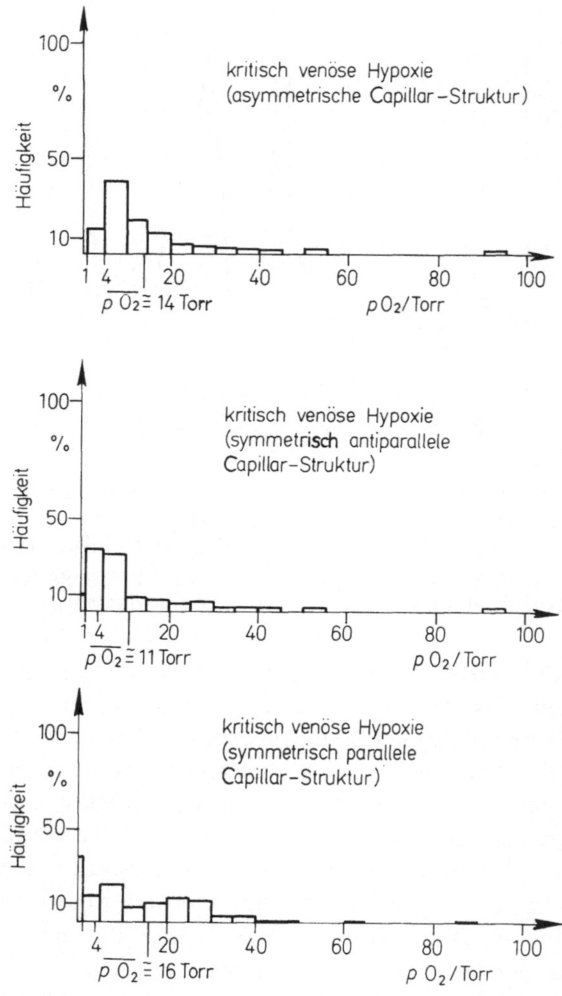

Abb. 4. O_2-Druckverteilung bei verschiedenen Versorgungsmodellen. Der Kroghsche Zylinder (unten) zeigt die ungünstigste Verteilung der Sauerstoffdrucke, d. h. viele Sauerstoffdrucke liegen unter 1 mmHg. Das Diemersche Kegelmodell ist günstiger (Mitte), am günstigsten ist die asymmetrische Capillarmasche (oben) nach Grunewald und Lübbers

In Wirklichkeit kommen weder der Parallelstrom noch der Gegenstrom in reiner Form vor. Die arteriellen und venösen Teile sind gegeneinander versetzt, so daß asymmetrische Capillarmaschen entstehen. GRUNEWALD [10] gelang es, durch ein Näherungsverfahren solche asymmetrischen Netzwerke zu berechnen. Abb. 4 zeigt die statistische Sauerstoffdruckverteilung bei den drei verschiedenen Modellen. Man sieht, daß bei der asymmetrischen Capillarmasche unter gleichen Bedingungen eine geringere Zahl niedrigerer Sauerstoffdruckwerte vorkommt als in den anderen Modellen. Eine derartige Capillaranordnung ermöglicht daher die beste Sauerstoffversorgung. Wie solche Capillarnetze ausgebildet werden, ist noch unbekannt. Es ist eine attraktive Hypothese, daß der Organismus in der Lage sein könnte, ein optimales Capillarnetz zu bauen, das mit einem Minimum an Blut und Gefäßen eine optimale Versorgung sicherstellt.

Zusammenfassung

Die kritische Sauerstoffversorgung des Gehirns wird anhand der Mitochondrien und des intercapillären Sauerstofftransportes untersucht. Durch Untersuchungen an Mitochondriensuspensionen bei maximaler Atemgeschwindigkeit wird ein kritischer Sauerstoffdruck von 2 Torr festgestellt. Weiterhin ergab sich, daß der kritische Sauerstoffdruck von der Konzentration der Atmungsfermente abhängt. Da in vivo diese Konzentration etwa zwei- bis dreimal höher ist als bei maximaler Organatmung benötigt, liegt der effektive kritische O_2-Druck der Mitochondrien im Gewebeverband bei ca. 1 mgHg oder niediger. Der kritische venöse Sauerstoffdruck des Gehirns beträgt 18 mmHg. Capillare Struktur und Flußrichtung bestimmen die beste Ausnutzung des Sauerstoffgehaltes im Blute. Eine Capillaranordnung in Form von asymmetrischen Netzwerken ermöglicht die beste Sauerstoffversorgung des Gewebes verglichen mit dem Kroghschen Zylinder und dem Versorgungskegel nach DIEMER.

Summary

The critical oxygen supply of the cerebral mitochondriae and the intercapillary oxygen transport are examined.

Mitochondrial suspensions at maximal oxygen turnover show a critical partial pressure of oxygen of 2 mmHg. It was shown that the critical PO_2 depends on the concentration of the cytochrome oxidase system. Since this concentration in the body is about 2 to 3 times as high as necessary for maximal oxygen capacity of an organ the effective critical PO_2 of mitochondriae within the tissues is about 1 mm Hg or even less. The critical venous oxygen tension of the brain is 18 mmHg. Capillary structure and direction of bloodflow are the factors determining the best utilization. The arrangement of capillaries in form of asymmetric networks guarantees an optimal oxygen supply as compared to experimental models (Krogh's "tissue cylinder" and "supply cone" according to Diemer).

Literatur

1. Bänder, A., u. M. Kiese: Arch. exp. Path. Pharmakol. **224**, 312 (1955).
2. Chance, B.: Rev. sci. Instrum. **22**, 619 (1951).
3. — in: Dickens, F., and E. Neil: Oxygen in the Animal Organism. London: Pergamon Press 1964, S. 367.
4. Denison, D., and F. Ledwith: Zit. nach J. Ernsting, in: Oxygen Measurements in Blood and Tissue. J. P. Payne 1966.
5. Diemer, K.: Pflügers Arch. **285**, 99 (1965).
6. — Pflügers Arch. **285**, 109 (1965).
7. — Naturwissenschaften **50**, 617 (1963).
8. Ernsting, J., in: Selective Vulnerability of the Brain in Hypoxaemia. S. 41. Fds. W. H. McMenemy and J. P. Schader, Oxfordi Blackwell 1963.
9. Frimmer, M., D. Hegner, u. W. Winkelmann: Klin. Wschr. **41**, 715 (1963).
10. Grunewald, W., in: Oxygen Transport in Blood and Tissue (im Druck) Stuttgart: Thieme Verlag 1968.
11. Hegner, D., u. H. Glossmann: Z. Naturforsch. **206**, 234 (1965).
12. Klingenberg, M., u. D. W. Lübbers, in: D-Glucose und verwandte Verbindungen in Medizin und Biologie, S. 318. Stuttgart: Ferd.-Enke-Verlag 1966.
13. Longmuir, I. S.: Biochem. J. **65**, 378 (1957).
14. — in: Dickens, F., and E. Neil: Oxygen in the Animal Organism, S. 219. London: Pergamon Press 1964.
15. Lübbers, D. W.: Marburger Universitätsbund, Jahrbuch 1966/67, S. 305 bis 319.
16. Opitz, E., u. D. W. Lübbers, in: Handb. allg. Path. IV, **2**, 395. Berlin-Göttingen-Heidelberg: Springer-Verlag 1957.
17. —, u. M. Schneider: Ergebn. Physiol. **46**, 126 (1950).
18. Ramirez, J.: J. Physiol. **147**, 14 (1959).
19. Schwickardi, D.: Dissertation Marburg 1967.
20. Wodick, R., D. Schwickardi, u. D. W. Lübbers: Pflügers Arch. **291**, 25 (1966).

Die kritische Sauerstoffversorgung des Herzens

Von **S. Schuchhardt**

Aus dem Institut für Angewandte Physiologie
Vorklin. Forschungsinstitute der Universität Marburg (Lahn)

Das menschliche Herz bietet schon hinsichtlich seiner normalen Sauerstoffversorgung eine Reihe von Besonderheiten, die für das Verständnis der kritischen Versorgung wichtig sind. Diese Besonderheiten finden sich in allen Größenbereichen der experimentellen Untersuchung, von der Ultrastruktur bis zum Gesamtorgan.

Ich möchte beginnen mit einem schematischen Bild der Ultrastruktur der Herzmuskelzelle (Abb. 1). Das Herz zeichnet sich aus durch seinen relativ hohen Gehalt an Cytoplasma und Mitochondrien sowie an Myoglobin. Das letztere ist auf diesem Bild nicht dargestellt, es ist im Cytoplasma gelöst. Von den verschiedenen Teilsystemen des Zellstoffwechsels befinden sich die Glycolyse bzw. der Lipidabbau und der Citratcyclus ebenfalls im Cytoplasma, die Cytochrome der Atmungskette, in denen sozusagen die Verarbeitung des Sauerstoffs stattfindet, in den Mitochondrien. Zur Demonstration der Atmung nehmen wir an, daß neben dieser Faser eine Capillare verläuft, die von sauerstoffgesättigten Erythrocyten durchströmt wird. (Ein Erythrocytendurchmesser würde ungefähr der dargestellten Faserstrecke entsprechen.) Der Sauerstoff diffundiert nun unter hohem Druck in die Faser hinein. Er wird sogleich von der Cytochromoxydase, dem letzten Ferment der Atmungskette in den Mitochondrien aufgenommen; sie stellen sozusagen die Sogstellen dar, in denen der Sauerstoff verschwindet. Durch die Fibrillen muß er hindurchdiffundieren, da sie ihn nicht direkt verwerten können. Sie brauchen zu ihrer Kontraktion ATP. Dies wird wiederum in den Mitochondrien gebildet. Es diffundiert von dort in die Myofibrillen, denen damit die Kontraktion ermöglicht wird. Wenn sich die Faser und mit ihr das ganze Myocard kontrahiert, dann wird durch den mechanischen Druckanstieg die Capillare bzw. das ganze Koronarsystem leergepreßt und der Sauerstofftransport hört plötzlich auf. Dieser ruckartige Abfall wird aufgefangen durch das Myoglobin, das mit Sauerstoff aufgesättigt ist, den es in dieser Karenzphase an die Mitochondrien abgeben kann. Neuerdings nimmt man an, daß die Oxy-Myoglobinmoleküle selbst über kurze Strecken diffundieren können und so die Sauerstoffdiffusion im Gewebe erleichtern.

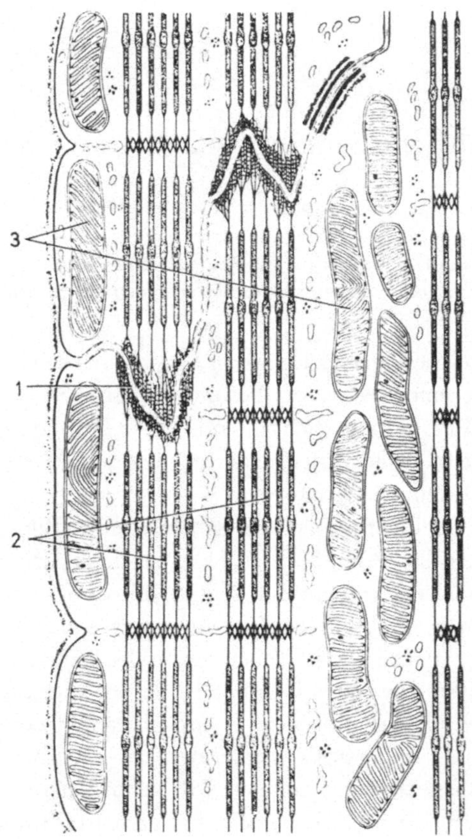

Abb. 1. Schema des elektronenmikroskopischen Feinbaus der Herzmuskelzelle
(nach [1] aus Sjöstrand, Andersson-Cedergren und Dewey, 1958)

1 Glanzstreifen (= Fasergrenze); *2* Myofibrillen; *3* Mitochondrien. Die
gesamte dargestellte Faserstrecke beträgt ungefähr 5 μ, also ungefähr einen
Erythrocytendurchmesser. Der Kern z. B. der unteren Zelle wäre bei Lage
in Fasermitte um ungefähr 10 Bildhöhen nach unten verschoben

Wir sind mit unserer eben erfolgten Kontraktion, die sich ja periodisch
wiederholt, unversehens in die Rhythmik des Myocardstoffwechsels geraten. Sie ist eine doppelte. Die zweite Form entsteht durch den plötzlichen hohen Energiebedarf der Muskelfaser bei jeder Kontraktion. Beide
Komponenten sind besonders ungünstig gekoppelt: im Moment, wo der
Energiebedarf steil ansteigt, hört die Sauerstoffversorgung auf. Die Frage,
wann die für diesen sprunghaften ATP-Bedarf des Myocards notwendige
Atmung erfolgt, ob schon in der Systole oder erst in der Diastole oder in
beiden Phasen, wurde durch spektrophotometrische Untersuchungen von

FABEL und LÜBBERS [2] geklärt. Das Ergebnis eines solchen Versuchs sehen Sie in Abb. 2. Hier wurden während eines Herzschlags 8 Spektren der Herzmuskulatur aufgenommen. Der Redoxzustand der Cytochrome ändert sich dabei nicht, d. h. der große ATP-Verbrauch während der Kontraktion wirkt sich nicht direkt auf die Atmungskette aus, er wird aufgefangen durch die ATP-Speicher der Zelle. Die Atmung selbst erfolgt

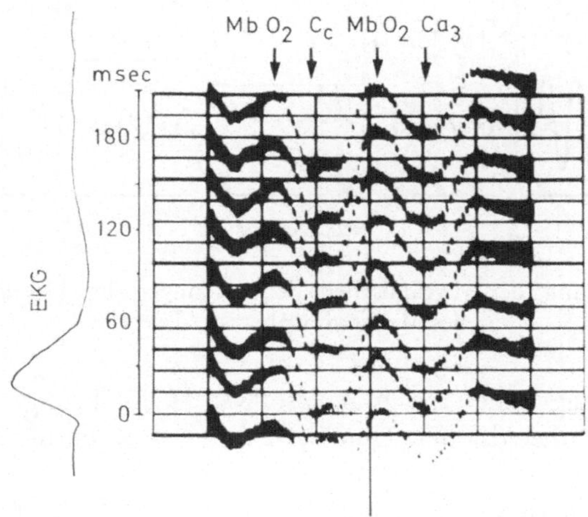

Abb. 2. Serie von 8 Spektren der Muskulatur des schlagenden Herzens während eines Herzcyclus (vgl. seitlich das EKG). Der Redoxzustand der Cytochrome ändert sich im Verlauf des Cyclus nicht (aus [2])

über den Herzcyclus gleichmäßig. – Eine schematische Skizze soll Ihnen die verschiedenen rhythmischen Schwankungen des Myocardstoffwechsels noch einmal demonstrieren (Abb. 3): In der Capillare bestehen maximale Schwankungen des Sauerstoffgehaltes, sie werden in der Zelle gedämpft durch das Myoglobin. In der Myofibrille bestehen maximale Schwankungen des ATP-Gehalts, die durch die ATP-Speicher der Zelle gepuffert werden. Die Atmungskette selbst arbeitet gleichmäßig im steady state.

Wie wir gehört haben, ist die treibende Kraft für die O$_2$-Versorgung des Gewebes ausschließlich der Sauerstoffdruck. Dieser kann am eigentlichen Ort der Sauerstoffaufnahme, bei der Cytochromoxydase so niedrig sein, daß er praktisch keine Rolle spielt; das Ferment ist bei Drucken weit unter 1 Torr (wahrscheinlich bei 0,1 Torr oder weniger) schon voll gesättigt. So entfallen die weiteren notwendigen Druckdifferenzen auf die verschiedenen Transportstrecken. Entsprechend liegt der kritische pO$_2$ des Mitochondriums (z. B. in einer Suspension von Herz-Mitochondrien) um 1–2 Torr, der der ganzen Zelle um ca. 3–6 Torr. Der kritische capilläre bzw. koronarvenöse Sauerstoffdruck des Herzens liegt infolge der dichten Capillarisie-

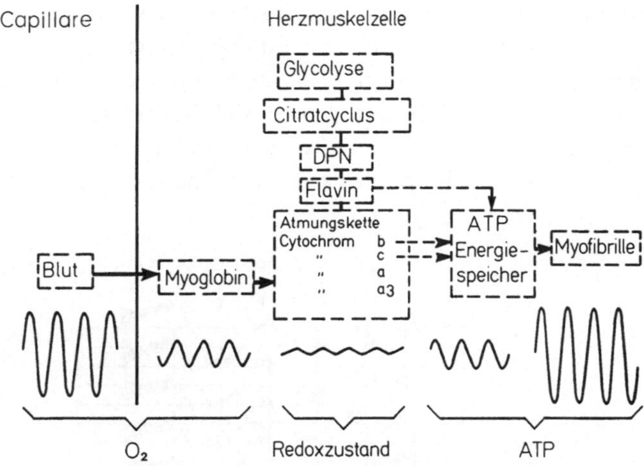

Abb. 3. Pufferung der rhythmischen Schwankungen im Energiestoffwechsel des Myocard. Näheres s. Text

rung nur wenig höher. Nach Bretschneider [3] beträgt er im Sinus coronarius (katheterisierter Hundherzen) je nach Form der Hypoxie 2–14 Torr.

Charakteristisch für die Struktur des Herzstoffwechsels ist die Tatsache, daß die erwähnten Einzelkomponenten des Stoffwechsels überdimensioniert sind. Das heißt, die isolierten Teilsysteme, also z. B. die Fermente sowohl des intermediären Stoffwechsels, wie besonders der Atmungskette, aber auch die Mitochondrien, zeigen eine mehrfach größere Atmung, als es einer gleichwertigen Menge intakten Gewebes entspräche. Aber auch das Gesamtherz kann um ca. 30% mehr Sauerstoff verbrauchen, als es für die größtmögliche Arbeit je benötigt, wenn man die oxydative Phosphorylierung entkoppelt [4], d. h. die Atmungskette sozusagen leer laufen läßt. Die Kapazität des Herzstoffwechsels tritt also nicht als limitierender Faktor für die Energieversorgung auf.

Dies verhält sich anders bei einem weiteren wichtigen Faktor der Sauerstoffversorgung, nämlich bei der Capillarisierung des Herzens. Verglichen mit anderen Organen ist das Capillarnetz des Herzens sehr dicht und sehr regelmäßig ausgebildet. Das durchschnittliche Verhältnis der Fasern zu den Capillaren ist 1:1. Dies wird deutlich an einem Schema der Capillarisierung des menschlichen Myocards von Hort [5] (Abb. 4): Jede Faser ist von vier Capillaren umgeben; der durchschnittliche Abstand der Capillaren ist ungefähr gleich groß. In diesem Schema ist über die den Physiologen besonders interessierende dritte Dimension, d. h. über die Lage der arteriellen und venösen Capillarenden zueinander, sowie über die Durchströmungsrichtung nichts ausgesagt. Nach experimentellen Untersuchungen

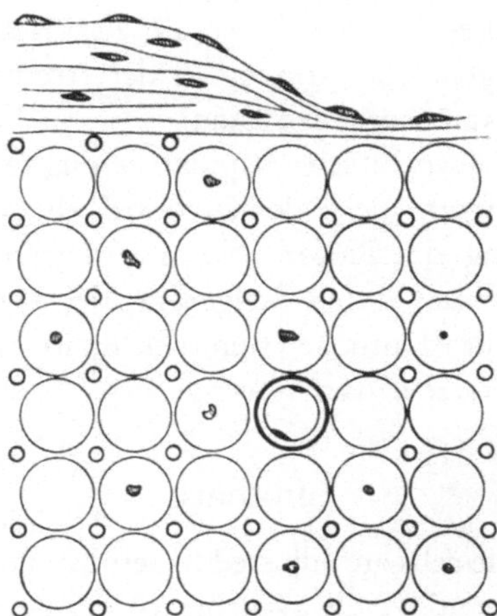

Abb. 4. Schema der Capillarisierung des Herzmuskels (aus [5]). Jede Muskelfaser (große Kreise) ist von vier Capillaren umgeben (kleine Kreise). Links Endocard, im mittleren Teil des Rasters eine kleine Arterie

von FABEL [6] und Modellberechnungen von GRUNEWALD [7] ist die myokardiale Capillarstruktur mit gegensinnig durchströmten und asymmetrisch gegeneinander versetzten Capillarstrecken wahrscheinlich auch in dieser Hinsicht optimal angelegt.

Vergleicht man die Capillarisierung, beziehungsweise das koronare Durchflußvolumen des Herzens, mit seinem Sauerstoffverbrauch, so ist dies Verhältnis keineswegs besonders günstig. Im Gegenteil ist wegen des relativ hohen Sauerstoffverbrauchs des Herzens die Sauerstoffausschöpfung des Koronarblutes besonders groß, seine Sauerstoffreserve also entsprechend klein. Jeder wesentliche Mehrbedarf an Sauerstoff muß über eine Steigerung der Durchblutung gedeckt werden. Die Struktur und die hämodynamischen Parameter des Koronarsystems stellen damit den limitierenden Faktor für die Sauerstoffversorgung des Herzens dar.

Ich fasse zusammen:

1. Die Herzmuskelzelle ist strukturell und funktionell ausgesprochen auf aeroben Stoffwechsel eingestellt und auf möglichst vollständige Verwertung des angelieferten Sauerstoffs auch bei niedrigsten Drucken ganz besonders ausgerichtet. Die aerobe Stoffwechselkapazität der einzelnen Teilsysteme, aber auch des Gesamtherzens liegt wesentlich über dem maximal möglichen Arbeitsstoffwechsel des Herzens, d. h. die Kapazität des Myocardstoffwechsels ist nicht limitierend für die Energieversorgung des Herzens.

2. Die durch die Herztätigkeit bedingten rhythmischen Schwankungen des Energiestoffwechsels werden innerhalb der Herzmuskelzelle so abgepuffert, daß die eigentliche Atmung in der Atmungskette nahezu unbeeinflußt im steady state verlaufen kann.

3. Trotz sehr weit ausgebildeter Capillarisierung des Herzens ist infolge des hohen Sauerstoffverbrauchs des Myocards die Variationsbreite der Sauerstoffausschöpfung des Koronarblutes gering; jeder größere Mehrbedarf an Sauerstoff muß durch Steigerung der Durchblutung gedeckt werden; damit stellt das Koronarsystem den limitierenden Faktor für die O_2-Versorgung des Herzens dar.

Summary

1. The heart muscle cells are adjusted to aerobic metabolism structurally and functionally. They utilize the available oxygen even with lowest partial pressures as much as possible. The aerobic metabolic capacity of the isolated functional systems as well as of the entire heart is much higher than the maximal energy metabolism of the heart. This indicates that the capacity of myocardial metabolism is not a limiting factor to the energy supply of the heart.

2. The rhythmic changes of the energy metabolism caused by the action of the heart are buffered within the heart muscle cell, since the oxygen consumption in the cytochrome oxidase system is in steady state.

3. The oxygen utilization of the coronary artery blood is limited because of the high oxygen consumption of the myocardium despite of the well developed capillaries of the heart. Greater oxygen want has to be met by increased perfusion. This shows that the coronary artery system is the limiting factor to the oxygen supply of the heart.

Literatur

1. Bargmann, W., u. W. Doerr (Hrsg.): Das Herz der Menschen. Stuttgart: Georg Thieme 1963.
2. Fabel, H., and D. W. Lübbers: Measurements of reflection of the beating rabbit heart in situ. Biochem. Zschr. **341**, 351–356 (1965).
3. Bretschneider, H. J.: Über den Mechanismus der hypoxischen Coronarerweiterung. Bd. Oeynhaus. Gespräche II: 44–83, 1957.
4. Müller, E. R.: Über die areobe und anaerobe Stoffwechselkapazität des isolierten Warmblüterherzens. Pflügers Arch. ges. Physiol. **276**, 42–55 (1962).
5. Hort, W.: Quantitative Untersuchungen über die Kapillarisierung des Herzmuskels im Erwachsenen- und Greisenalter, bei Hypertrophie und Hyperplasie. Virchows Arch. path. Anat. **327**, 560 (1955).
6. Fabel, H.: Normal and critical O_2-supply of the heart. In: Oxygen supply in Tissue. Georg Thieme 1968.
7. Grunewald, W.: Theoretical analysis of the oxygen supply in tissue. In: Oxygen supply in Tissue. Stuttgart: Georg Thieme 1968.

Biochemische Folgen der Anoxie

Von **H. Langendorf**

Aus dem Institut für Physiologische Chemie der Universität Mainz

Die aerob lebende Zelle bezieht die Hauptmenge ihrer Energie letztlich aus der Knallgas-Reaktion, also der Oxydation von Wasserstoff mit Sauerstoff zu Wasser. Allerdings läuft diese Reaktion im Zuge der in den Mitochondrien lokalisierten Atmungskette stufenweise ab. Dadurch ist es möglich, daß ein großer Teil der Gesamtenergie der Wasserbildung nicht als Wärme, sondern als chemisch verwertbare Energie in Gestalt von Adenosintriphosphat (ATP) frei wird. Unter optimalen Bedingungen vermag die Atmungskette pro Atom Sauerstoff oder pro 2 Atome Wasserstoff (den Substraten werden immer 2 H entzogen) 3 Moleküle ATP zu liefern, wenn der Wasserstoff vom Substrat über das reduzierte Coferment Nicotinamid-adenin-dinucleotid (NAD, reduziertes Coferment NADH) eingebracht wurde. In jenen Fällen, in denen das Substrat durch ein Flavin-Enzym oxydiert wird (z. B. Succinat oder die Fettsäure-Coenzym A-Ester) beträgt die Ausbeute nur 2 ATP/2 H. Es ist üblich, die ATP-Ausbeute in Form des P/O-Quotienten auszudrücken, dem Verhältnis zwischen dem zur Phosphorylierung von Adenosindiphosphat (ADP) verbrauchten anorganischen Phosphat und der Zahl der verbrauchten Sauerstoff-Atome. Er beträgt im ersten Fall (NAD-abhängige Dehydrogenasen) 3, im zweiten (Flavin-Enzym abhängige Dehydrogenasen) 2.

Die biologische Oxydation über die Atmungskette ist nicht die einzige Möglichkeit der ATP-Gewinnung. Jede Zelle enthält die Enzymausstattung, die ihr eine ATP-Produktion ohne Sauerstoff-Verbrauch erlaubt. Gewisse Zelltypen, so die Erythrocyten, sind allein auf die anaerobe Energieproduktion angewiesen, für andere, die Muskelzellen, sind immer wiederkehrende Perioden der anaeroben Energiegewinnung (während der Arbeit) physiologisch.

Der quantitative Unterschied zwischen der Energieproduktion unter aeroben und aneroben Bedingungen ist jedoch enorm, wie ein Blick auf die Energiebilanz der wichtigsten Energieträger, der Kohlenhydrate und Fettsäuren, zeigt.

Der erste Abschnitt des Glucose-Stoffwechsels ist, was die Substratfolge angeht, unter aeroben und anaeroben Bedingungen gleich (Embden-

Meyerhof-Weg bis zum Pyruvat). Zunächst wird die Glucose unter Verbrauch von 2 ATP und Isomerisierung in Fructose-1,6-diphosphat umgewandelt, das dann in Glycerin-aldehyd-phosphat und Dihydroxyaceton-phosphat gespalten wird. Die weiteren Umsetzungen gehen vom Glycerin-aldehyd-phosphat aus, das Dihydroxyaceton-phosphat wird nach Isomerisierung zum Glycerinaldehyd-phosphat gewissermaßen nachgeschoben. Bei der Oxydation des Aldehyds durch die Glycerinaldehyd-phosphat-Dehydrogenase entsteht nicht nur 1 NADH, sondern auch aus ADP und anorganischem Phosphat 1 ATP (Substratkettenphosphorylierung, O_2-unabhängig). Hier erfolgt somit eine Neubildung von ATP, pro Triose 1 ATP und daher pro Glucose 2 ATP. Die Phosphoglycerinsäure wird dann in mehreren Schritten zum Phosphoenolpyruvat umgewandelt, von

Tabelle 1. *Energiebilanz des Glucose-Stoffwechsels unter aeroben und anaeroben Bedingungen*

	aerob	anaerob
Glycerinaldehyd-phosphat-Oxydation	1 ATP	1 ATP
NADH-Oxydation durch die Atmungskette	3 ATP	—
Pyruvat-Decarboxylierung	3 ATP	—
Isocitrat-Oxydation	3 ATP	—
α-Ketoglutarat-Decarboxylierung	3 ATP	—
Succinyl-CoA-Substratkettenphosphorylierung	1 ATP	—
Succinat-Oxydation	2 ATP	—
Malat-Oxydation	3 ATP	—
ATP pro Triose	19	1
ATP pro Glucose	38	2

dem der Phosphatrest auf ADP zurückübertragen wird. Pro Glucose werden an dieser Stelle die eingangs eingesetzten ATP zurückgewonnen. Das Reaktionsprodukt ist Pyruvat, dessen weiteres Schicksal davon abhängt, ob Sauerstoff zur Verfügung steht oder nicht. Unter anaeroben Bedingungen kann das bei der Glycerinaldehyd-Oxydation gebildete NADH nicht über die Atmungskette reoxydiert werden, es bleibt daher bei der Ausbeute von 2 ATP/Glucose. Die Regeneration des NAD erfolgt durch die Reduzierung von Pyruvat zum Lactat. In Anwesenheit von Sauerstoff kann das NADH jedoch über die Atmungskette oxydiert werden, was pro Glucose einer ATP-Ausbeute von $2 \times 3 = 6$ ATP entspricht. Ferner kann Pyruvat oxydativ zum Acetyl-Coenzym A decarboxyliert werden, wobei wiederum NADH anfällt, das über die Atmungskette reoxydiert wird und somit weitere 6 ATP/Glucose liefert. Die Umsetzung des Acetyl-CoA im Citronensäure-Zyklus erbringt bei der Isocitrat-, Succinat- und Malat-oxidation, der α-Ketoglutarat-Decarboxylierung sowie der Substratketten-Phosphorylierung beim Übergang von Succinyl-CoA zum Succinat eine Ausbeute von insgesamt 12 ATP, pro Glucose somit 24 ATP. Die maximale Energieausbeute des aeroben Kohlenhydrat-Stoffwechsels beträgt $14 + 24 = 38$ ATP. In der Tabelle 1 sind die Daten noch einmal zusammengefaßt.

Die Enzyme des Kohlenhydrat-Abbaus bis zum Pyruvat bzw. Lactat befinden sich im Cytoplasma, die Enzyme des Citronensäure-Zyklus dagegen in enger räumlicher Beziehung zu den Komponenten der Atmungskette in den Mitochondrien. Diese Lokalisation weist schon darauf hin, daß die Regeneration der reduzierten Cofermente, die im Citronensäure-Zyklus anfallen, nur über die Atmungskette, d. h. letztlich unter Sauerstoffverbrauch, erfolgen kann. Auch die Enzyme der Fettsäure-Oxydation sind in den Mitochondrien lokalisiert. Der Abbau erfolgt nach den Prin-

Tabelle 2. *Energiebilanz der Fettsäure-Oxydation*

β-Oxydation:	
1. Oxydation	2 ATP pro C_2-Bruchstück
2. Oxydation	3 ATP pro C_2-Bruchstück
Summe:	5 ATP pro C_2-Bruchstück
Acetyl-CoA-Abbau	12 ATP pro C_2-Bruchstück
Summe:	17 ATP pro C_2-Bruchstück

abzuziehen: 1 ATP für die Fettsäure-Aktivierung

Bilanz für Palmitinsäure (16 C): $8 \times 7 - 1 = 135$ ATP
Bilanz für Stearinsäure (18 C): $9 \times 17 - 1 = 152$ ATP

zipien der β-Oxydation. Nach Aktivierung der Fettsäure zur Acyl-CoA-Verbindung, wofür 1 ATP verbraucht wird, wird mit Hilfe eines Flavin-Enzyms in α, β-Stellung dehydriert, dann wird Wasser eingelagert und erneut mit Hilfe einer NAD-abhängigen Dehydrogenase zur β-Ketosäure-CoA-Verbindung dehydriert. Nun erfolgt die Abspaltung der beiden ersten C als Acetyl-CoA unter Übertragung des Fettsäure-Restes auf ein neues Coenzym A. Dieser Vorgang wiederholt sich solange, bis die ganze Fettsäure in Acetyl-CoA-Bruchstücke zerlegt ist. Das Acetyl-CoA wird im Citronensäure-Zyklus umgesetzt. Pro C_2-Bruchstück beträgt somit der Energiegewinn im Zuge der β-Oxydation $2 + 3 = 5$ ATP und dann 12 ATP im Citronensäure-Zyklus. Von der Gesamtausbeute, bezogen auf die Säure, ist nur das zur Aktivierung verbrauchte ATP abzuziehen (s. auch Tabelle 2). Unter anaeroben Bedingungen fällt der gesamte – und sehr beträchtliche – Energiegewinn aus der Fettsäure-Oxydation aus.

Die Gegenüberstellung der Energiebilanzen unter aeroben und anaeroben Bedingungen macht das Hauptproblem des anoxischen Gewebes deutlich: die radikale Einschränkung der Produktion chemisch verwertbarer Energie. Damit sind alle energieverbrauchenden Zell-Leistungen mehr oder weniger stark behindert, was sich in einer Vielfalt von Veränderungen biochemischer Parameter, d. h. Substratkonzentrationen, die im einzelnen aufzuzählen den Rahmen eines kurzen Referates sprengen würde, niederschlägt. Art und Umfang der Beeinträchtigungen hängen sicher von der Situation ab, in der sich die Zelle beim Eintritt der Anoxie befand und natürlich auch von der spezifischen Enzymausstattung der Zelle. Die Folgen einer Anoxie werden also in den einzelnen Organen, abgesehen von der die reduzierte Energieproduktion widerspiegelnden Verminderung des ATP/ADP-Quotienten, nicht identisch sein.

Unter anderem Aspekt betrachtet, bewirkt die Anoxie eine Veränderung der biologischen Stoff-Gleichgewichte. Der Stoffwechsel besteht aus einer Anzahl von Reaktionsketten, deren einzelne Schritte durch Fermente katalysiert werden und die an markanten Punkten miteinander in Beziehung treten, weil manche Substrate auf verschiedenen Wegen gebildet oder umgesetzt werden können. Jeder einzelne der katalysierten Reaktionsschritte und damit auch das gesamte System befindet sich im Zustand des Fließgleichgewichtes, das vom chemischen Gleichgewicht mehr oder weniger weit entfernt ist. Ein System im chemischen Gleichgewicht liefert keine Energie mehr, daher ist die Existenz der Fließgleichgewichte die Voraussetzung für eine ständige Energieproduktion und damit für das Leben.

Fließgleichgewichte bestehen nur in offenen Systemen, die ständig Stoffe aufnehmen und nach ihrer Umsetzung die Endprodukte wieder ausscheiden. Mit dem Aufhören des Stoff-Flusses, d. h. im biologischen Sinn mit dem Tode, gehen die Fließgleichgewichte in die chemischen Gleichgewichte über. Aber auch eine Behinderung des Stoff-Flusses aus Mangel an Substrat muß zu einer Annäherung der Fließgleichgewichte an die chemischen Gleichgewichte führen. Sauerstoff ist auch ein Substrat und daher wird ein Sauerstoffmangel eine Annäherung des Systems an den Ruhezustand, d. h. an die chemischen Gleichgewichte, bewirken.

Die durch einen Substratmangel erzeugte neue Lage wird sich an besonderen Prädilektionsstellen am frühesten und am deutlichsten bemerkbar machen. Im Falle des Sauerstoffmangels ist das Pyruvat eine solche Prädilektionsstelle.

Im Sauerstoffmangel ist ein Energiegewinn nur aus dem Kohlenhydratstoffwechsel möglich, daher ist der Glucose-Umsatz und damit die Pyruvat-Bildung erhöht. Dem Pyruvat stehen im wesentlichen folgende Stoffwechselwege zur Verfügung:

> oxydative Decarboxylierung zum Acetyl-CoA,
> Carboxylierung zum Oxalacetat,
> Aminierung zum Alanin,
> Reduktion zum Lactat.

Die oxydative Decarboxylierung benötigt Sauerstoff zur Oxydation des NADH, erst recht ist die weitere Umsetzung des Acetyl-CoA im Citronensäure-Zyklus ohne Sauerstoff unmöglich. Die Carboxylierung zum Oxalacetat verbraucht Energie. Diese Reaktion dient entweder dazu, Oxalacetat als Zündstoff des Citronensäure-Zyklus oder als Ausgangssubstrat der Glucose-Synthese bereitzustellen, also für Reaktionen, die entweder Sauerstoff benötigen oder Energie verbrauchen. Die Aminierung zum Alanin, quantitativ ohnehin von geringerer Bedeutung, ist wiederum Ausgangspunkt für Synthesen, also für energieverbrauchende Prozesse. Der Stoff-Fluß vom Pyruvat über diese drei Wege ist stark behindert.

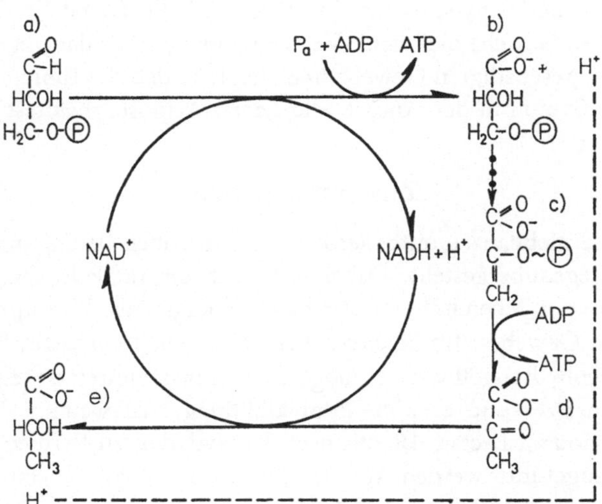

Abb. 1. Schema der Lactat-Bildung. a) = Glycerinaldehyd-phosphat, b) = 3-Phosphoglycerat, c) = Phosphoenolpyruvat, d) = Pyruvat, e) = Lactat. Die Lactat-Bildung verhindert die sonst bei der Pyruvat-Decarboxylierung erfolgende intermediäre Beseitigung des bei der Dissoziation der Phosphoglycerinsäure freigesetzten Wasserstoff-Ions, es kommt zur Acidose

Offen und bevorzugt ist dagegen der Weg zum Lactat. Schon im Fließgleichgewicht liegt die Lactat-Konzentration höher als die Pyruvat-Konzentration, der Lactat/Pyruvat-Quotient im Blut beträgt etwa 5 und der Quotient in den Zellen dürfte in gleicher Größenordnung liegen. Das chemische Gleichgewicht liegt ganz extrem weit auf der Seite des Lactats. Der Reaktionspartner für die Reduktion des Pyruvats, das NADH, steht in ausreichender Menge zur Verfügung, da es anders nicht mehr oxydiert werden kann. Es spielt dabei gar keine Rolle, ob etwa Veränderungen des Milieus (pH!), die Reaktionsbedingungen für das katalysierende Ferment Lactat-Dehydrogenase verbessern oder nicht: die Weichen sind in Richtung auf die chemischen Gleichgewichte gestellt und das bedeutet Lactat-

Produktion (s. Abb.). Die Lactat-Bildung ist eine „Sackgasse" im Stoffwechsel. Lactat kann nur nach Reoxydation zum Pyruvat einer Verwertung zugeführt werden, sei es zum Endabbau über den Citronensäure-Zyklus, sei es zur Glucose-Synthese. Voraussetzung dafür ist jedoch, daß genügend NAD zur Verfügung gestellt werden kann, daß also das anfallende NADH über die Atmungskette reoxydiert wird.

An sich ist es eine dem Organismus geläufige Situation, daß Lactat-Produktion und Lactat-Verwertung räumlich und zeitlich getrennt voneinander ablaufen, es ist dies der Fall bei der Muskelarbeit. Bei einer Anoxie, die in der Praxis meist gar nicht den gesamten Organismus, sondern nur bestimmte Organe, etwa erhebliche Teile der Muskulatur oder die Leber, in voller Schwere trifft, ist es so, daß die Lactat-Produktion der geschädigten Gewebe die Lactat-Verwertungskapazität der ungeschädigten oder wenig geschädigten Gewebe übersteigt, so daß das führende klinisch-chemische Symptom der Anoxie, die Lactat-Acidose, manifest wird.

Zusammenfassung

Die Energiebilanzen unter aeroben und aneroben Bedingungen werden einander gegenübergestellt. Dabei zeigt sich die radikale Einschränkung der Produktion chemisch verwertbarer Energie als Hauptproblem des anoxischen Gewebes. Im Sauerstoffmangel ist ein Energiegewinn nur aus dem Kohlenhydratstoffwechsel möglich. Das bedeutet eine Steigerung des Glucoseumsatzes und erhöhte Pyruvatbildung. Als weiterer Weg bleibt die Reduktion zu Lactat, das nur nach Reoxydation zu Pyruvat einer Verwertung zugeführt werden könnte. Die Bildung von Lactat bei eingeschränkter Möglichkeit zur oxydativen Pyruvat-Verwertung ist die Ursache für das führende klinisch-chemische Symptom der Anoxie, die Lactat-Acidose.

Summary

The balances of chemical energy are compared on aerobic and anaerobic conditions. It is evident that the main problem of the anoxic tissue consists of a radical restriction in the production of utilizable chemical energy. A gain in energy under oxygen starvation is only possible using the carbohydrate metabolism. This means an increase of the glucose turnover and an increase in pyruvate production. Pyruvate can be reduced only to lactate under these circumstances. Because reoxydation to pyruvate is the only way for the further utilization of lactate, lactate acidosis is therefore the main symptom of anoxia in clinical chemistry.

Extreme Blutverdünnung durch Volumensubstitution

Von **K. Meßmer, W. Brendel, K. Holper** und **L. Sunder-Plassmann**

Aus dem Institut für Experimentelle Chirurgie (Vorstand: Prof. Dr. W. BRENDEL)
an der Chirurgischen Universitätsklinik München (Direktor: Prof. Dr. R. ZENKER)

Allein die Häufigkeit der Transfusionshepatitis rechtfertigt auch heute
noch eine weitere Beschäftigung mit Fragen der Volumensubstitution durch
Blutersatzmittel. Nach CREUTZFELD u. Mitarb. (1966) beträgt die Frequenz der Serumhepatitis nach Übertragung einer Blutkonserve 7,2%,
bei Transfusion von 2 Konserven steigt sie auf 15,4 an und erreicht bei
Transfusion von mehr als 4 Konserven 22,2%. Ähnlich hohe Zahlen für
die Häufigkeit der Transfusionshepatitis wurden von verschiedenen
Autoren angegeben, wie eine neue Übersicht [5] zeigt.

Hinsichtlich der Blutersatzmittel interessierte uns in diesem Zusammenhang die Frage, in welchem Maße Blut akut durch Blutersatzmittel ausgetauscht werden kann und welcher Grad akuter Blutverdünnung überlebt
wird. Über diese Frage bestehen in der Literatur unterschiedliche An-
sichten [6, 7, 9–12].

Methodik

Hunde (mittl. Körpergewicht 22 kg) wurden ohne Prämedikation mit
Pentobarbital (25 mg/kg i.v.) narkotisiert, intubiert und nach Relaxation
mit Succinylcholin durch einen Trachealkatheter von einer Starling-Pumpe
mit Luft-Sauerstoff-Gemisch beatmet. Der alveoläre PCO_2 wurde mittels
URAS kontrolliert und bei konstanter Atemfrequenz durch Variation des
Atemvolumens während des Versuches konstant gehalten. Einführen eines
Thermistors in die Aorta ascendens und eines Katheters in den rechten Vorhof zur Bestimmung des Herzzeitvolumens mittels Thermodilutions-
methode, Kanülierung von Arteria und Vena femoralis zur Blutentnahme,
Druckregistrierung und Infusion. Nach einer Kontrollperiode von 30 min
wurde in Abständen von 10 min je 1% des Körpergewichtes Blut entzogen
und sofort durch gleiche Volumina normothermer, kolloidaler Plasmaersatzmittel ersetzt. Der Blutaustausch erfolgte solange, bis der gewünschte
Hämatokrit- bzw. Hämoglobin-Tiefstwert erreicht war. Die Beatmung

wurde bis 1,5 h nach Erreichen dieses Wertes fortgesetzt und dann die Spontanatmung freigegeben.

Bestimmungen: Hämatokrit (Mikrohämatokrit-Zentrifuge Beckmann), Hämoglobin (photometrisch), Serumelektrolyte (flammenphotometrisch), Serumosmolarität (kryoskopisch), arterielle und venöse Blutgase (Combi-Analysator, Eschweiler, Kiel, bzw. Astrup-Mikroverfahren). Blutvolumen (R^{131}ISA-Volemetron).

Als Blutersatzmittel wurden verwandt: 6% Dextran, 3,5% Gelatine und 4,2% modified fluid gelatine.

Bei einem alveolären PCO_2 von 40 Torr wurde der Blutersatz mit diesen Präparaten bei jeweils 5 Tieren durchgeführt.

Ergebnisse und Besprechung

Der Blutaustausch wurde solange vorgenommen, bis ein Hämatokrit (HKt) von $7 \pm 0{,}5\%$ erreicht war. Diesem HKt entsprach ein Hämoglobingehalt von 2,8 g %; es wurde somit die O_2-Kapazität auf Werte herabgesetzt, welche aus der Höhenphysiologie als kritische Grenzwerte für den Hund bekannt sind [3].

In Abb. 1 ist die Veränderung des Hämoglobingehaltes während Blutverdünnung auf 2,8 g % in allen drei Versuchsgruppen dargestellt. Bei Blutersatz durch Dextran (schwarze Säulen) sinkt das Hämoglobin – verglichen mit den beiden Gelatinepräparaten – rascher ab. Der Hb-Tiefstwert wird deshalb bereits nach 13-, bei Haemaccel nach 16maligem Blutaustausch erreicht. Die Physiogeltiere zeigen erhebliche Unterschiede (11–17mal Blutaustausch). 2 Std nach Erreichen des Hb-Tiefstwertes ist der Hb-Gehalt bereits wieder angestiegen. Alle Dextrantiere haben diese Blutverdünnung überlebt; ohne weitere Therapie erreichten sie nach 5 Wochen ihren Ausgangswert wieder, in der Beobachtungszeit von 6 Monaten verhielten sie sich völlig unauffällig.

Im Gegensatz zu den Dextrantieren waren die Haemacceltiere im Mittel 160 min nach Erreichen des Hb-Tiefstwertes verstorben. Von den Physiogeltieren verstarben 3 im Mittel 240 min nach Erreichen des Hb-Tiefstwertes, 2 Tiere dieser Gruppe überlebten dagegen langfristig. Der Hb-Gehalt dieser Tiere stieg – im Gegensatz zu allen anderen Tieren – unmittelbar nach Erreichen des Hämoglobin-Minimums rasch wieder an; wie die Abb. 1 zeigt, beträgt er am 1. Tag nach dem Versuch bereits 11,7 g %; der Ausgangswert wird schon nach 4 Wochen wieder erreicht. Auffallend war bei diesen Tieren ferner, daß der Hb-Minimalwert bereits 40 min früher als bei den verstorbenen Tieren erreicht war. Am ehesten ist dieses Sonderverhalten durch eine primäre Erythrocytenretention in der Milz zu erklären; eine sekundäre Milzentspeicherung in der Erholungsphase dürfte dann dem raschen Wiederanstieg des Hämoglobins zugrunde liegen. Kontrollversuche am splenektomierten Tier sollen hier weiteren Aufschluß bringen.

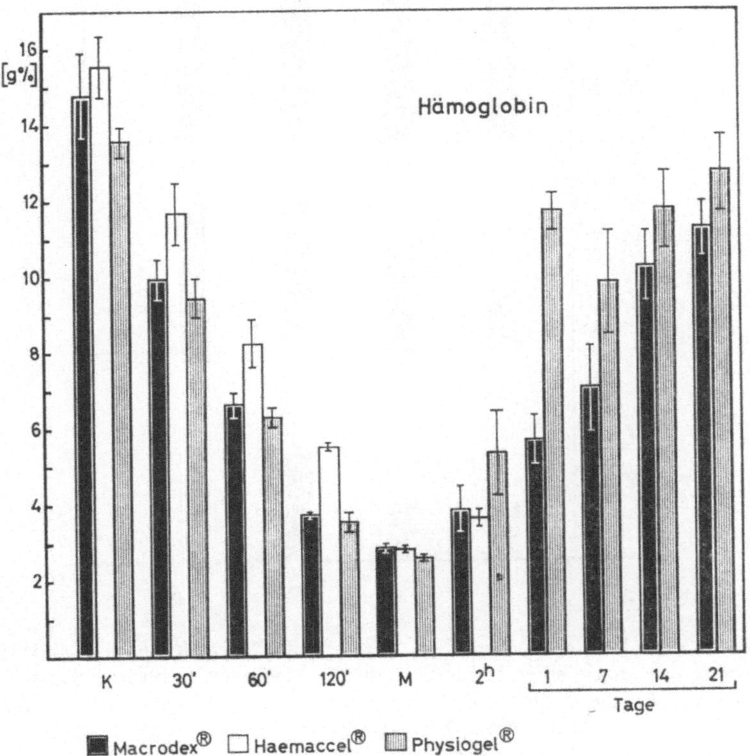

Abb. 1. Änderung des Hämoglobingehaltes bei progressiver Hämodilution mit Kolloidlösungen und spontaner Restitution. Bezeichnungen auf der Abszisse: K = Ausgangswert, $30'$ = 30 min nach Beginn der Hämodilution, M = tiefster erreichter Hämoglobinwert, $2h$ = Hämoglobingehalt 2 Std nach Erreichen von M, Tage nach dem Versuch. (Mittelwerte $\pm$ Standardabweichung; n = 5.)

Das Verhalten von arteriellem Mitteldruck, Herzzeitvolumen (HZV) und Herzfrequenz bei den Dextran- und Haemacceltieren ist in Abb. 2 dargestellt. Es finden sich deutliche Unterschiede zwischen beiden Gruppen: bei Blutverdünnung mit Dextran bleibt der arterielle Blutdruck relativ konstant, das Herzminutenvolumen steigt im Mittel um 100% an. In der Haemaccelgruppe dagegen sinkt trotz isovolämischen Blutersatzes der Blutdruck kontinuierlich ab; obwohl die Herzfrequenz in gleichem Maße wie bei den Dextrantieren ansteigt, wird das HZV nur gering gesteigert, am Versuchsende liegen die HZV-Werte sogar unterhalb des Ausgangswertes. Der HZV-Anstieg in der Dextrangruppe muß deshalb in erster Linie auf einem Anstieg des Schlagvolumens beruhen.

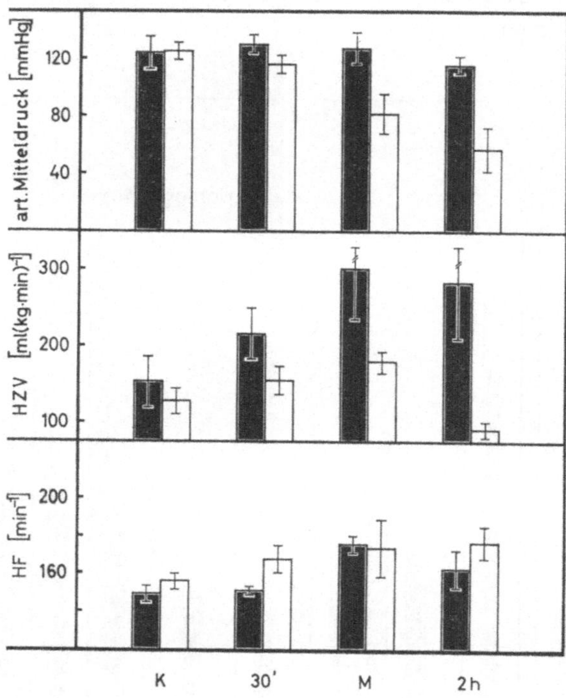

Abb. 2. Verhalten von arteriellem Mitteldruck, Herzzeitvolumen und Herzfrequenz bei progressiver Hämodilution mit Macrodex (schwarze Säulen) und Haemaccel (weiße Säulen). Bezeichnungen auf der Abszisse wie in Abb. 1 (Mittelwerte $\pm$ Standardabweichung; $n = 5$)

Das Verhalten von Blutdruck und Herzzeitvolumen der Physiogeltiere ist in Abb. 3 dargestellt. Der Blutdruck der überlebenden Tiere sinkt im Gegensatz zu den verstorbenen Tieren nur gering; das HZV der überlebenden Tiere steigt um 93%, es verhält sich damit analog dem HZV der Dextrantiere. Dagegen sinkt das Herzzeitvolumen der verstorbenen Physiogeltiere – wie für Haemaccel beobachtet – unter den Ausgangswert ab.

Es zeigt sich somit, daß eine extreme Haemodilution mit kolloidalen Plasmaersatzmitteln auf 2,8 g% Hämoglobin nur dann überlebt werden kann, wenn das HZV gesteigert wird. Bleibt eine adequate HZV-Erhöhung aus, so tritt eine metabolische Acidose auf; bei den Haemacceltieren sinkt der arterielle pH-Wert am Versuchsende auf 7,08 $\pm$ 0,02 und Standardbikarbonat auf 11,4 $\pm$ 0,4 mval/l ab. Diese Acidose ist begleitet von einem Anstieg der Serum-Kaliumkonzentration, wie der Abb. 4 zu entnehmen ist. Gleichzeitig zeigt diese Abbildung, daß während der Blutverdünnung die Serumnatriumkonzentration in allen Versuchsgruppen nur gering ver-

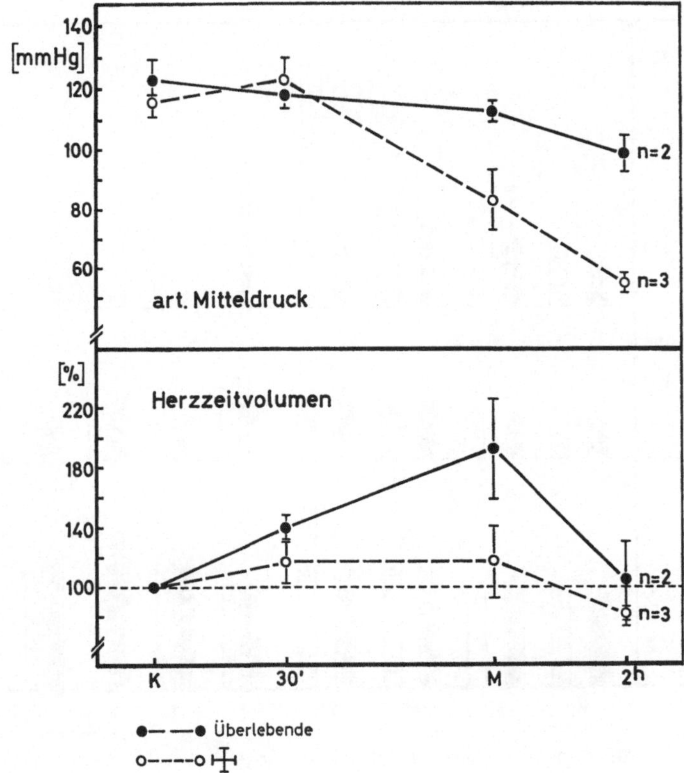

Abb. 3. Verhalten von arteriellem Mitteldruck und Herzzeitvolumen bei progressiver Hämodilution mit Physiogel. Ausgezogene Linie: Überlebende Tiere ($n = 2$, Beobachtungszeit 3 Wochen). Gestrichelte Linie: Gestorbene Tiere ($n = 3$, Tod 240 min nach M). (Mittelwerte $\pm$ Standardabweichung)

ändert wird; dagegen steigt in der Haemaccelgruppe die Serumosmolarität um im Mittel 10 mosmol/l an.

Dieser Befund und die Beobachtung, daß alle Tiere – unabhängig von der Art des Blutersatzmittels – eine starke (allerdings nicht quantifizierte) Diurese entwickelten, veranlaßte uns, in den einzelnen Versuchsgruppen in vier verschiedenen Zeitabständen das Blutvolumen zu bestimmen (die Volemetronwerte wurden nach der HKt-Formel und dem Nomogramm von CHAPLIN und MOLLISON, 1952 umgerechnet). Das Verhalten des Blutvolumens während isovolämischem Blutersatz durch Kolloidlösung ist in Abb. 5 für je 1 Dextran-, Haemaccel- und Physiogeltier dargestellt. Bei Verdünnung mit Dextran ist am Versuchsende ein Anstieg, bei beiden Gelatinetieren dagegen ein signifikanter Abfall unter den Ausgangswert festzustellen.

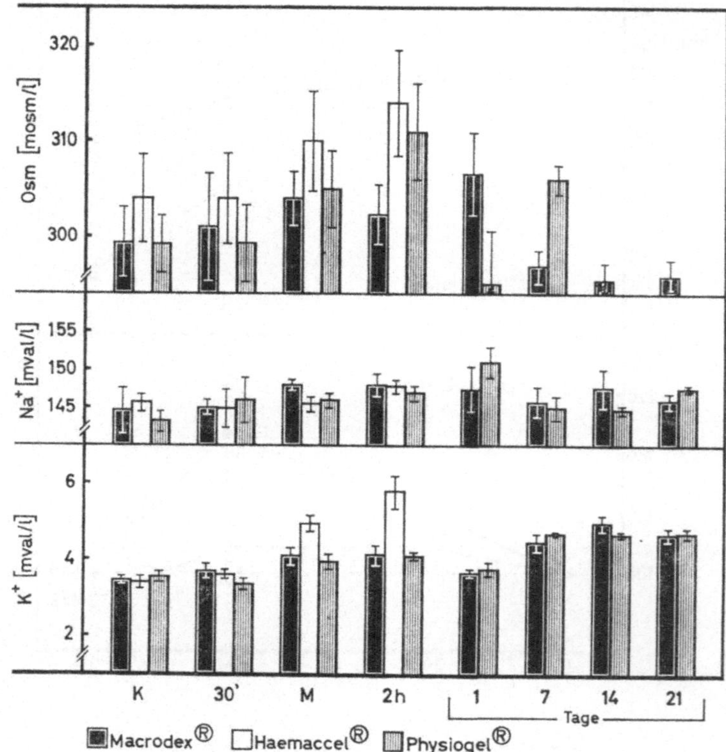

Abb. 4. Verhalten von Serumkalium-, Serumnatriumkonzentration und Serum-osmolarität bei progressiver Hämodilution mit Kolloidlösungen und spontaner Restitution. Bezeichnungen auf der Abszisse s. Abb. 1. (Mittelwerte $\pm$ Standard-abweichung; $n = 5$; bei Physiogelversuchen s. Text)

Aufgrund dieser Befunde hat bei den verstorbenen Gelatinetieren die mangelnde Akkomodation an die akute Verminderung der Sauerstoff-transportkapazität folgende zwei Gründe:

1. die Abnahme des zirkulierenden Blutvolumens trotz isovolämischen Blutersatzes und

2. die mangelnde Steigerung des Schlagvolumens, so daß trotz Fre-quenzerhöhung eine adequate Steigerung des Herzminutenvolumens aus-bleibt.

In den vorliegenden Versuchen haben Hunde den höchsten Grad bisher in der Literatur mitgeteilter akuter Hämodilution überlebt. Sie stehen damit jedoch, wie die Ergebnisse von Takaori u. Mitarb. sowie diejenigen von Johanson und Laver, in eindeutigem Widerspruch zu ähnlichen Ver-suchen von Schmier und Schmidt; diese Autoren fanden bei akuter Blut-verdünnung mit kolloidalen Lösungen auf 5–6 g% Hämoglobin *trotz*

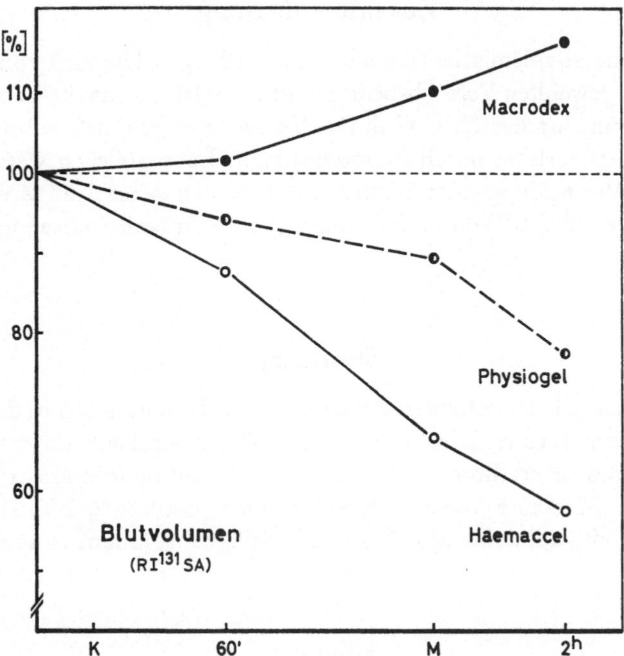

Abb. 5. Veränderung des mit R^{131}JSA bestimmten Blutvolumens bei progressiver Hämodilution mit Macrodex, Haemaccel und Physiogel bezogen auf das Ausgangsblutvolumen (100 %). Einzelversuche. Bezeichnungen auf der Abszisse: K = Ausgangswert, 60′ = 60 min nach Beginn der Hämodilution, M = Blutvolumen zur Zeit des Hämoglobin-Tiefstwertes, $2h$ = Blutvolumen 2 Std nach M

Erythrocytenwiedergabe eine kürzere Überlebenszeit der Dextran- (4 Std) als der Haemacceltiere (14 Std). Langfristig hatte in diesen Versuchen kein Tier überlebt.

Eine akute Blutverdünnung auf ca. 3 g% Hb entspricht einem akuten Höhenanstieg auf 13000 m [8]; mit dem vorliegenden Verdünnungsgrad wurde somit die Höhentoleranzgrenze des Hundes erreicht [3]. Diese Tatsache ist bei einer Übertragung der vorliegenden Ergebnisse auf den Menschen zu berücksichtigen. Die Höhentoleranzgrenze liegt beim kreislaufgesunden, nicht angepaßten Menschen bei 7500 m, als tolerierbarer Grad einer akuten Blutverdünnung errechnet sich deshalb ein Wert von 5–6 g% Hämoglobin.

In der Klinik könnte demnach eine extreme Hämodilution (etwa im Sinne der sogenannten „blutlosen Chirurgie") mit Dextran gefahrlos höchstens bis zu einem HKt von 20% durchgeführt werden; weitere Grenzen sind einer Hämodilution mit Dextran durch die bei hohen Dextrandosen eintretenden Störungen der Blutgerinnung [4] gesetzt.

Zusammenfassung

Extreme isovolämische Hämodilution auf 2,8 g% Hb wird von Hunden unter den gewählten Versuchsbedingungen überlebt, wenn die Verdünnung mit Dextran durchgeführt wird. Die Versuche zeigen, daß selbst schwere Erythrocytenverluste durch Plasmaersatzmittel ausgeglichen werden können. Zur Vermeidung einer Serumhepatitis sollten daher mäßige Volumenverluste (bis 30% BV) durch Infusionen geeigneter Kolloidlösungen ersetzt werden.

Summary

Dogs are able to tolerate extreme isovolemic hemodilution to 2.8g% Hb if the dilution is carried out with Dextran. The experiments show that even severe losses of erythrocytes can be compensated by infusions of plasma expanders. Moderate losses of blood volume (until 30% BV) should be corrected with administration of suitable colloidal solutions to avoid serum hepatitis.

Literatur

1. Chaplin, H. jr., and P. L. Mollison: Correction for plasma trapped in the red cell column of the hematocrit. Blood 7, 1227 (1952).
2. Creutzfeld, W., H. I. Severicht, H. Schmitt, E. Galach, H. I. Arndt, H. Brachman, G. Schmidt, u. U. Tschaepe: Untersuchungen über Häufigheit und Verlauf der ikterischen und anikterischen Transfusionshepatitis. Dtsch. med. Wschr. 91, 1813 (1966).
3. Denzer, H. W.: Comparative altitude physiology of animals German Aviation Medecine World War II, Vol. I. Washington: U.S. Government Printing Office 1950.
4. Gollub, S., C. Schaefer, and A. Squitieri: The bleeding tendency associated with plasma expanders. Surg. Gyn. + Obstet. 124, 1203 (1967).
5. Gruber, U. F.: Blutersatz. Berlin-Heidelberg-New York: Springer 1968.
6. Johanson, S. H., and M. B. Laver: Cardiovascular effects of severe anemic hypoxia. Acta anaesth. scand. 10, 63 (1966). Suppl. 24–26.
7. J. H. Lewis, I. L. F. Szeto, W. L. Bayer, M. Takaori, and P. Safar: Severe hemodilution with hydroxyethyl starch and dextrans. Arch. Surg. 93, 941 (1966).
8. Opitz, E.: Über akute Hypoxie. Erg. Physiol. 44, 315 (1941).
9. Schmidt, H. D., u. J. Schmier: Schock durch akute Verminderung der Sauerstofftransportkapazität des Blutes. Pflüg. Arch. ges. Physiol. 291, R 34 (1966).
10. Schmier, J.: Schock und Sauerstoffmangel. In: Just/Lutz: Genese und Therapie des hämorrhagischen Schocks. Stuttgart: Georg Thieme 1966.
11. Takaori, M., and P. Safar: Adaptation to acute severe hemodilution with dextran 75 in dogs. Arch. Surg. 92, 743 (1966).
12. — Treatment of massive hemorraghe with colloid and cristalloid solutions. J. Amer. Med. Ass. 199, 297 (1967).

Experimental Study of Acid-Base, Electrolyte and Metabolic Changes in Haemorrhagic Shock

By **K. Okada** and **T. Yoshitake**

From the Department of Anesthesiology (Director: Prof. Dr. H. Yamamura),
Tokyo University Hospital, Hongo, Tokyo, Department of Surgery, Tokyo
University Hospital, Hongo, Tokyo

The purpose of this report is to determine the index of severity of shock
and to correlate the reaction of body to buffer solution which was used to
correct the metabolic acidosis of shock. Haemorrhagic shock is performed
on the dog, whose blood pressure was maintained at 30 mmHg. The
value of lactate, X.L. and blood electrolyte were compared to acid-base
state of blood.

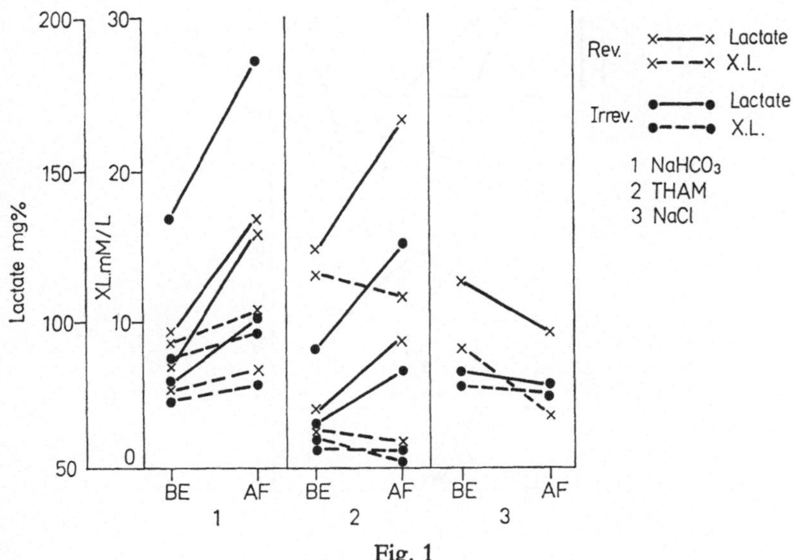

Fig. 1

From an hour to four hours after having established the shock, 7%
NaHCO$_3$ or 0.6 M THAM were infused as the buffer agent, and in other
series 2% NaCl was infused as the control experiment.

One hour after buffer injection, blood lactate level was increased about
10–70 mg% more than before injection, either in irreversible or reversible

stage. Blood pyruvate level is also increased about 1–4 mg%, and excess
lactate was increased by $NaHCO_3$ and was decreased by THAM. In NaCl
cases, lactate was decreased about 5–20 mg and excess lactate was decreased
but not significant (Fig. 1). Sodium concentration was increased by $NaHCO_3$

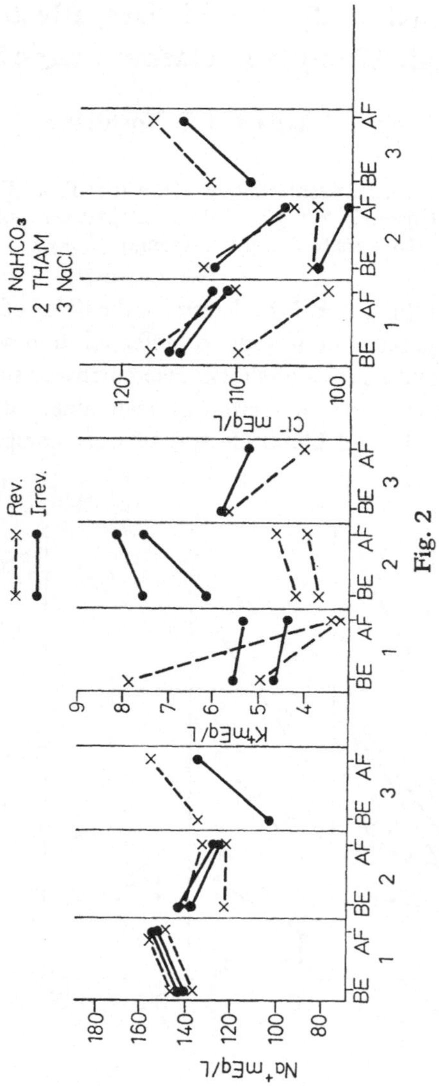

(whenever the shock was reversible or irreversible). Cl and K were decreased but in reversible stage this tendency was significant. On the contrary,
in THAM case, Na was decreased and K increased. Both were significant
in irreversible cases. Cl was decreased but the magnitude of decrease was
not so different in both stages (Fig. 2).

This is the comparison of blood pO_2 before and after infusion of buffer solution. Arterial pO_2 was slightly decreased but not so significant. In mixed venous blood. pO_2 was increased in every case and so significant in reversible period (Fig. 3).

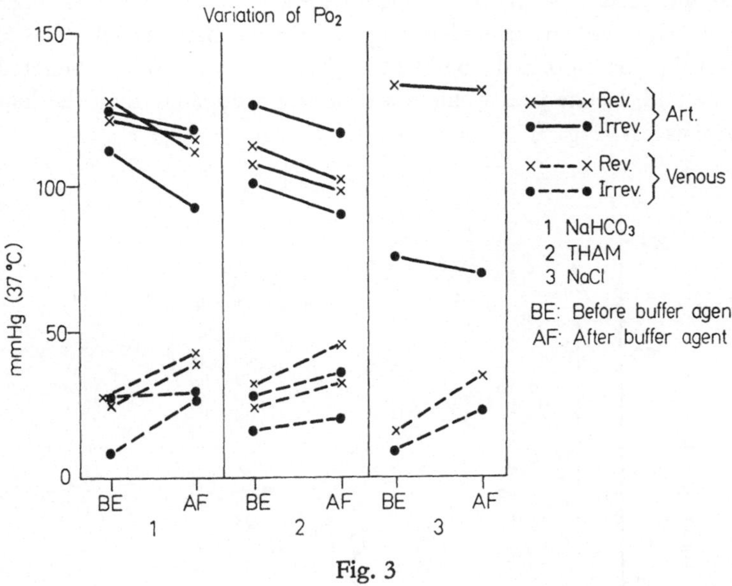

Fig. 3

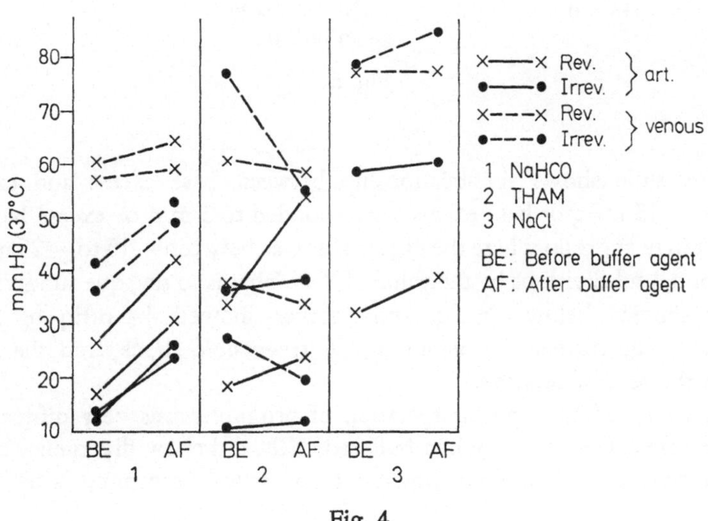

Fig. 4

When infused $NaHCO_3$, pCO_2 was increased in both arterial and mixed venous blood. In THAM case, arterial pCO_2 was slightly increased and mixed venous pCO_2 decreased, and both were significant in irreversible stage (Fig. 4). In next slide, lactate was compared to base excess. When not treated by buffer solution, the linear relationship are showed between base excess and lactate. – 15 mEq of base excess corresponded to 40 mg% of lactate. This was in reversible stage of shock. Base deficit of —15 to —25 mEq corresponded to 40–80 mg% of lactate. When buffered, as already said, lactate greatly increased unproportionately than the increase of base excess (Fig. 5).

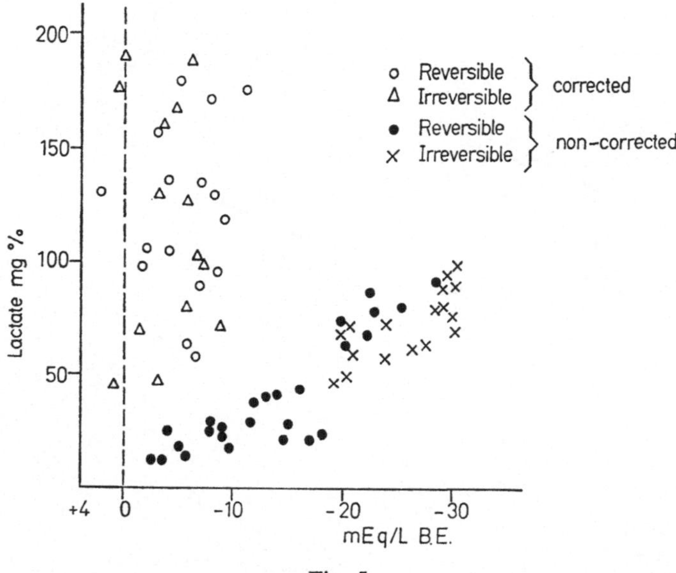

Fig. 5

This slide shows the relationship between base excess and excess lactate. —15 mEq of base excess corresponded to 3 mM of excess lactate.

But in next group where the base excess was between —15 to —25 mEq, we found 2 subdivisions by the value of X.L. That is to say, one subdivision group showed below 4 mEq, and another showed 4–8 mEq of X.L. (Fig. 6). (The former the beginning of irreversible shock, and the later still in the reversible stage.)

This showed that the interpetation of prognosis was very difficult in such a base excess value. When buffered, X.L. did show divergence from nonbuffer case, so it was not possible to prospect the prognosis by X.L. value.

Why does exist the difference of lactate and X.L. after either NaHCO$_3$ or THAM infusion? Still we are continuing the experiment on this problem.

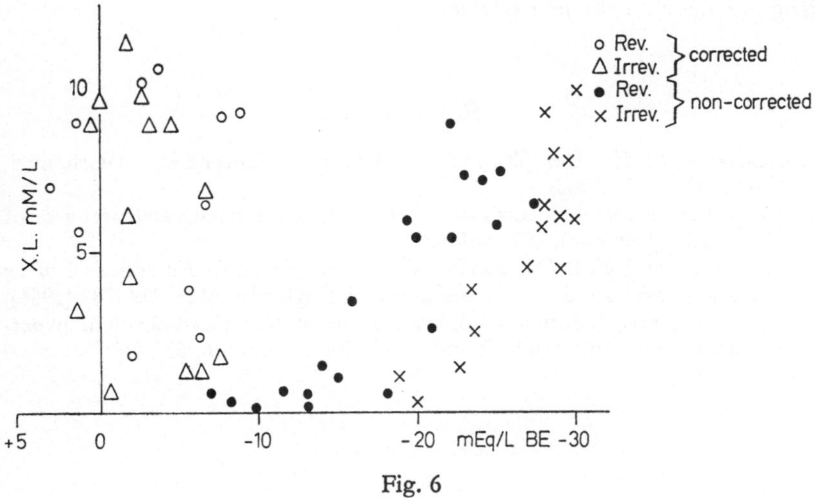

Fig. 6

Summary

It was tried to determine an index of the severity of shock and to correlate the reaction of the body to buffer solutions used to compensate the metabolic acidosis.

Using NaHCO$_3$ infusions blood lactate levels, pyruvat levels and XL levels were elevated, while the excess lactate was decreased using THAM. The electrolyte values showed an increase of sodium and a decrease of K and Cl with NaHCO$_3$. In THAM-cases Na was lowered and K increased. The arterial pO$_2$ was slightly decreased. With NaHCO$_3$ there was increase in pCO$_2$ and with THAM the arterial pCO$_2$ was slightly higher. It is concluded that an interpretation of the base excess and XL values for prognosis of shock is very difficult.

Zusammenfassung

Es wurde versucht, einen Index für die Schwere des Schocks zu finden und die Körperreaktion auf Pufferlösungen, die zur Kompensation der metabolischen Acidose benutzt werden, zu korrelieren.

Bei Anwendung von NaHCO$_3$ waren Milchsäure-, Pyruvat- und XL-Werte erhöht, während nach THAM das Exzeß-Lactat erniedrigt war. Im Ionogramm zeigte sich nach Infusion von NaHCO$_3$ ein hoher Na-Wert bei niedrigem K und Cl. In Fällen mit THAM fand sich ein niedriger Na- und ein hoher K-Wert. Der arterielle pO_2 war leicht herabgesetzt. Der pCO_2 stieg in der $NaHCO_3$-Versuchsreihe und nur leicht bei THAM. Es wird festgestellt, daß eine Interpretation von Basenüberschuß und XL für die Prognose des Schocks sehr schwierig ist.

References

Zimmermann, W. E.: Der Trispuffer in klinischer Anwendung. Dtsch. med. Wschr. **88**, 1305 (1963).

Tobin, R. B.: In vivo influences of hydrogen ions on lactate and pyruvate of blood. Am. J. Physiol. **207**, 601 (1964).

Bleich, H. L., and W. B. Schwartz: Tris buffer (THAM): An appraisal of its physiologic effects and clinical usefulness. N. England J. Med. **274**, 782 (1966).

Berry, M. N., and J. Scheuer: Splanchnic lactic acid metabolism in hyperventilation metabolic alkalosis and shock. Metabolism **16**, 537 (1967).

Experimentelle Untersuchungen
über die Wirkung verschiedener Infusionen
im traumatischen und hämorrhagischen Schock*

Von **H.-J. Streicher, H. Hartung, H. Köbler, G. Hering, H. Rogausch,
N. Rösner** und **D. Tönnesen-Hoffmann**

Aus der Chirurgischen Universitätsklinik Marburg (Lahn)
(Direktor: Prof. Dr. M. SCHWAIGER)

Die Kreislaufauffüllung mit Infusionslösungen als Therapie des Schocks
hat sich heute allgemein durchgesetzt. Einmütigkeit besteht auch darüber,
daß schon beim drohenden Schock möglichst bald prophylaktisch infundiert werden soll. Weniger klar scheint zu sein, was man am besten infundiert. Die zur Verfügung stehenden Mittel unterscheiden sich sowohl in
ihrer Kreislaufwirksamkeit als auch in ihren Nebenwirkungen. Da beim
frisch verletzten Patienten zahllose unwägbare Faktoren eine Rolle spielen,
ist die Beurteilung des Therapieerfolges praktisch sehr erschwert, wenn
nicht unmöglich. Man hat daher im Tierversuch zahlreiche Untersuchungen
durchgeführt und kam je nach Versuchsbedingungen, Tierart und Dosis
zu unterschiedlichen Ergebnissen. So haben wir den Effekt verschiedener Infusionslösungen sowohl im traumatischen Trommelschock der
Ratte, als auch im hämorrhagischen Schock des Hundes untersucht. Mit
beiden Schockmodellen haben wir unter anderer Fragestellung zahlreiche
Experimente unternommen (STREICHER u. KÖBLER; AHLBACH), so daß
unsere Arbeitsgruppe mit dieser Technik vertraut war.

Methodik des traumatischen Schocks

Zunächst überprüften wir das Verhalten weiblicher Wistar-Ratten von
180–220 g Gewicht nach einem traumatischen Schock. Dieser wurde durch
Traumatisierung der Versuchstiere in rotierenden Trommeln erzeugt. Der
hierzu benutzte Apparat nach NOBLE und COLLIP besteht aus 18 Trommeln
von je 38 cm Durchmesser und 20 cm Tiefe. Jede dieser Trommeln enthält 2 gegenüberliegende dreieckige Vorsprünge von 5,5 cm Höhe, durch
die die an den Hinterbeinen zusammengebundenen Tiere beim Rotieren der

---

* Mit Unterstützung der Deutschen Forschungsgemeinschaft.

Trommel bis zu einer bestimmten Höhe mitgenommen werden, von der sie dann herunterfallen. Durch verschieden langes Belassen in der rotierenden Trommel können – bei 18 Tieren gleichzeitig – verschieden starke Symptome hervorgerufen werden (Noble, Chambers, Albach). Die Trommel wurde jeweils mit 40 Umdrehungen/min bewegt, wobei ein Tier je Umdrehung zweimal herunterfällt. Hämorrhagien treten dabei nicht auf. In zahlreichen Untersuchungen ermittelten wir eine Umdrehungsrate, bei der etwa 50% der Tiere zugrunde gehen. Bei 500 Umdrehungen (40 U./min) gehen innerhalb der ersten Stunde nach Ende der Traumatisierung 50% der Tiere im Schock ein. Da einige Tiere noch später sterben, haben wir bei einer weiteren Versuchsreihe die toten Tiere in den ersten 12 Std gezählt und kommen dabei mit 440 Umdrehungen auf eine 50%ige Todesrate. Durch ständige Kontrollen konnte diese „LD 50" gesichert werden.

Ergebnisse

Injiziert man den Tieren – was wir in einer ersten Versuchsreihe mit insgesamt 182 Tieren durchführten, 20–30 min vor Beginn des Trommelschocks 3–4 ml einer Infusionsflüssigkeit entsprechend einer Menge von 1000 ccm beim Menschen, so zeigt sich ganz deutlich (Abb. 1), daß eine

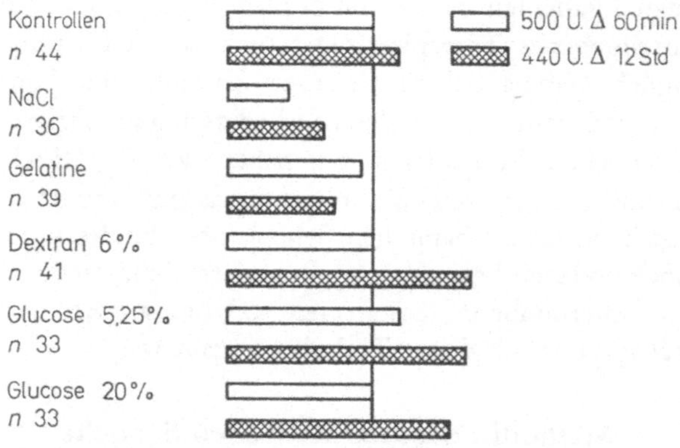

Abb. 1. Infusion verschiedener Lösungen 20 bis 30 min vor Beginn des Trommelschocks. Kochsalzlösung und ein Präparat auf Gelatinebasis (Haemaccel) verringern die Todesrate, während Glucose und Dextran (Macrodex) sie erhöhen

physiologische Kochsalzlösung sicher in der Lage ist, die Letalitätsrate der Tiere erheblich zu senken. Haemaccel ist bei dieser Versuchsanordnung weniger wirkungsvoll. Macrodex erhöht ebenso, wie 5,25%ige und 20%ige Glucoselösung z. T. bei dieser Versuchsanordnung die Todesrate nicht unerheblich. Ganz offensichtlich stellen diese Substanzen für die Ratte eine zusätzliche Belastung dar. Periston verändert die Ergebnisse nicht. Werden nun die Infusionslösungen 24 Std vor dem Trommelschock gegeben (insgesamt 100 Versuchstiere), so wandelt sich das Bild vollständig. Die Plasmaexpander Macrodex, Haemaccel und Periston sind ganz offensichtlich in der Lage, die Letalität gegenüber den Kontrollen erheblich zu senken, obwohl der größte Teil dieser prophylaktisch verabfolgten Infusionslösungen zu diesem Zeitpunkt längst wieder die Blutbahn verlassen hat. Eine

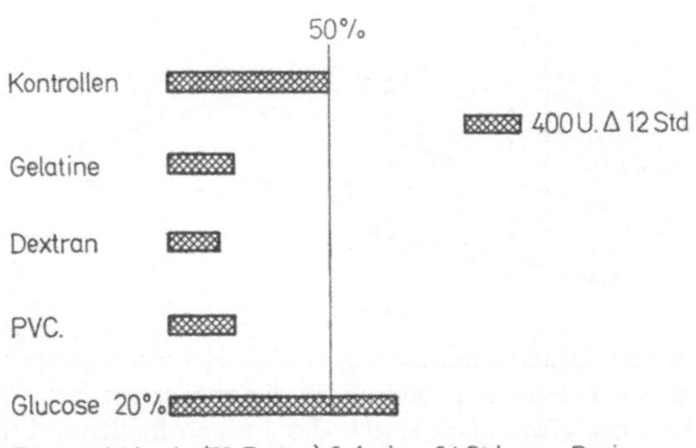

Abb. 2. Trommelschock: Infusionslösungen 24 Std vorher gegeben; alle Plasmaexpander vermindern die Letalitätsrate, während Glucose sie erhöht

20%ige Traubenzuckerlösung zeigt auch bei dieser Versuchsanordnung eine höhere Letalität als die Kontrollen und die Gruppe mit Kochsalzinfusionen unterscheidet sich nicht von diesen.

Was geschieht nun, wenn die Tiere erst nach dem Trommelschock als Therapie eine Infusion erhalten? Eine solche therapeutische Infusion ist wesentlich schwieriger, da hierbei sich die Tiere bereits im Schock befinden und gelegentlich eine Ratte zugrunde geht, ehe die Infusion angelegt werden kann. Dennoch ergaben sich folgende Ergebnisse: Insgesamt wurden 89 Tiere therapeutisch behandelt.

Sowohl mit physiologischer Kochsalzlösung als auch mit Plasmaexpander gelingt es, die Überlebensrate zu erhöhen. Unterschiede zwischen den einzelnen Infusionslösungen lassen sich jedoch nicht mit genügender Sicherheit wahrscheinlich machen. Glucoselösungen haben keinen günstigen Effekt.

Zur Methodik des hämorrhagischen Schocks

In ausgedehnten Versuchen an Hunden und Zwergschweinen haben wir mittels elektromagnetischer Flowmeter (s. Abb. 3) unter den verschiedensten Versuchsbedingungen die Durchblutung der A. renalis, der A. femoralis der A. mesenterica, der A. hepatica und der Vena portae gemessen. Vor allem interessierte uns der Leberdurchfluß im Schock und der Einfluß der Splenektomie auf diesen. An anderer Stelle haben wir hierüber berichtet (Streicher u. Köbler). Hierbei fanden wir, daß nach einem Aderlaß der Pfortaderdurchfluß am empfindlichsten und schnellsten reagiert. Zur Überprüfung der Plasmaexpander entwickelten wir ein Schockmodell, das den Verhältnissen in der Klinik, zum Beispiel einer rezidivierenden Blutung während einer Operation, sehr nahe kommt. Wir gingen folgendermaßen vor:

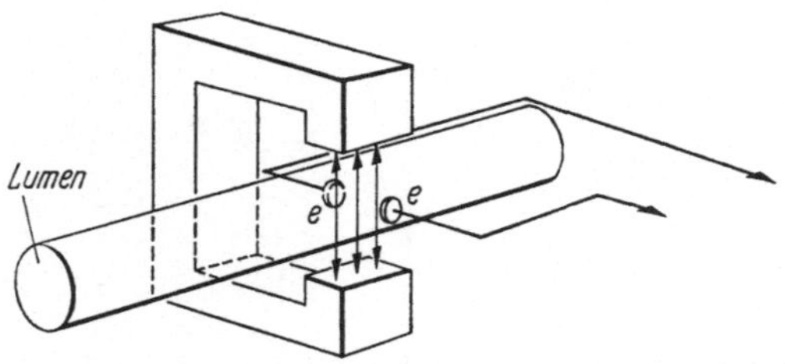

Abb. 3. Prinzip der Blutstrommessung durch elektromagnetische Flowmeter, der zwischen den Elektroden *e* quer zum magnetischen Feld fließende Strom wird durch die in der Zeiteinheit durch das Lumen fließende Flüssigkeit direkt proportional der Menge verzögert

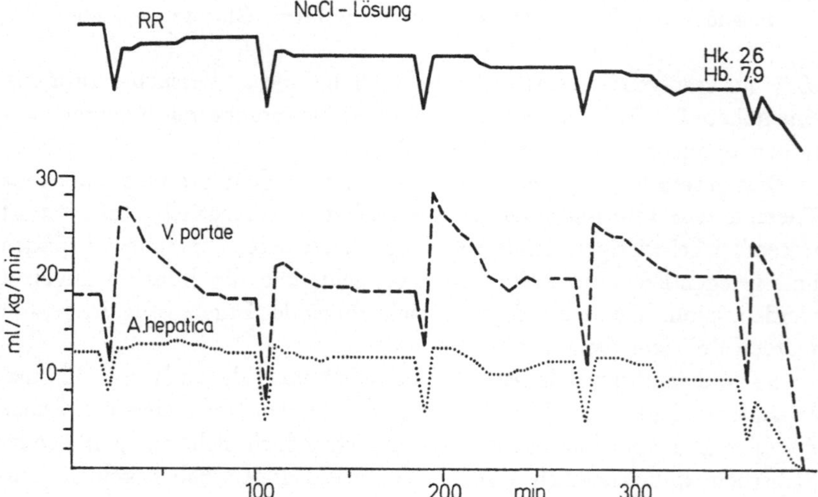

Abb. 4. Registrierung von Blutdruck, Pfortader- und A. hepatica-Durchfluß bei einem Hund, dem 5mal durch Aderlaß der arterielle Druck auf die Hälfte gesenkt und die entnommene Blutmenge durch Kochsalzlösung ersetzt wurde. Nach der Infusion kommt es jeweils zum Wiederanstieg des Drucks, der sich auf niedrigerem Niveau einstellt, zu einer Vermehrung des Durchflusses durch die Pfortader und zu einem Wiederanheben des Hepatica-Durchflusses. Sobald sich die Kurve niveauartig einstellt, wurde ein neuer Aderlaß durchgeführt

Dem mit Penthotal narkotisierten und spontan atmenden Versuchstier, bei dem arterieller Druck, Venendruck, Durchfluß durch die Pfortader und A. hepatica gemessen werden, wird rasch so viel Blut entnommen, daß der systolische Druck auf die Hälfte des Ausgangswertes gesenkt wird. Danach ersetzten wir die durch Aderlaß entnommene Blutmenge durch die gleiche Menge Infusionsflüssigkeit. Blutdruck und Durchfluß durch A. hepatica und Pfortader, die durch die Blutentnahme abgefallen waren, steigen nach der Infusion an, wobei der portale Flow kompensatorisch den Ausgangswert weit übersteigt. Der arterielle Druck erreicht nicht immer den Ausgangswert. Der Durchfluß durch die A. hepatica war verschieden. Sobald sich ein Gleichgewicht hergestellt hat, erkennbar an einer Plateaubildung der Kurven (s. Abb. 4) wird erneut der arterielle Druck durch Blutentnahme auf die Hälfte des jetzt vorhandenen Wertes gesenkt und die entnommene Blutmenge durch Infusionsflüssigkeit wieder ersetzt. Diese Manipulation kann mehrfach wiederholt werden und führt schließlich zu einer erheblichen Verdünnung des Blutes mit Abfall der Hämoglobin- und Hämatokritwerte. Die Kreislaufgrößen erholen sich zunächst mehr oder minder gut, bis schließlich der Tod im Schock eintritt.

Ergebnisse

Wird nur Blut entnommen und keinerlei Infusionsflüssigkeit gegeben, so gehen die Tiere durchschnittlich nach 2, längstens 3 Aderlässen ein. Wird das Blut reinfundiert, so kommt es schließlich, auch etwa nach

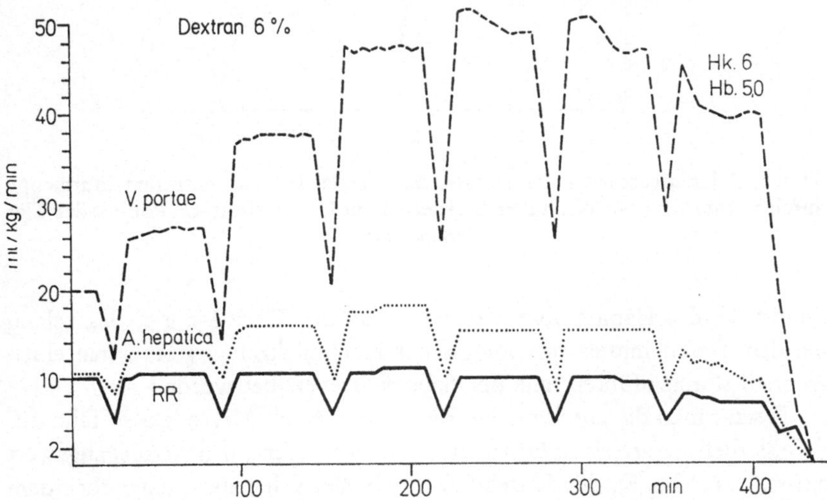

Abb. 5. Registrierung von Blutdruck, A. hepatica und Vena porta-Durchfluß bei 7 maligem Aderlaß und Substitution des entnommenen Volumens durch Dextran. Es fällt die überschießende Durchblutung von Pfortader und A. hepatica auf

5–6 Blutdruckabsenkungen, zum Tod. Ersetzen wir die entnommene Blutmenge jeweils durch physiologische Kochsalzlösung (s. Abb. 4), so steigt der Blutdruck nach jeder Infusion wieder an, jedoch wird niemals der Ausgangswert erreicht, so daß nach und nach ein immer niederer Blutdruck vorhanden ist. Der Blutdurchfluß durch die A. hepatica stellt sich während dieser Blutverdünnung nach dem Aderlaß zunächst wieder auf die gleiche Größe ein. Die Pfortader reagiert stets mit einer Hyperkompensation. Der Ersatz der verlorenen Blutmenge durch physiologische Kochsalzlösung erlaubt dem Tier ein längeres Überleben. Die Urinausscheidung nimmt stark zu. Schließlich geht der Blutdruck stark zurück, der arterielle Blutfluß nimmt ab, so daß die Tiere schnell an der plötzlich nicht mehr ausreichenden Organdurchblutung zugrunde gehen. Der Hämatokrit betrug im Durch-

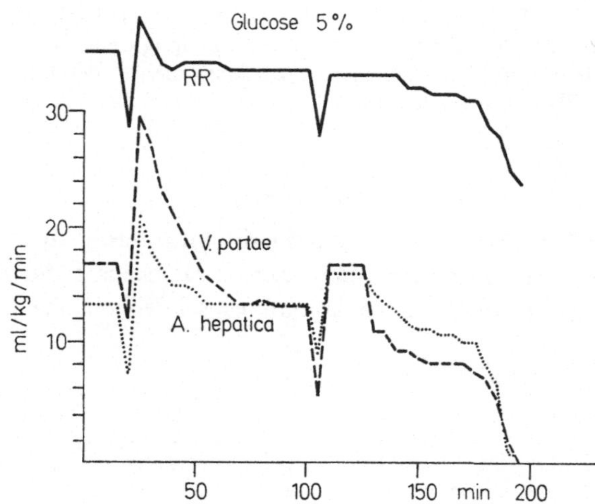

Abb. 6. Aderlaßversuch eines Hundes mit Ersatz der entnommenen Blutmenge durch 5 %ige Glucose. Nach dem 2. Aderlaß mit Glucoseinfusion kommt das Tier ad exitum

schnitt 25, das Hämoglobin war beim Tod der Tiere 6–8 g%. Es gelang bei den Tieren mittels physiologischer Kochsalzlösung 4 bis 5 mal einen Aderlaß durchzuführen, ehe der Schock irreversibel wurde.

Ersetzt man die entnommene Blutmenge durch Macrodex, so fällt auf, daß hierbei der arterielle Druck sich immer wieder auf den Ausgangswert einstellt (s. Abb. 5), der Durchfluß durch die A. hepatica gegenüber dem Ausgangswert noch zunimmt, und daß vor allem der Pfortaderflow maximale Werte erreicht. Die Urinausscheidung ist hier zunächst halb so groß wie bei den Kochsalzlösungen und hört schließlich zu einem Zeitpunkt auf, zu dem die gemessenen Kreislaufgrößen noch weitgehend intakt sind. Möglicherweise ist diese auf eine Nierenrindenschädigung zurückzuführen, die Hupe aus unserer Klinik bei übermäßiger Infusion verschiedener Plasmaexpander fand.

Wir konnten bei dieser Versuchsgruppe den arteriellen Druck durch Aderlaß 6–7mal auf die Hälfte absinken lassen und das entnommene Blut durch Dextran ersetzen, so daß schließlich Hämatokritwerte um 5 bis 7 und Hämoglobinwerte um 5 g% resultierten. Jedoch ging auch bei diesen Versuchen schließlich das Organdurchblutungsvolumen zurück, es kam zum Kreislaufzusammenbruch und raschen Exitus der Tiere. Wir führten den Versuch stets bis zum Tod des Tieres durch und erreichten maximal 8 Blutentnahmen und Infusionen.

Wird nun das entnommene Blut durch Kohlenhydratlösungen ersetzt, (wir haben in diesem Fall eine 20%ige Lösung von Mannit infundiert), so zeigt sich der bekannte Anstieg der Pfortaderflußmenge, der jedoch recht schnell wieder zurückgeht und sich auf ein Niveau einstellt, das unter dem Ausgangswert liegt. Im Gegensatz zu Macrodex oder Kochsalzinfusionen steigt bei allen Versuchen die arterielle Durchblutung ebenfalls über den Ausgangswert an. Die Urinausscheidung nimmt rapide zu. Die zweite Blutdrucksenkung und nochmaliger Ersatz des entnommenen Volumens durch die Kohlenhydratlösung ist nur von kurzer Wirkung. Die Tiere kamen alle nach dem zweiten Aderlaß, ebenso wie die Tiere, bei denen das Volumen nicht ersetzt wurde, ad exitum.

Welche Schlüsse lassen sich aus unseren Versuchen ziehen?

1. Kristalline Lösungen sind ganz offensichtlich gar nicht so schlecht, wie ihr Ruf. Sie sind in der Lage, beim Trommelschock der Ratte therapeutisch oder 30 min vor Schockbeginn verabfolgt, die Überlebensrate zu erhöhen und im hämorrhagischen Schock die Überlebenszeit zu verlängern. Prophylaktisch – 24 Std vor Versuchsbeginn gegeben – sind sie erwartungsgemäß wirkungslos.

2. Plasmaexpander, an der Spitze Dextran, haben eine gute prophylaktische Wirkung 24 Std vor einem Trommelschock gegeben, obwohl zum Zeitpunkt der Traumatisierung die Hauptmenge des Infusionsmittels den Kreislauf längst verlassen hat. Möglicherweise ist die Wirkung als unspezifischer Reiz anzusehen, der die Resistenz gegen das Trauma erhöht. Ähnlich vergrößert ein sicher für alle Tiere „subletaler" Trommelschock 24 Std vor dem eigentlichen Versuch durchgeführt, die Überlebensrate signifikant.

Kurz vor einem traumatischen Schock verabfolgt, wirken Plasmaexpander ganz offensichtlich – es mag dahingestellt sein, ob die Ratte besonders empfindlich gegen diese Substanzen ist (hauptsächlich Dextran) – belastend und erhöhen dadurch die Letalitätsrate. Im hämorrhagischen Schock schneiden sie, vor allem Dextran, am besten ab. Es war eine starke Blutverdünnung möglich, die die Tiere längere Zeit überlebten.

3. Die Kohlenhydrate, die wir geprüft haben, wirkten sich kurz vor einem Trommelschock bei der Ratte gegeben, ebenso wie teilweise Dextran,

belastend aus und erhöhten die Letalitätsrate. Prophylaktisch – 24 Std vor Versuchsbeginn infundiert, bewirkten sie eine geringe, wohl nicht signifikante Besserung des Prozentsatzes der Überlebensrate. Im hämorrhagischen Schock entfalten sie eine auffällige Wirkung auf die arterielle Mehrdurchblutung der Leber und eine kurzfristige Erhöhung des Blutdruckes. Eine Lebensverlängerung wird hier jedoch im Gegensatz zu Kochsalzlösungen oder gar zu den Plasmaexpandern nicht erreicht.

Über Spätergebnisse sagen diese Befunde nichts aus. Wir wissen aber, daß gerade die wirksamen Plasmaexpander einen Einfluß auf das Gerinnungssystem ausüben, einige Partialfunktionen des retikulo-endothelialen Systems wie Antikörperbildung, Leukozytenmobilisation und Phagozyteosefähigkeit stören können (Streicher u. Mitarb.). Über die histologische Auswertung soll an anderer Stelle berichtet werden.

Welche Lehren lassen sich auf Grund dieser Tierversuche für die Behandlung des schockierten Patienten gewinnen? Was soll man empfehlen?

Tierversuche sind, darüber sind wir uns alle wohl einig, nur im beschränkten Maße übertragbar. Doch läßt sich wohl sagen, was gar keinem Zweifel unterliegt, daß Plasmaexpander im hämorrhagischen Schock am kreislaufwirksamsten sind und die stärkste Blutverdünnung gestatten, wie unsere Untersuchungen in Übereinstimmung mit Beobachtungen bei Patienten zeigen. Ihre Wirksamkeit hält auch am längsten an. Die Kohlenhydratinfusionen – hier in Form von Glucose – und Manitol-Infusionen – wirken als alleiniges Infusionsmittel belastend. Kristalline Lösungen – wir haben hierfür, eigentlich nur zur Kontrolle, physiologische Kochsalzlösung verwandt – scheinen gar nicht so schlecht wie ihr Ruf zu sein. Als Überbrückungshilfe für kurze Zeit z. B. bis genügend Blut zur Verfügung steht, sind sie durchaus geeignet. Im Katastrophenfall hingegen und wenn längere Transporte zu erwarten sind, ebenso wenn nicht genügend Blut zur Verfügung steht und sehr viel infundiert werden muß, ist ein Plasmaexpander, wobei man sich nicht auf einen beschränkt, sondern wenn mehr als 1000 ccm infundiert werden müssen, am besten verschiedene Plasmaexpander verwendet, die Therapie der Wahl. Auch hier sollte man zusätzlich eine kristalline Lösung in begrenzten Mengen infundieren. Zuckerlösungen haben nach unseren Versuchen nur als Zusatzinfusionen eine Indikation. Ein großer Blutverlust wird wohl am besten letztlich durch gruppengleiches Blut, ein Plasmaverlust durch Plasma ersetzt.

Zusammenfassung

Die Wirkung verschiedener Infusionslösungen wurde an Ratten im Trommelschock und an Hunden und Zwergmeerschweinchen im hämorrhagischen Schock untersucht.

Kristalline Lösungen vor Schockbeginn und im Trommelschock verabreicht erhöhen die Überlebensrate. Plasmaexpander zeigten bei prophylaktischer Gabe 24 Std vor dem Trommelschock gute Wirkung, während ihre Anwendung unmittelbar vor dem Schock die Letalitätsrate erhöhte. Im hämorrhagischen Schock bewiesen sie eindeutig ihre Überlegenheit. Kohlehydratinfusionen erhöhten kurz vor dem Trommelschock angewandt die Letalitätsrate. Bei Gabe im hämorrhagischen Schock war keine Lebensverlängerung zu erzielen. Plasmaexpander sind also am besten zur Volumenauffüllung geeignet, gefolgt von kristallinen Lösungen.

Summary

The effect of different intravenous fluids was tested on rats with traumatic shock (drum shock) and on dogs and miniature guinea pigs with hemorrhagic shock.

Normal saline solution administered prior to the shock and during the shock increased the survival rate. The plasma expanders revealed a good effect when given 24 hrs prior to the traumatic shock while the mortality rate increased when it was administered immediately prior to the shock. Their effect on the survival rate was singificantly superior to all other iv-fluids when given in hemorrhagic shock. Carbohydrate infusions increased the mortality rate in traumatic shock when given shortly before. There was no increase in survival rate with these fluids administered in hemorrhagic shock. It is evident that plasma expanders have the best effect in traumatic shock followed by crysatlline solutions.

Literatur

ALBACH, H.: Die Reaktion der Leukozyten bei der Adaption an den traumatischen Schock. Inaugural-Dissertation Marburg 1967.

CHAMBERS, R., B. W. ZWEIFACH, and B. E. LÖWENSTEIN: Circulating reaktions of rats traumatized in the Noble-Collip-Drum. Amer. J. of. Physiology **139**, 123 (1943).

FINE, J.: Vergleich verschiedener Formen des Schocks, in: Schock, Heidelberg: Springer-Verlag, 1962.

HUPE, K.: Nierenschädigung durch Plasmaexpander. Tagg. Mittelrhein. Chirurgen-Vereinigg. Mannheim 1967.

NOBLE, R. L., and J. A. COLLIP: A quantitative method for the production of experimental traumatic shock without hemorrhage in unaesthetiged animals. Quart. J. Exper. Physiol. **31**, 187 (1942).

SCHMÜCKER, F.: Die Bedeutung der Milz im experimentellen traumatischen Trommelschock. Inaugural-Dissertation Marburg 1968.

STREICHER, H.-J., u. H. KÖBLER: Der Pfortaderblutstrom im Schock. Langenbecks Arch. klin. Chir. (Kongreßbericht) **319**, 977 (1967).

STREICHER, H. J., K. EBERHARDT, u. W. KIRMESS: Hemmen Plasmaexpander die Leukozytenausschwemmung aus dem Knochenmark? Langenbecks Arch. Kin. Chir. **311**, 252 (1965).

B. Klinik

Diagnostik der Hypoxie

Von **W. E. Zimmermann**

Aus der Chirurgischen Universitätsklinik Freiburg im Breisgau
(Direktor: Professor Dr. H. KRAUSS)

Die Diagnose einer Hypoxie ist mit klinischen Methoden nicht möglich, zumal es morphologisch kein charakteristisches Bild der Hypoxie gibt. Lediglich gewisse morphologische Grundphänomene lassen auf eine intensive Beeinträchtigung des Zellstoffwechsels schließen, nämlich Verfettung, geordnete und ungeordnete Ödembildung mit elektronenoptisch erkennbaren Veränderungen der mitochondrialen Strukturen und schließlich – bei Unterschreiten der kritischen Erhaltungsgrenze – die Nekrose. Das Ausmaß der Veränderungen wird durch die Intensität, Dauer und Schnelligkeit einer Zellstoffwechselminderung einerseits und die Vulnerabilität und das Kompensationspotential des betroffenen Gewebes andererseits bestimmt. Die Beeinträchtigung des Zellstoffwechsels durch Sauerstoffmangel – Depression, Suspension oder Abbruch – wird durch die auftretenden Produkte des Schädigungsstoffwechsels (Abwandern der Enzyme von den Strukturen in den Extramitochondrialraum) im Blut reflektiert und kann mit empfindlichen biochemischen Untersuchungsmethoden erfaßt und zur Beurteilung selbst frühzeitiger hypoxischer Zellstoffwechselstörungen herangezogen werden.

Durch Bestimmung der Sauerstoff- und Kohlensäurekonzentration in der In- und Exspirationsluft unter gleichzeitiger Registrierung des Atemminutenvolumens wird bekanntlich die Sauerstoffschuld des Gesamtorganismus erfaßt (JERVELL; MEAKINS u. LONG). Dabei ließ sich zeigen, daß die von HILL u. Mitarb. 1924 postulierte und z. T. auch heute noch kritiklos akzeptierte direkte Beziehung zwischen Sauerstoffschuld und Blutlaktatspiegel nicht bestätigt werden konnte (GOLLWITZER-MEYER; DRESEL u. HIMMELWEIT u. v. a.). Es wurde vielmehr gefunden, daß das Sauerstoffäquivalent des Gesamtlaktates im Blut die tatsächliche Sauerstoffschuld bei weitem überschreitet (SJÖSTRAND; NELSON; ZIMMERMANN u. MEYER-SYDOW; HUCKABEE).

Seit den Arbeiten von HUCKABEE 1958 und 1959 wissen wir, daß die durch primäre Veränderungen des Blutpyruvats verursachte Lactataemie (durch Glykolyse, Alkalose und Hyperventilation, Adrenalin usw.) vom

Gesamtlactat abgezogen werden muß, um den Wert zu erhalten, der die tatsächlich durch Anaerobiose produzierte Lactatmenge darstellt.

HUCKABEE nennt diese Größe *Excess-Lactat*. Sie gestattet innerhalb von Grenzen einen Rückschluß auf die Sauerstoffversorgung der Gewebe und kann zur Differenzierung von verschiedenen Formen der Hyperlactataemie herangezogen werden.

Grundlagen zur Berechnung des Excess-Lactat

In Gegenwart von Lactatdehydrogenase (LDH) und bei konstanter Wasserstoffionenkonzentration ist das Verhältnis Lactat:Pyruvat proportional dem Verhältnis $DPNH_2$:DPN — Lactat und Pyruvat stehen in einem Redoxgleichgewicht.

$$CH_3CO \cdot COOH + DPNH + H^+ \overset{LDH}{\rightleftharpoons} CH_3CHOH{-}COOH + DPN^+ \quad (1).$$

Pyruvat   Lactat

Sowohl BÜCHER u. Mitarb. als auch HOLZER u. Mitarb. bestätigten durch ihre Untersuchungen in vivo, daß die Quotienten der Konzentration von Lactat und Pyruvat beiderseits der Zellgrenze – also im zytoplasmatischen und Extracellulärraum (Plasma) – nahezu in ihren Gleichgewichtskonzentrationen vorliegen.

$$\frac{(Lactat) \cdot (DPN^+)}{(Pyruvat) \cdot (DPNH) \cdot (H^+)} = K \quad (2); \qquad \frac{(Lactat)}{(Pyruvat)} = K' \frac{(DPNH_2)}{(DPN)} \quad (3).$$

Aus der Reaktionsgleichung (1) folgt nach dem Massenwirkungsgesetz (2), daß die Lactatkonzentration im Blut einerseits vom Blutpyruvat, andererseits vom Verhältnis $DPNH_2$:DPN abhängt (3).

Im lebenden Organismus ist das Redoxpotential der Phosphopyridinnucleotide ein empfindlicher Indikator des Zustandes der oxydativen Stoffwechselvorgänge in der Zelle (GUDBJARNASON u. BING).

Wird die Sauerstoffversorgung unter den notwendigen Bedarf reduziert, fällt das Oxydationspotential des Gewebes ab, wie dies Prof. LÜBBERS in eindrucksvoller Weise darlegte. Die intracellulären Redoxsysteme werden dadurch reduziert, und zwar in der Reihenfolge, die durch ihre jeweiligen Redoxcharakteristika bestimmt wird (Cytochromoxydase, Cytochrome, Flavoproteine und das Verhältnis $DPNH_2$:DPN). Diphosphopyridinnucleotid (DPN) hat dabei das niedrigste Potential im Überträgersystem und ist als eigentlicher Elektronenspender in den oxydativen Stoffwechsel mit eingebaut. Der oxydative Stoffwechsel ist deshalb solange nicht beeinträchtigt, als keine Beeinträchtigung des DPN vorliegt. Bei Sauerstoffmangel wird von den $DPNH_2$:DPN-abhängigen Systemen zuerst das LDH-System betroffen, so daß das DPN-System und die Synthese der energiereichen Phosphatverbindungen versagt (Abb. 1).

Bei beeinträchtigter Oxydation häuft sich DPN an, wodurch das Gleichgewicht der Formel (2) in Abb. 1 nach rechts verschoben wird.

Die solcherart – ohne entsprechenden Anstieg des Pyruvats – vermehrt gebildete Milchsäure steckt in einer „metabolischen Sackgasse", aus der sie nur durch Wiederaufnahme der oxydativen Prozesse – über Pyruvat, das in diesem Falle ansteigt – wieder in den allgemeinen Stoffwechsel gelangen kann. Die im Überschuß über das normale Lactat:Pyruvat-Verhältnis gebildete und im Blut angehäufte Milchsäure – dem Excess-

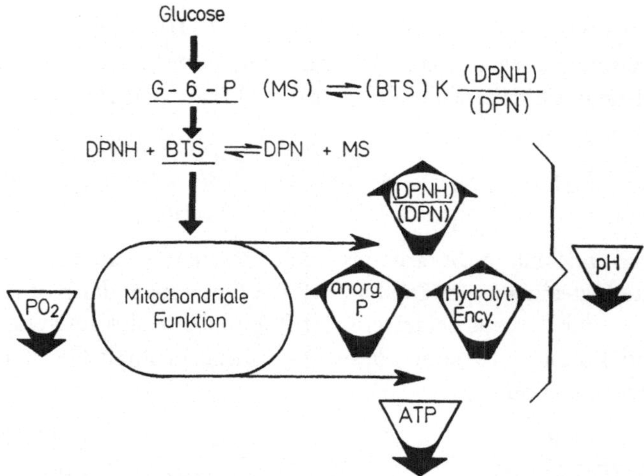

Abb. 1. Schematische Darstellung des Abbaus der Glucose über Glucose-6-Phosphatase (G-6-P) unter Normalbedingungen und bei Sauerstoffmangel. Anorg. P. = anorganischer Phosphor, PO_2 = Sauerstoffspannung, $\dfrac{DPNH}{DPN}$ = Quotient des Diphosphopyridinnucleotids, BTS = Brenztraubensäure, MS = Milchsäure, ATP = Adenosintriphosphat

Lactat entsprechend – kann daher als ein Gradmesser der Hypoxidose betrachtet werden und ist die quantitative Ursache für die stoffwechselbedingte Acidose, während der versagende Energiestoffwechsel die andere Folge der Hypoxie darstellt. Das Absinken des Gehaltes der Zellen an energiereichen Phosphaten führt zum Absinken des anorganischen Phosphors, Ionenaustauschstörungen und der abfallende pH-Wert weist unter Aktivierung saurer hydrolytischer Enzyme (saure Phosphatase) auf den endgültigen funktionellen Zusammenbruch hin.

Quantitative Bestimmung von Excess Lactat

In Anlehnung an Gleichung (4)

$$\text{Lactat}_0 = \text{Pyruvat}_0 \times K \times \frac{\text{DPNH}_2}{\text{DPN}} \tag{4}$$

gilt für eine Differenz des Lactatspiegels zwischen dem Zeitpunkt t_0 und t_n, vorausgesetzt, daß keine Hypoxie eingetreten ist (keine Änderung im Quotienten $DPNH_2:DPN$)

$$(\text{Lactat}_n - \text{Lactat}_0) = (\text{Pyruvat}_n - \text{Pyruvat}_0) \times K\frac{DPNH_2}{DPN} \qquad (5)$$

Der Quotient der Konzentration Lactat:Pyruvat (L_0/P_0) hat im Normalzustand, d. h. ohne Sauerstoffmangel, denselben Wert, der dem Redoxverhältnis der Diphosphopyridinnucleotide über die Konstante K' proportional ist. Für $K\dfrac{DPNH_2}{DPN}$ können wir entsprechend der Gleichung (4) L_0/P_0 einsetzen und erhalten schließlich für die meßbaren Größen

$$(L_n - L_0) = (P_n - P_0)\left(\frac{L_0}{P_0}\right) \qquad (6)$$

Die Differenz zwischen der aus dieser Gleichung und der Voraussetzung, daß kein Sauerstoffmangel bestand, einerseits berechneten und andererseits tatsächlich gemessenen Änderung des Lactats ist das Excess-Lactat, für dessen Formulierung gilt:

$$XL = (L_n - L_0) - (P_n - P_0)\left(\frac{L_0}{P_0}\right) \qquad (7)$$

(L_0 und P_0 stellen die Basalwerte für Lactat und Pyruvat dar, L_n und P_n die respektiven Werte nach der Zeit n; L_0/P_0 entspricht dem normalen Lactat/Pyruvat-Quotienten, der das Verhältnis von $DPNH_2/DPN$ widerspiegelt).

Bei der Bestimmung der arterio-venösen Differenz für Lactat und Pyruvat kann diese Gleichung zur Erfassung des Excess-Lactat eines Organs zum Zeitpunkt der Entnahme ebenfalls verwendet werden.

$$XL_{v-a} = (L_v - L_a) - (P_v - P_a)\left(\frac{L_a}{P_a}\right) \qquad (8)$$

Excess-Lactat hat den Wert 0, wenn der Quotient $DPNH_2:DPN$ zum Zeitpunkt t unverändert geblieben ist. Positiven Werten von XL entspricht eine Zunahme dieses Quotienten. Unter Verwendung der Enzymtestmethoden Boehringer ist der normale Lactat/Pyruvat-Quotient 5–10 und damit etwas höher als nach BARKER u. SUMMERSON bzw. HUCKABEE.

Mit unserer nach HOHORST modifizierten Methode erhielten wir bei gesunden Probanden einen mittleren Lactat-Basalwert von 0,757 mMol/l, für Pyruvat einen solchen von 0,078 mMol/l. Unsere Werte liegen damit im Bereich der von BÜCHER angegebenen Werte für Lactat von 0,6 bis 1,3 mMol/l und für Pyruvat von 0,05–0,13 mMol/l.

Eine kritische Betrachtung stellt jedoch klar heraus, daß eine Berechnung des Excess-Lactat nach HUCKABEE nur ein Näherungsverfahren darstellt, wodurch die Formulierung des Excess-Lactat eine definierte Einschränkung erfährt.

1. In der Formulierung von Huckabee sind Veränderungen der Wasserstoffionenkonzentration zwischen der Zeit_0 und der Zeit_n vernachlässigt. In Anlehnung an Gleichung (6) und (7) läßt sich unter Berücksichtigung von Veränderungen der Wasserstoffionenkonzentration ableiten:

$$XL_{\text{Redox}} = L_n - P_n \cdot \frac{L_0}{P_0} \cdot \frac{H_n^+}{H_0^+} = L_n - P_n \cdot \frac{L_0}{P_0} \cdot 10^{\Delta\,\text{pH}} \qquad (9)$$

Die Differenz von XL und XL_{Redox} ergibt sich aus

$$XL - XL_{\text{Redox}} = P_n \cdot \frac{L_0}{P_0} \cdot \left(\frac{H_n^+}{H_0^+} - 1\right) = P_n \cdot \frac{L_0}{P_0} \cdot (10^{\Delta\,\text{pH}} - 1) \qquad (10)$$

In dieser Gleichung stehen H_n^+ und H_0^+ für die Wasserstoffionenkonzentration im zytoplasmatischen Raum und sind z. Z. einer direkten Messung noch nicht zugänglich. Die extracellulären Wasserstoffionen dürfen an ihrer Stelle nur unter der Bedingung eingesetzt werden, wenn sich die Quotienten der Wasserstoffionenkonzentration H_n^+ und H_0^+ im zytoplasmatischen und extracellulären Raum jeweils um den gleichen Betrag ändern. Diese Differenz wird 0, wenn sich die Wasserstoffionenkonzentration nicht ändert.

2. Bei Mensch und Säugetier vermag die Herzmuskulatur Milchsäure direkt zur Energiegewinnung zu verwerten. In ruhenden Gewebs- und Organbezirken wird unter physiologischen Bedingungen, z. B. in Leber und Muskulatur, Milchsäure zu Glykogen resynthetisiert und kann außerdem vermehrt über die Nieren ausgeschieden werden. Daraus resultiert, daß in vielen Fällen der absolute Milchsäurespiegel im arteriellen oder venösen Blut als zu niedrig gemessen wird und die Berechnung von Excess-Lactat als quantitatives Maß für die Hypoxie nicht ohne weiteres zu verwenden ist, auch wenn eine normale Gewebsperfusion vorliegt.

Eine quantitative Beziehung zwischen „Sauerstoffschuld" des Gesamtorganismus und dem Excess-Lactat resultiert daraus, daß das Sauerstoffäquivalent von Excess-Lactat 0,5 mMol = 11,2 ml Sauerstoff pro Mol Excess-Lactat beträgt. Das ist diejenige Sauerstoffmenge, die benötigt wird, um ein mMol Lactat zu Pyruvat zu oxydieren. Auf Grund dieser Berechnungsgrundlage ergibt sich, daß beispielsweise eine Sauerstoffschuld von 120 ml/kg einem Excess-Lactat von 17,8–21,4 mMol/l entspricht, wenn als Verteilungsvolumen das Gesamtkörperwasser von 50–60% berücksichtigt wird (Bestimmung mit 4-aminoantipyrin)

$$O_2\text{-Schuld ml/kg} = \frac{XL \times \text{Gesamtkörperwasser (Liter) (52–60\%)} \times 11,2}{KG\ kg} \qquad (11)$$

Beim experimentellen hämorrhagischen oder traumatischen Schock (Abb. 2) konnten wir mit Hilfe dieser Berechnungen die Akkumulationsrate der Sauerstoffschuld mit 2,7 ml/kg/min feststellen und den kritischen Parameter für den irreversiblen Schock von 120 ml/kg bestätigen (STRUGHOLD; GUYTON et al.; CROWELL et al.).

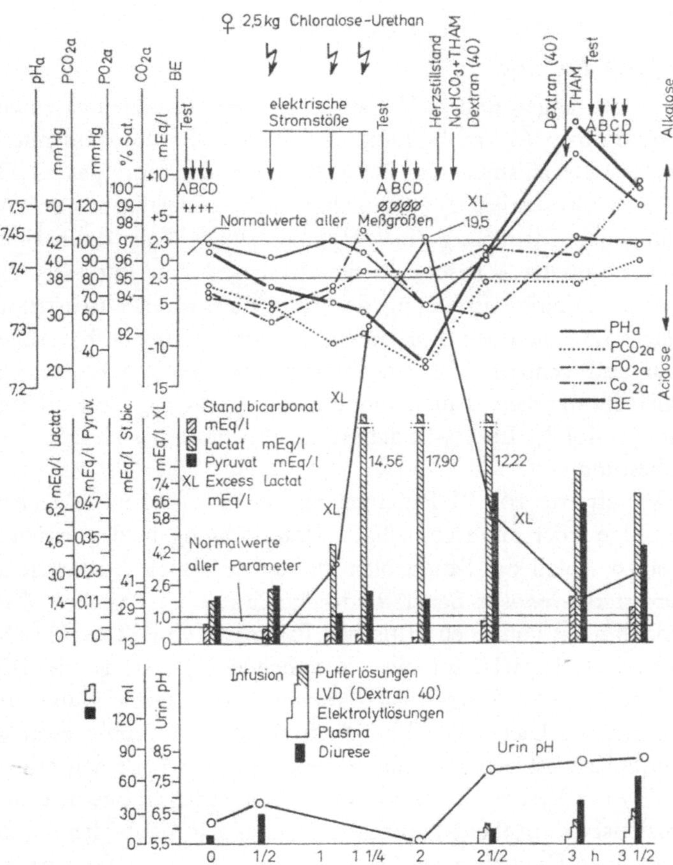

Abb. 2. Registrierung des Säure-Basen-Haushaltes bei Starkstromschock (Katze 2,3 kg). Simultane Werte. Obere Darstellung: pH = Wasserstoffionenkonzentration, PCO_2 = Kohlensäurepartialdruck mmHg, BE = Base Excess mEq/l. Arterielle Blutgase: PO_2 = Sauerstoffpartialdruck mmHg, CO_{2a} = Sättigung %, A und B = Adrenalin und Noradrenalin, C und D = Kochsalz und Rheomacrodex. Mittlere Darstellung: Standard-Bicarbonat = mEq/l, Lactat = Milchsäure mEq/l, Pyruvat = Brenztraubensäure mEq/l, XL = Excess Lactat mEq/l; Untere Darstellung: Urin-pH, Diurese ml, Infusionsmenge in cm³.

Deutlich erkennbar der rasche Anstieg des Excess-Lactat und des Gesamtlactats bei Abfall des Pyruvats im Schock. Excess-Lactat erreicht mit 19,5 mEq/l den kritischen Wert für die Sauerstoffschuld von 120 ml/kg KG bei einer Akkumulationsrate von 2,7 ml/kg/min

Excess-Lactat und die Diagnose der Hypoxie in der Klinik

Unter Grundumsatzbedingungen tritt beim kreislaufgesunden Probanden ein Anstieg von XL erst dann auf, wenn der Sauerstoffgehalt der Einatmungsluft 10% oder weniger beträgt, wobei die arterielle Sauerstoffsättigung unter 75% und die arterielle Sauerstoffspannung unter 32 mmHg abnimmt.

Extracorporale Perfusion

Bei den heute angewandten Verfahren der Herz-Lungenmaschinen mit High-Flow-Prinzip (2,4 ml/kg/min) wird in der Kombination mit Unterkühlung des Organismus auf 29–30 °C bzw. Senkung des O_2-Bedarfs um 50% ein wesentlicher zusätzlicher Sicherheitsfaktor gesehen. Zur Beurteilung der Entstehung einer Hypoxie sind – konstanten Flow und Druck vorausgesetzt – besonders die Parameter von Interesse, die eine möglichst quantitative Erfassung der Hypoxie und eine Beurteilung der Beziehung zum anaeroben Stoffwechsel gestatten (Abb. 3a/b). Außer dem arteriellen und venösen Maschinenblut wurde simultan Blut aus der A. bracchialis entnommen. Sauerstoffspannung (mmHg), Gesamtlactat und -pyruvat (mMol/l), Excess-Lactat (mMol/l) und Base-Excess (mEq/l) wurden bestimmt.

Die Mittelwerte von 21 Patienten mit Vorhofseptumdefekt (Abb. 3a) zeigen infolge einer ungleichmäßigen Unterkühlung in den ersten 15 bis 30 min einen Abfall der Sauerstoffspannung mit einer deutlichen Minderung der arterio-venösen Sauerstoffdruckdifferenz. Der venöse Wert fällt dabei jedoch nicht unter den kritischen Parameter von 32 mmHg ab. Eine Hypoxaemie als Ursache für eine entstehende Hypoxie ist deshalb auszuschließen. Der als Folge der direkten Narkoseeinwirkung um das Doppelte erhöhte Lactatspiegel bei Perfusionsbeginn nimmt zwar gering, aber kontinuierlich bis zur 45. min zu und zeigt danach einen erheblichen Anstieg. Da das Pyruvat keine adaequate Steigerung aufweist, nimmt das zu Perfusionsbeginn ebenfalls erhöhte Excess-Lactat ab der 45. min als Ausdruck einer Hypoxie rasch zu. Dabei ist in dieser Gruppe hervorzuheben, daß keine Therapie mit antiacidotischen Mitteln erfolgte (Abb. 3a) da kein Basendefizit bzw. keine metabolische Acidose vorlag.

In einer weiteren Gruppe von 9 Patienten mit Ventrikelseptumdefekt, bei denen eine drohende metabolische Acidose ausgeglichen wurde, findet sich zunächst ein stärkerer Abfall der arteriellen Sauerstoffspannung als in der Gruppe zuvor, ebenfalls in der 45. min. Auch hier verzeichnen wir nach einer anfänglichen mäßigen Steigerung zu diesem Zeitpunkt einen enormen Anstieg des Lactatwertes, dem der des Pyruvats nicht entspricht. In dieser Gruppe resultiert vor der Therapie eine besonders starke Zunahme des Excess-Lactats nach der 45. Perfusionsminute mit einem stark ausgeprägten Basendefizit (Abb. 3b).

Die Untersuchungen zeigen, daß die extracorporale Perfusion zusammen mit leichter Hypothermie bis zu Perfusionszeiten von 30 min mit einem tragbaren Risiko angewendet werden kann. Sie belegen aber auch, daß die empirische Feststellung der Mortalität mit 10% nach einer Stunde, 20% nach $1^1/_2$ Std, bereits 40% nach 2 Std und sogar 60% nach $2^1/_2$ Std im wesentlichen Folge einer zunehmenden Hypoxie während der Perfusion ist.

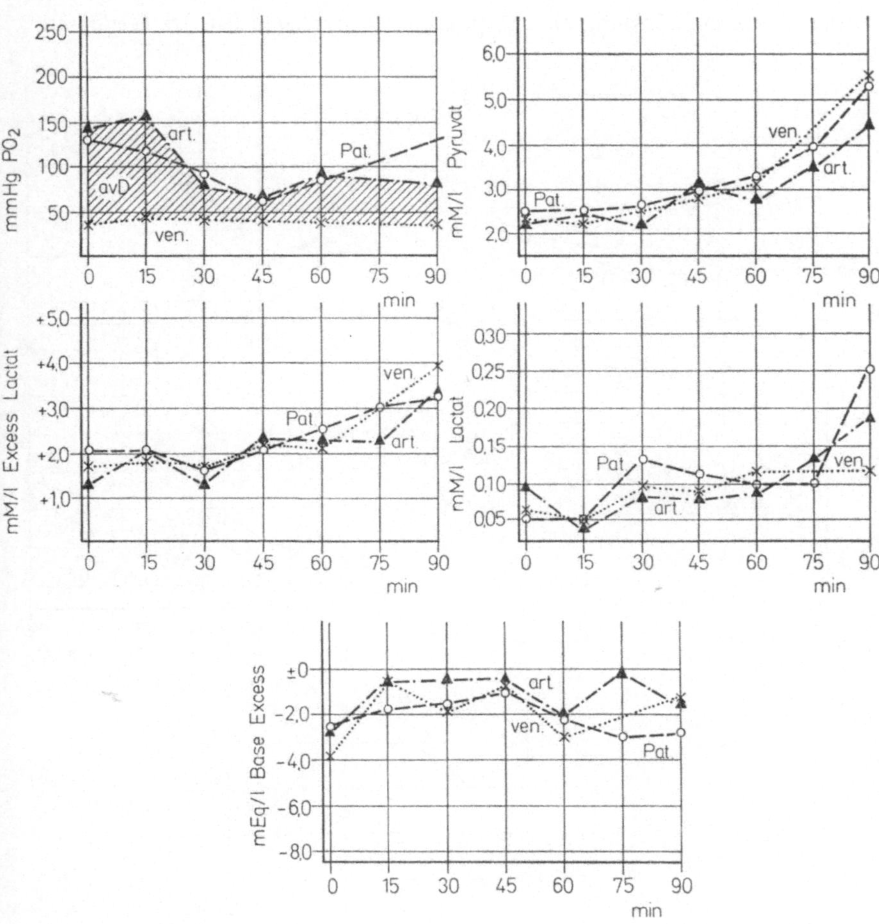

Abb. 3a. Extracorporale Perfusion während 90 min. Registriert: Arterielle und venöse Werte der Herz-Lungenmaschine und arterielle Blutwerte des Patienten aus der linken A. bracchialis. Arterielle und venöse Sauerstoffspannung (PO_2 mmHg), Lactat, Pyruvat und Excess-Lactat (mMol/l), sowie Base Excess (mEq/l). Durchschnittswerte von 21 Patienten mit Vorhofseptumdefekt. Erkennbar der Abfall der arteriellen PO_2 15 min nach Beginn der Perfusion. Bereits erhöhte Lactat- und Pyruvatwerte bei Perfusionsbeginn und rascher Anstieg 45 min nach der Perfusion – dabei auch Zunahme der hypoxischen Stoffwechselrate. Gleichzeitig geringer Abfall des Base Excess, der jedoch keiner Therapie bedarf

Am Beispiel der experimentellen Mageneinfrierung beim Hund überprüften wir ebenfalls die arteriellen und venösen Parameter für Sauerstoff, Lactat, Pyruvat, pH und Base-Excess und bestimmten zusätzlich während des 2 Std dauernden Freezing mit einer Einlauftemperatur von —16 Grad das Gesamtblutvolumen und den LDH-Wert im arteriellen Blut (Abb. 4).

Die Durchschnittswerte der Sauerstoffsättigung und -spannung von 9 Tieren demonstrierten, daß zu keinem Zeitpunkt der Mageneinfrierung oder Wiederaufwärmung eine Hypoxaemie vorgelegen hat. Im Gegensatz

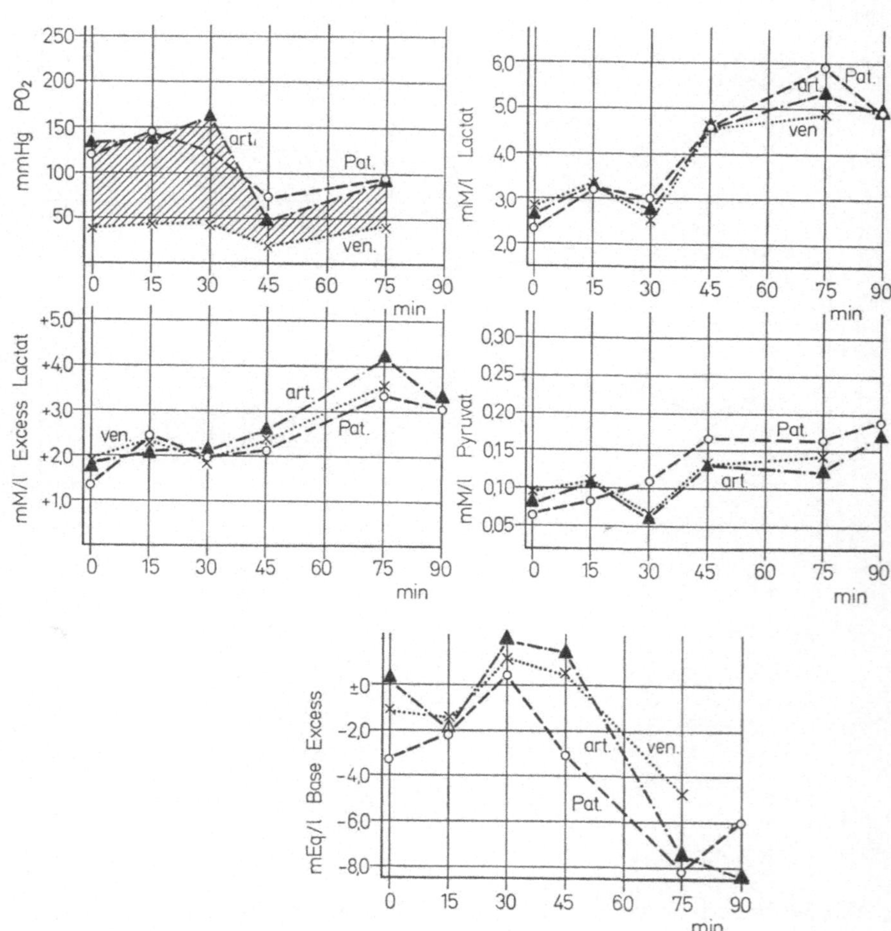

Abb. 3b. Durchschnittswerte von 9 Patienten mit Vorhofseptumdefekt. Bezeichnung wie Abb. 3a.
Starker Abfall sowohl des arteriellen als auch des venösen PO_2. Steiler Anstieg des Lactats bereits 30 min nach der Perfusion, sowie der anaeroben Stoffwechselrate (Excess-Lactat). Deutlicher Abfall des Base Excess nach 45 min. Therapie nach 75 min

zum konstant bleibenden Lactatwert im venösen Mischblut nimmt der Lactatwert im arteriellen Blut während der 2 Std Freezing ab und in der 3. Std der Wiedererwärmung wieder rapide zu. Der Anstieg des Pyruvats ist besonders im venösen Mischblut nach einem anfänglichen Anfall während der Einfrierung stark ausgeprägt und läßt vermuten, daß ein Milchsäureschwund oder die Oxydation von Lactat und Pyruvat in der Lunge

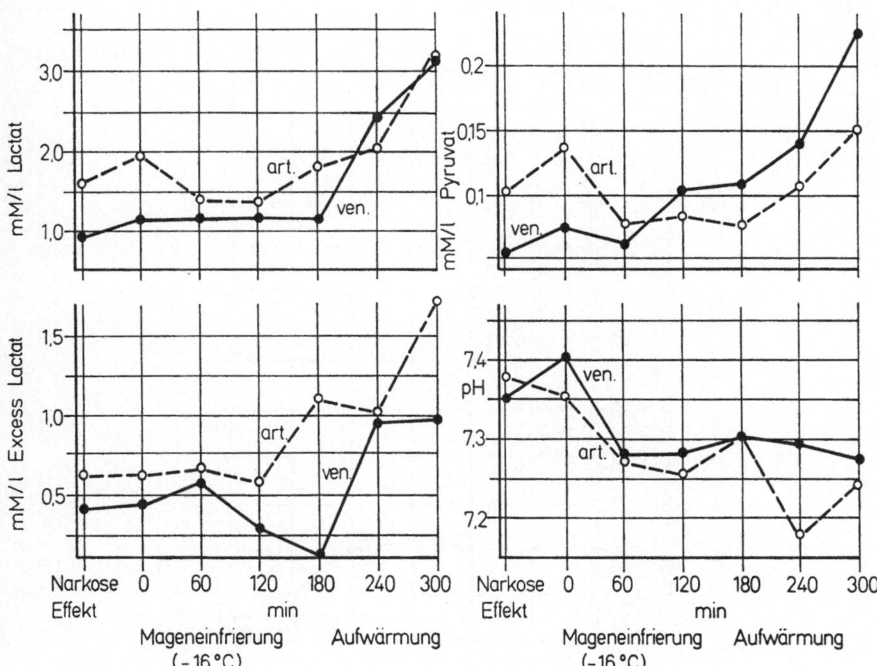

Abb. 4. Mageneinfrierung mit Einlauftemperaturen von $-16\,^{\circ}C$ über 2 Std und anschließende Aufwärmungsphase (3 Std). Durchschnittswerte von 9 Hunden. Registriert: Lactat, Pyruvat und Excess-Lactat (mMol/l) sowie pH im arteriellen Blut (A. bracchialis) und im gemischt venösen Blut (A. pulmonalis). Während des Freezing Abnahme des Lactats und geringer Anstieg des Pyruvats. Während der Wiedererwärmungsphase innerhalb von 3 Std starker Anstieg der arteriellen und venösen Milchsäure. Entsprechender Anstieg der anaeroben Stoffwechselrate (Excess-Lactat). Abfall des pH-Wertes bis zu kritischen Werten, die einen funktionellen Zusammenbruch ankündigen

bei Spontanatmung stattfindet. Daraus resultiert ein steiler Verlauf der arteriellen Excess-Lactat-Kurve in der Wiedererwärmungsphase. Dabei fällt der pH-Wert im arteriellen Blut ebenfalls stärker ab als im venösen Blut.

Eine teilweise Erklärung für den verminderten Lactat-Pyruvat- und auch Excess-Lactat-Spiegel während der Mageneinfrierung ergibt die Tatsache, daß das effektiv zirkulierende Blutvolumen und ein Drittel des Aus-

gangswertes abfällt (Abb. 5) und erst innerhalb der ersten 2 Std der Wiedererwärmung wieder ansteigt. Dies gerade zu dem Zeitpunkt, bei dem wir
den intensivsten Excess-Lactat-Anstieg und das größte Basendefizit verzeichnen und bei dem ein rascher Abfall des arteriellen pH-Wertes den
bedrohlichen funktionellen Zusammenbruch ankündigt. Der plötzliche
Einstrom saurer hypoxischer Stoffwechselprodukte erfolgt demnach erst
dann, wenn die bekannt typische hypotherme Stagnation der Zirkulation
sich wieder normalisiert hat.

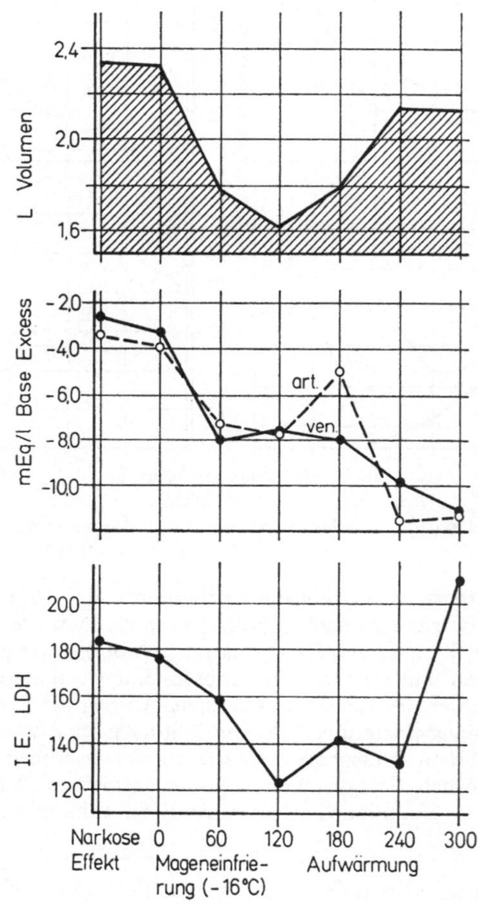

Abb. 5. Blutvolumen, Base Excess und LDH während Mageneinfrierung. Durchschnittswerte von 9 Hunden. Starker Abfall des Blutvolumens um ein Drittel
gegenüber dem Ausgangswert und langsamer Wiederanstieg in der Erwärmungs-
phase. Hervorzuheben ist, daß die hypoxischen sauren Stoffwechselmetaboliten
erst in der Wiedererwärmungsphase eingeschwemmt werden

Schlußfolgerung und Zusammenfassung

Der praktische Wert der Bestimmung von Excess-Lactat liegt darin, daß
dadurch das Auftreten einer bedeutungsvollen Beeinträchtigung des oxydativen Stoffwechsels erfaßt und deren weiterer Verlauf verfolgt werden
kann. Auch gestattet diese Bestimmung, bei gewissen klinischen Krankheitsbildern die Wirksamkeit therapeutischer Maßnahmen zu beurteilen,
bzw. eine Hypoxydose als Ursache therapierefraktärer Zustände zu erkennen und ist ein zuverlässigeres Maß als die entsprechenden Veränderungen des Säure-Basen-Haushaltes, die durch verschiedene Organfunktionen
und Behandlungsmaßnahmen bereits teilweise oder vollständig kompensiert werden können.

Ein kritischer Excess-Lactat-Spiegel, an Hand dessen reversible von
irreversiblen Gewebsschädigungen zuverlässig unterschieden werden können, wurde nicht festgelegt. Die Höhe des jeweiligen Excess-Lactatspiegels
wird durch zu viele (metabolische und renale) Faktoren beeinflußt, um einen
kritischen Wert mit genügender Genauigkeit festlegen zu können. Auch
spielt dabei das Vorliegen schon vorhandener akuter oder chronischer
pathologischer Prozesse eine wesentliche Rolle, ein Umstand, dem in der
Klinik unbedingt Rechnung getragen werden muß (ZIMMERMANN 1963,
1964). Von außerordentlich hohen Excess-Lactat-Werten abgesehen,
scheint der Verlauf der XL-Kurve von größerer prognostischer Bedeutung
zu sein als die erreichten absoluten Werte: wenn trotz entsprechender Behandlung erhöhte XL-Werte nicht erwartungsgemäß abfallen, wenn sie
nach vorübergehendem Abfall trotz Therapie wieder ansteigen oder wenn
die XL-Kurve einen hartnäckig ansteigenden Verlauf zeigt, ist dies ein
Hinweis dafür, daß die Gewebsschädigung irreversibel und die Prognose
infaust ist.

Summary

The determination of excess lactate is valuable in recognizing and
following important change in the oxidative metabolism. It was not possible
to find a critical level of excess lactate indicating either a manifest or
reversible damage to the tissues, since to many metabolic and renal factors
are involved. A follow-up of the Xl-curve however is of high prognostic
importance. The damage to the tissus appears irreversible if the Xl values
remain elevated or increase again despite adequate treatment.

Literatur

BARKER, S. B., and W. H. SUMMERSON: J. biol. Chem. **138**, 535 (1951).
BÜCHER, TH., u. M. KLINGENBERG: Angew. Chem. **70**, 552 (1958).
CROWELL, J. W., and E. E. SMITH: Amer. J. Physiol. **206**, 313 (1964).
DRESEL, K., u. F. HIMMERLWEIT: Z. klin. Med. **112**, 528 (1930).

Embden, G.: Handbuch der normalen und pathologischen Physiologie **8**, 1 (1925).

Gollwitzer-Meyer, K.: Ergebn. Physiol. **34**, 1145 (1931).

Gudbjarnason, S., u. R. J. Bing: Biochem. biophys. Acta **60**, 158 (1962).

Guyton, A. C., and J. W. Crowell: Fed. Proc. **20**, Suppl. 9, 51 (1961).

Krauss, H., W. E. Zimmermann, u. M. Feyen: Thoraxchirurgie und Vasc. Chirurgie **14**, 262 (1966).

— —, J. P. Wittenburg, u. B. Breithaupt: Thoraxchirurgie und Vas. Chirurgie **15**, 240 (1967).

Hill, A. V., C. N. H. Long, and H. Lupton: Roy. Soc., Ser. B., **96**, 438 (1924).

Hohorst, H. J., F. H. Kreutz, u. Th. Bücher: Biochem. Z. **332**, 18 (1959).

Holzer, H., G. Schulz, u. F. Lynen: Biochem. Z. **328**, 252 (1957).

Huckabee, W. E.: J. clin. Invest. **37**, 244 (1958); **37**, 255 (1958); **37**, 264 (1958).

Jervell, O.: Acta med. scand. 1928, Suppl. **24**, 1.

Meakins, J., and C. N. H. Long: J. clin. Invest. **4**, 273 (1927).

Nelson, R. M., and J. H. Lyman: Clin. Res. **10**, 129 (1962).

Sjöstrand, T.: Acta physiol. scand. **16**, 211 (1948).

Strughold, H.: Klin. Wschr. **23**, 221 (1944).

Zimmermann, W. E., u. H. J. Meyer-Sydow: Verhandlg. Dtsch. Ges. Inn. Med., S. 146, 1962; München: Verlag J. F. Bergmann 1962.

— Vortrag Tagg. d. Mittelrh. Chirurgen, Sept. 1962, Schaffhausen.

— Anaesthesist **13**/4, 122 (1964).

— Thoraxchirurgie und Vasc. Chirurgie **14**, 368 (1966).

Die Behandlung der Hypoxie mit verschiedenen Methoden zur Wiederbelebung der Atmung

Von **H. Nolte, J. Dudeck** und **K. Gary**

Aus dem Institut für Anaesthesiologie (Direktor: Prof. Dr. R. Frey)
und dem Institut für Medizinische Statistik und Dokumentation (Direktor:
Prof. Dr. Koller) der Johannes Gutenberg-Universität Mainz

Da die Behandlung der akuten Hypoxie in vielen Fällen ohne Hilfsmittel begonnen werden muß, haben wir die fünf zur Zeit in Deutschland gelehrten Methoden zur Wiederbelebung der Atmung unter gleichen Bedingungen an den gleichen Versuchspersonen untersucht. Mit folgenden Methoden wurde beatmet:

1. Mund-zu-Nase
2. Mund-zu-Mund
3. Howard-Thomsen
4. Holger-Nielsen
5. Silvester-Brosch

Zehn freiwillige Versuchspersonen im Alter von 21–28 Jahren wurde mit Pento-Barbitone anaesthesiert und mit Methylcurare relaxiert. Mit dem Ambu-Beutel wurde über ein Rubenventil mit Raumluft beatmet und die Art. femoralis punktiert und ein Polyäthylenkatheter eingeführt. Zur Überwachung des Patienten wurden das EKG, das endexpiratorische $CO_2\%$ und die Pulsfrequenz registriert.

Um Einflußfaktoren, die durch die Reihenfolge der einzelnen Beatmungsmethoden bedingt waren, auszuschließen, wurde die Reihenfolge der Beatmung nach dem lateinischen Quadrat festgelegt.

Zwischen den einzelnen Beatmungsmethoden wurden die Versuchspersonen mit dem Beutel beatmet und das Atemminuten-Volumen mit einem Wright-Spirometer kontrolliert.

Nach Entnahme eines Ausgangswertes wurden je 2 ml arteriellen Blutes nach einer 60 sec Apnoe in bestimmten Zeitabständen entnommen. Die Gesamtdauer, während der die Versuchspersonen mit den einzelnen Beatmungsmethoden beatmet wurden, betrug 9 min. In Abb. 1 ist der Zeitplan der Blutentnahme festgelegt.

Die Blutgasanalysen wurden mit der von Thews modifizierten Elektrode nach Clark für P_{O_2} und mit der Astrup-Methode für pH und P_{CO_2} durchgeführt. Die Sauerstoffsättigung wurde mit dem Rechenschieber nach Severinghaus errechnet. Alle Analysen waren spätestens 45 min nach der Entnahme durchgeführt.

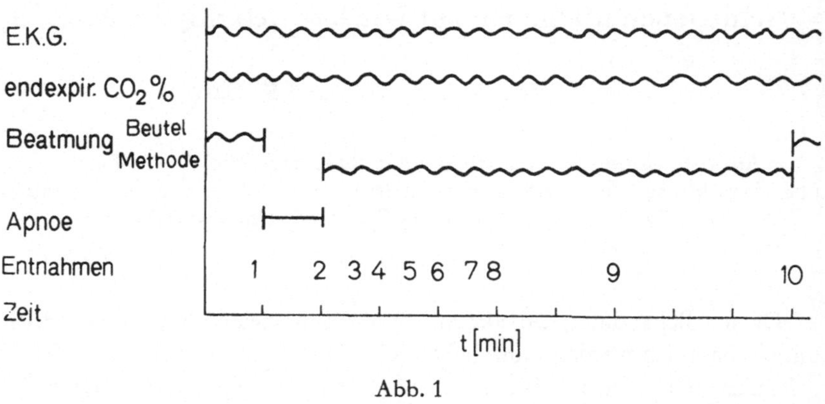

Abb. 1

Ergebnisse

Da die sofortige Behebung hypoxischer oder anoxischer Zustände für die Wiederbelebung von entscheidender Bedeutung ist, sollen hier nur die ersten 120 sec der Beatmung berücksichtigt werden. Als 0-Wert ist der Mittelwert für $P_{O_2 a}$ gesetzt worden, der nach der 60-sec-Apnoe bestand. Mit dem Beginn der Beatmung zeigt der Anstieg des $P_{O_2 a}$, daß mit den beiden Methoden der Atemspende schon nach 30 sec die Reoxygenierung genau so groß ist, wie bei den manuellen Methoden nach 120 sec. Die Holger-Nielsen-Methode fällt hier ganz deutlich ab. Es muß jedoch berücksichtigt werden, daß bei dieser Methode die Apnoe-Pause aus Lagerungsgründen 15 sec länger dauerte.

Die Berechnung der arteriellen Sauerstoffsättigung zeigte noch deutlichere Unterschiede zwischen der Atemspende und den manuellen Methoden (Abb. 2).

Die bessere Oxygenierung bestand nicht nur in der 1. Phase der Beatmung, sondern während der ganzen Dauer.

Auffällig war noch besonders die breite Streuung der Einzelwerte bei den manuellen Methoden.

Zusammenfassend kann gesagt werden:

1. Die Reoxygenierung eines apnoeischen Patienten wird am schnellsten und dauerhaftesten durch die Atemspende erreicht. Die Ergebnisse sind statistisch signifikant.

2. Selbst wenn in einigen Fällen die künstliche Beatmung mit einer der drei manuellen Methoden möglich ist, so ist sie in anderen Fällen völlig insuffizient. Einer der Hauptgründe für das Mißlingen der Beatmung liegt in der Verlegung der oberen Luftwege.

3. Die Lehre und Ausbildung in den manuellen Methoden sollte aufgegeben werden, da ihr Effekt im Bezug auf die Belüftung der Lungen nicht nur zweifelhaft, sondern in einigen Fällen völlig unzureichend ist.

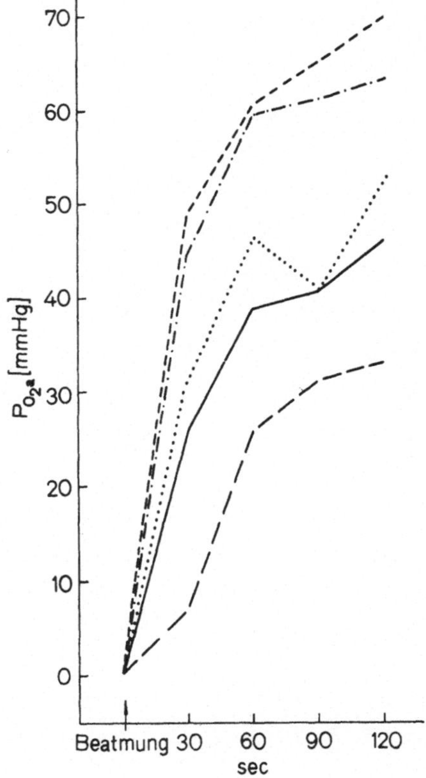

- - - - Mund zu Nase,   — · — Mund zu Mund,   ——— Howard-Thomsen,
— — Holger-Nielsen,   · · · · · Silvester-Brosch

Abb. 2

Summary

Mouth-to-mouth, mouth-to-nose, Howard-Thomsen, Holger-Nielsen and Silvester-Brosch are the five methods for pulmonary resuscitation still tought to lay people in Germany.

Investigating the effect of these methods during acute hypoxia, the following could be found:

1. Reoxygenation of an apnoeic patient is fastest and most persistent done by the exhaled-air-method.

2. In some cases artificial ventilation can be performed by the chest compression methods. But mostly the effect on ventilation is completely insufficient. One of the main reasons for this are obstructed airways.

3. Teaching and training of manual methods for pulmonary resuscitation should be stopped because of its doubtful results.

Sauerstofftransport nach Herz-Lungen-Wiederbelebung*

Von **S. Kampschulte, J. Smith** und **P. Safar**

Aus dem Department of Anesthesiology, University of Pittsburgh, School of Medicine, Pittsburgh, Pennsylvania, USA (Chairman: Prof. P. SAFAR M. D.)

Hypoxämie, Hyperkapnie und metabolische Acidose werden häufig nach Herz-Lungen-Wiederbelebung beobachtet [3, 5, 6]. Die hier berichteten Ergebnisse an Patienten und im Tierexperiment zeigen, daß die Acidose mit Natriumbikarbonat und Hyperkapnie durch Beatmung korrigiert werden können. Die Therapie der Hypoxämie ist jedoch oft problematisch.

A. Klinische Beobachtungen

Tabelle 1 zeigt arterielle Sauerstoffspannungen (PaO_2) von 13 Patienten mit Herz-Lungen-Wiederbelebung nach vorausgegangenem Kammerflimmern oder Asystolie. Die Spontanzirkulation wurde mit intermittierender Überdruckbeatmung (IPPV), äußerer Herzmassage und intravenöser Injektion von Epinephrin und Natriumbikarbonat wieder hergestellt. Bei Kammerflimmern wurde eine externe Defibrillation durchgeführt.

Tabelle 1. *PaO_2 (mmHg) während IPPV mit 100% Sauerstoff*

Pt. Nr.	Diagnose	Nach Wiederherstellung der Spontanzirkulation				
		15 min	60 min	240 min	2. Tag	3. Tag
1.	Pneumonie	75	112	85	110	140
2.	Herzinfarkt (Aspiration)	62	80	140	250	—
3.	Pneumonie	42	55	68	65	—
4.	Herzinfarkt, Lungenödem	117	35	31	180	210
5.	Gastro intestinale Blutung	60	45	55	72	128
6.	Herzvitium, Pneumonie	175	—	85	250	—
7.	Verkehrsunfall (Aspiration)	35	45	63	60	100
8.	Intracerebrale Blutung	45	120	250	—	—
9.	Herzinfarkt (Aspiration)	90	—	200	65	60
10.	Herzinfarkt (Coma diabeticum)	75	115	250	220	—
11.	Herzinfarkt (Aspiration)	50	50	60	65	360
12.	Herzinfarkt, Schock, Aspiration	48	40	50	91	325
13.	Herzinfarkt (Aspiration)	78	94	154	—	400

*Mit Unterstützung der U. S. Army. Vertragsnummer: DA 49–193–MD–2160.

Trotz kontrollierter oder assistierter Beatmung mit 100% Sauerstoff via Endotrachealtubus waren die PaO_2-Werte 15 min nach der Wiederbelebung in 10 von 13 Patienten unter 80 mmHg und bei 5 Patienten 50 mmHg oder darunter (Normalwerte 500–600 mmHg). Die arteriellen Kohlensäurespannungen ($PaCO_2$) waren gewöhnlich niedrig (Hyperventilation, metabolische Acidose). Die arteriellen pH-Werte (pHa) waren 15 min nach der Wiederbelebung trotz initialer Therapie mit 80–160 mÄq Natriumbikarbonat oft niedrig (6,82–7,30) und machten weitere Behandlung mit $NaHCO_3$ in Form von Dauertropfinfusionen erforderlich. Eine Stunde nach der Wiederbelebung waren die PaO_2-Werte oft noch weiter abgesunken.

B. Tierexperimente

Die besonders niedrigen PaO_2-Werte in unserem Krankengut haben uns veranlaßt, den Sauerstofftransport nach Herz-Lungen-Wiederbelebung im Tierexperiment unter kontrollierten Bedingungen zu untersuchen.

Der Sauerstofftransport ist eine Funktion von arteriellem Sauerstoffgehalt (CaO_2) und Herzminutenvolumen (Q_T).

CaO_2 ist von der arteriellen Sauerstoffspannung und dem Hämoglobingehalt abhängig. Der Normalwert für einen Erwachsenen (70 kg) ist:

$$\text{Sauerstofftransport}\,(1000\,\text{ml/min}) = Q_T\,(5000\,\text{ml/min}) \times CaO_2\,(20\,\text{ml/100 ml}).$$

Der arterielle Sauerstoffgehalt kann, wie folgt berechnet werden:

$$CaO_2 = 1,34\,\text{ml} \times \text{Hbg}\% \times O_2\,\text{Sat.}\% + 0,3\,\text{ml/100 ml/100 mmHg}\,PaO_2.$$

Methode

30 Hunde wurden mit Pentobarbital narkotisiert, intubiert und mit intermittierendem Überdruck beatmet ($V_T = 15$ ml/kg Körpergewicht, $f = 16$/min). Herzstillstand wurde durch obstruktive Asphyxie und in einer anderen Versuchsreihe durch elektrisch induziertes Kammerflimmern hervorgerufen. Die Asystolie betrug in den Asphyxieexperimenten 5 min. Die Spontanzirkulation wurde mit äußerer Herzmassage, IPPV-Luft oder Sauerstoff (gleiche Atemvolumina wie vor dem Experiment) und intravenöser Injektion von Epinephrin wiederhergestellt. Drei von fünf Tieren zeigten nach der Applikation von Epinephrin Kammerflimmern, welches durch Wechselstromschock leicht in Sinusrhythmus verwandelt werden konnte.

In einer zweiten Versuchsreihe (10 Tiere) wurde das Herz durch Wechselstrom (140 Volt) zum Fibrillieren gebracht. Nach 2 min Kammerflimmern gaben wir für 8 min äußere Herzmassage und beatmeten mit Luft oder Sauerstoff. Zur Wiederbelebung des Herzens injizierten wir Epinephrin und defibrillierten mit 550 Volt Wechselstrom. Auf die Behandlung der metabolischen Acidose wurde in beiden Versuchsreihen bewußt verzichtet.

Ergebnisse

Tabelle 2 und 3 zeigen Blutgaswerte des arteriellen und venösen Mischblutes, pH, CaO_2, Q_T (Farbstoffverdünnungsmethode) und Sauerstofftransport vor dem Experiment, sowie 15, 60 und 240 min nach erfolgreicher Wiederbelebung.

Die arteriellen und gemischt venösen Sauerstoffspannungen und Sauerstoffkapazitäten waren nach der Herzwiederbelebung nur mäßig erniedrigt. Die PaO_2-Werte mit Sauerstoffbeatmung waren über 300 mmHg, was eine größere rechts-links pulmonale Kurzschlußblutmenge ausschließt. Die Shuntblutmenge wurde während Luftatmung nach der Formel

$$\frac{Q_S}{Q_T} = \frac{CcO_2 - CaO_2}{CcO_2 - C\bar{v}O_2}$$

bestimmt. Normalwerte für Q_S/Q_T sind in anaestesierten Tieren 5–10%. Der veno-arterielle Kurzschluß war in unseren Experimenten von 5% vor dem Versuch auf 16% nach der Wiederbelebung angestiegen. Eine Stunde später war der Quotient Q_S/Q_T wieder normal.

Der respiratorische Totraum wurde nach der Gleichung

$$V_D = \frac{V_E(PaCO_2 - P_ECO_2)}{PaCO_2}$$

berechnet. V_D/V_T war von 46% auf 57% nach der Herzwiederbelebung angestiegen.

15 min nach der Wiederherstellung spontaner Zirkulation waren die pHa-Werte auf 7,03 in der Aspyxiegruppe und auf 7,07 in der Gruppe mit Kammerflimmern abgefallen. In der Erholungsphase zeigten die pHa- und Basenüberschußwerte die zu erwartende post anoxische metabolische Acidose mit nur langsamen Anstieg während der vierstündigen Beobachtungszeit.

Das Herzminutenvolumen war nach der Wiederbelebung von Asphyxie und Kammerflimmern zu 40–50% des Ausgangswertes abgefallen. Es zeigte nach 4 Std nur eine steigende Tendenz in den Tieren, die von Kammerflimmern wiederbelebt wurden.

Der mittlere arterielle Blutdruck schwankte stark in der unmittelbaren Erholungsphase, erreichte aber am Ende der ersten Stunde annähernd den Ausgangswert bei kleinerer Blutdruckamplitude.

Tabelle 2. *Asphyxie-Wiederbelebung IPPV mit Luft, 5 Hunde (Mittel- und Grenzwerte)*

	Vor Asphyxie (Kontrolle)		Nach Wiederherstellung spontaner Zirkulation					
			15 min		60 min		240 min	
PaO_2 mmHg	100	(96–104)	94	(86–100)	100	(98–102)	89	(82–96)
$P\bar{v}O_2$ mmHg	53	(52–55)	50	(48–54)	52	(46–56)	45	(35–52)
$PaCO_2$ mmHg	35	(32–38)	40	(35–46)	34	(32–39)	33	(30–38)
pHa	7,41	(7,38–7,45)	7,03	(6,85–7,26)	7,22	(7,09–7,29)	7,33	(7,28–7,38)
BE m. Äq	−2	(+2–4)	−22	(−15–28)	−13	(−8–20)	−8	(−3–11)
CaO_2 ml/100 ml	19,3	(18,1–20,1)	17,8	(16,2–18,3)	17,7	(16,4–18,9)	17,0	(15,8–17,9)
Q_t L/min	2,33	(2,98–1,60)	1,27	(1,22–1,32)	1,52	(2,30–0,97)	1,33	(1,99–1,05)
Sauerstofftransport								
$Q_t \times CaO_2$ L/min/m²	0,71	(0,86–0,51)	0,34	(0,31–0,38)	0,43	(0,60–0,29)	0,36	(0,49–0,29)

Tabelle 3. *Kammerflimmern-Wiederbelebung IPPV mit Luft, 10 Hunde (Mittel- und Grenzwerte)*

	Vor Kammerflimmern (Kontrolle)		Nach Wiederherstellung spontaner Zirkulation					
			15 min		60 min		240 min	
PaO_2 mmHg	86	(74–93)	72	(64–91)	82	(72–93)	86	(53–100)
$P\bar{v}O_2$ mmHg	47	(43–56)	46	(30–48)	43	(36–51)	42	(30–51)
$PaCO_2$ mmHg	30	(27–33)	44	(32–67)	31	(25–38)	32	(29–37)
pHa	7,40	(7,35–7,44)	7,07	(6,84–7,24)	7,20	(6,97–7,35)	7,34	(7,28–7,40)
BE m. Äq	−4	(−9 + 2)	−18	(−12–28)	−15	(−2–26)	−8	(−2–14)
CaO_2 ml/100 ml	18,4	(17,6–19,0)	17,9	(16,0–18,6)	17,3	(16,3–18,1)	17,8	(16,6–18,6)
Q_t L/min	2,43	(1,69–3,49)	1,29	(0,51–2,02)	1,42	(0,55–2,19)	1,52	(0,76–2,82)
Sauerstofftransport								
$Q_t \times CaO_2$ L/min/m²	0,73	(0,49–1,08)	0,38	(0,13–0,61)	0,41	(0,15–0,65)	0,44	(0,22–0,86)

Entsprechend dem reduzierten Herzminutenvolumen und der arteriellen Hypoxämie war der Sauerstofftransport nach der Wiederbelebung in beiden Gruppen auf 50–60% des Ausgangswertes abgefallen.

Das zentrale Blutvolumen (Produkt aus mean-transit-time und Herzminutenvolumen) [2] gemessen zwischen rechten Ventrikel und Aortenbogen zeigte nach der Herzwiederbelebung und in den darauffolgenden 4 Std keine wesentliche Änderung. Ausgangswert: 313 $\pm$ 37 ml Vier-Stunden-Wert: 306 $\pm$ 60 ml.

Diskussion

Ungenügender Sauerstofftransport führt zu Sauerstoffschuld des Gewebes. Die untere mit dem Leben vereinbarte Grenze des O_2-Transportes ist nicht definiert. Sie ist von Körpertemperatur und Dauer der Hypoxie abhängig. NUNN und FREEMAN [4] geben sie für den Menschen mit 400 ml O_2 STPD/min an.

Die tierexperimentellen Untersuchungen zeigen, daß der Sauerstofftransport und die Gewebeperfusion trotz annähernd normalen Blutdruckes nach Herzstillstand und Wiederbelebung erheblich reduziert sein kann. Posthypoxisch, traumatisch und pH bedingte myokardiale Insuffizienz, Vasodilatation und Plasmaaustritt aus metabolisch geschädigten Capillaren könnten die Hauptursachen für das verminderte Herzminutenvolumen sein.

Reduziertes Herzminutenvolumen führt bei konstantem Sauerstoffverbrauch zu einer größeren Differenz im Sauerstoffgehalt zwischen arteriellem und venösem Mischblut. Reduzierter venöser Sauerstoffgehalt kann an sich arterielle Hypoxämie durch verstärkte venöse Beimischung über einen unveränderten rechts-links-Shunt herbeiführen. Wenn die arterielle Hypoxämie nicht durch Atmung von 100% Sauerstoff behoben werden kann, beruht sie nicht auf einer Belüftungs-Durchblutungsstörung mit erhöhtem physiologischem Totraum oder auf Hypoventilation, sondern auf vergrößerter Kurzschlußblutmenge mit oder ohne Verminderung des Herzminutenvolumens.

In unseren Tierexperimenten war der Sauerstofftransport nach der Wiederbelebung reduziert, hauptsächlich durch Verminderung des Herzminutenvolumens. In einigen Experimenten konnte Q_T durch Dauertropfinfusion mit Isoproterenol gesteigert und damit der Sauerstofftransport erheblich verbessert werden.

Im Gegensatz zu den Tierexperimenten waren die arteriellen Sauerstoffspannungen in unserem Krankengut nach Herz-Lungen-Wiederbelebung als Ausdruck einer Hypoxämie erheblich erniedrigt. Die beobachtete Erhöhung von $D_{A-a}O_2$ kann auf vergrößerter Kurzschlußblutmenge beruhen. Die Hypoxämie konnte durch Sauerstoffbeatmung nicht immer behoben werden. Linksversagen des Herzens mit pulmonaler Stauung, Lungenkontusion und Aspiration erklären die niedrigen PaO_2 -Werte (Tabelle 1).

Mac Kenzie u. Mitarb. [1] beobachteten in Patienten mit myokardialem Schock Hypoxämie in Korrelation mit reduziertem arteriellen pH-Wert, erniedrigtem Herzminutenvolumen und erhöhtem intrapulmonalen Blutvolumen.

Die Kombination von Hypoxämie und Acidose kann zu Lungengefäßspasmen [2] und Arhythmien mit weiterer Reduzierung des Herzminutenvolumens führen.

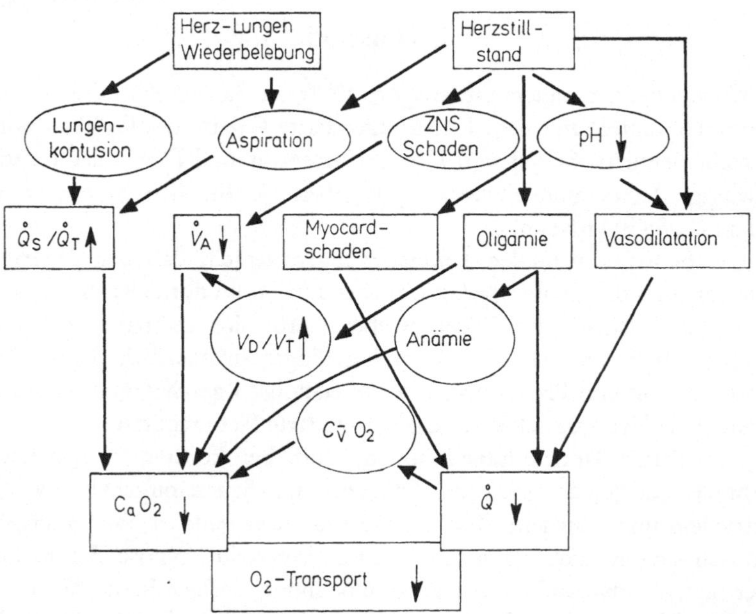

Abb. 1.　Arterieller O_2-Transport nach zirkulatorischer und respiratorischer Wiederbelebung (CPR)

Nach jeder Herz-Lungen-Wiederbelebung sollten daher PaO_2, $PaCO_2$ und pHa kontrolliert werden. Optimale Sauerstoffversorgung, wenn nötig mit IPPV/100% O_2, Behandlung der metabolischen Acidose und Therapie mit inotrop wirksamen Substanzen kann den Sauerstofftransport nach Herz-Lungen-Wiederbelebung verbessern.

Trotz der oft erwähnten Reduktion von Q_T durch intermittierende Überdruckbeatmung haben wir selten eine Verstärkung der Hypoxämie, häufig jedoch eine Verbesserung von PaO_2 durch IPPV beobachten können [5].

Wir begrenzen wenn möglich, die Beatmung mit 100% Sauerstoff auf die ersten 12 Std der Erholungsphase, weil danach die nicht konsolidierten Lungenabschnitte durch die hohe Sauerstoffkonzentration der Einatemluft geschädigt werden können.

Zusammenfassung

Patienten nach Herz-Lungen-Wiederbelebung zeigten fast immer schwere Hypoxämie mit erhöhter alveolaer-arteriellen Sauerstoffspannungsdifferenz, sogar während Überdruckbeatmung mit 100% Sauerstoff und metabolische Acidose. Daher wurde der Sauerstofftransport nach Herz-Lungen-Wiederbelebung von Asystolie und Kammerflimmern im Experiment an 30 Hunden untersucht. Das Herzminutenvolumen war nach der Reanimation um 40–50% vermindert, der arterielle Sauerstoffgehalt um 1–2 Vol.-% abgesunken und der pH von 7,40 auf 7,03 nach Wiederbelebung von Asphyxie und 7,07 nach Kammerflimmern abgefallen. Die pulmonale Kurzschlußblutmenge stieg von 5% vor dem Experiment auf 16% nach der Wiederbelebung an. Ein Anstieg des physiologischen Totraumes von 46% auf 57% wurde beobachtet. Aus den angegebenen Daten ließ sich eine Verminderung des Sauerstofftransportes nach Herz-Lungen-Wiederbelebung um 50–60% innerhalb einer vierstündigen Beobachtungszeit ermitteln.

Summary

Almost all patients observed following cardiopulmonary resuscitation demonstrated severe hypoxemia with increased alveolar-arterial PO_2 gradient, even during IPPV/100% O_2, and metabolic acidosis. We therefore studied the oxygen transport after resuscitation from asystole and ventricular fibrillation in 30 dogs. Cardiac output decreased to 40–50% of control values after reanimation, CaO_2 decreased by 1–2 Vol.-%, and pHa decreased to 7.03 after resuscitation following asphyxia and to 7.07 following fibrillation. The pulmonary right-to-left shunt increased from 5% prior to the arrest to 16% following resuscitation. There was an increase in physiologic deadspace from 46 to 57%. Oxygen transport thus was reduced 50–60% within 4 hours following resuscitation.

Literatur

1. MacKenzie, G. J., D. C. Flenley, and S. H. Taylor: Circulatory and Respiratory Studies in Myocardial Infarction and Cardiogenic Shock. Lancet ii, 825 (1964).
2. Aviado, D. M.: The Lung Circulation (Volumes I and II). Pergamon Press 1965.
3. Gilston, A.: Clinical and Biochemical Aspects of Cardiac Resuscitation. Lancet ii, 1039 (1965).
4. Nunn, J. F., and J. Freeman: Problems of Oxygenation and Oxygen Transport During Hemorrhage. Anesthesia 19, 206. (1964).
5. Smith, J., J. Pennincks, S. Kampschulte, and P. Safar: Need for Oxygen Enrichment in Myocardial Infarction, Shock and Following Cardiac Arrest. Acta Anesthesiologica Scandinavica International Symposium on Emergency Resuscitation. Acta anaesth. Scandinav. 1968, Suppl. XXIX.
6. Safar, P. (Editor): Respiratory Therapy. F. A. Davis Co. Pennsylvania: Philadelphia 1965.

Vermeidung von Hypoxämie und Acidose beim Atemstillstand

Von **R. Schorer**

Aus der Anaesthesie-Abteilung der Universitäts-Kliniken Göttingen
(Leiter: Prof. Dr. J. STOFFREGEN)

Die Lunge steht lebensnotwendig in ständig sich erneuerndem direkten Kontakt mit der äußeren Umwelt. Ihre Aufgabe als Ventilator des Blutes kann sie auf die Dauer nur durch Atembewegungen erfüllen.

Beim Atemanhalten – um z. B. das Eindringen von schädlichen Medien in die Lunge zu verhindern – kann, im nunmehr geschlossenen System, nur für kurze Zeitperioden ein ausreichender Gasaustausch stattfinden. Zu diagnostischen und therapeutischen Eingriffen an den Luftwegen – wie Bronchographie oder Bronchoskopie – ist es aber gelegentlich erforderlich, die Atembewegungen für mehrere Minuten auszuschalten. Ohne Atembewegungen nimmt in atmosphärischer Umgebung in kürzester Zeit der O_2-Gehalt im Körper bedrohlich ab, und die CO_2-Konzentration steigt rasch an.

In der Abb. 1 sind die Veränderungen im arteriellen pO_2, pCO_2 und pH während 2 min Atemstillstand nach vorheriger Luftatmung dargestellt. Den begrenzenden Faktor für die Apnoezeit bildet dabei die Hypoxämie. Bereits nach 2 min fällt der arterielle O_2-Druck in den Bereich der bedrohlichen Hypoxie ab. Der CO_2-Druck steigt in dieser Zeit um 9 mmHg, während der pH-Wert um 0,06 Einheiten fällt.

Die Hypoxämie bei Atemstillstand kann durch „apneic (diffusion) oxygenation", sog. Diffusionsatmung, erfolgreich über mehr als eine halbe Stunde verhindert werden. Dazu müssen lediglich die Lungen mit O_2 gefüllt und an ein O_2-Reservoir angeschlossen sein.

Der Erfolg einer Diffusionsatmung hängt von der Höhe des O_2-Anteiles ab, die beim Füllen der Luftwege mit O_2 erreicht wird. Die dazu erforderliche Zeit hängt von der Art des Gases ab, welches auszuwaschen ist.

In der Abb. 2 ist der arterielle O_2-Druckanstieg während O_2-Beatmung im halboffenen System nach vorheriger Luft- bzw. Lachgasatmung (78 % $N_2O + O_2$) dargestellt. Die Elimination des inerten Stickstoffs gegenüber Lachgas gelingt schneller: nach 15 min N_2-Elimination erreicht der arterielle O_2-Druck über 500 mmHg, in der gleichen Zeit bei N_2O-Elimination über

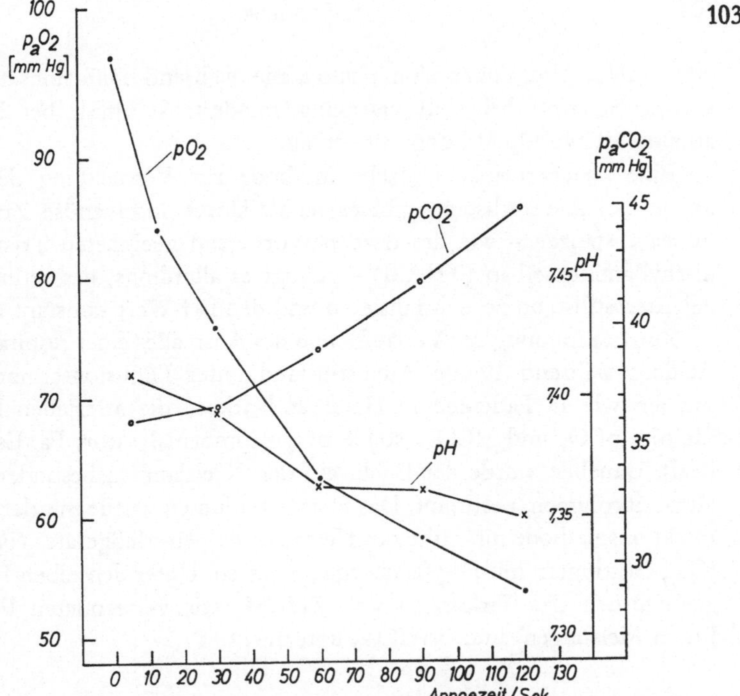

Abb. 1. Mittelwerte (5 Patienten) der Veränderungen von pO_2, pCO_2 und pH im arteriellen Blut während 2 min Atemstillstand durch Pentothal und Succinylcholin nach Luftvoratmung

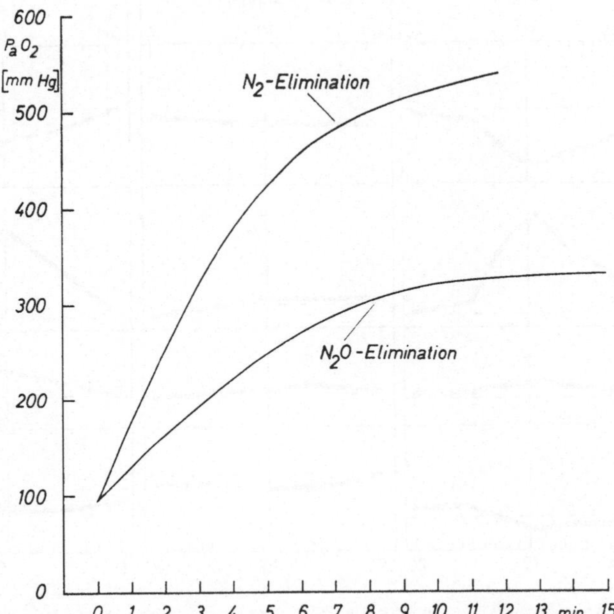

Abb. 2. Mittlerer arterieller O_2-Druckanstieg während O_2-Beatmung im halboffenen System nach Luft- und Lachgas-Voratmung (78% $N_2O + O_2$). (Je 4 Patienten)

300 mmHg. Um sicher eine Hypoxämie während Diffusionsatmung zu vermeiden, sind bei Luftvoratmung mindestens 3 min, bei N_2O-Voratmung 10 min O_2-Atmung notwendig.

Eine gleichermaßen einfache Methode zur Vermeidung der Hyperkapnie bei Atemstillstand gibt es nicht. Durch intravenöse Zufuhr von Puffersubstanzen – wie des dazu hervorragend geeigneten Tris(hydroxymethyl)aminomethan (THAM) – gelingt es allerdings, das retinierte CO_2 bei Atemstillstand zu neutralisieren und den pH-Wert konstant zu halten.

Zur Bestimmung des Verlaufes und des Ausmaßes einer respiratorischen Acidose während 10 min Atemstillstand unter Diffusionsatmung untersuchten wir an Patienten in Halothan-Narkose die arteriellen Blutwerte für pH, pCO_2 und HCO_3^-, sowie pO_2 (Combianalysator, Fa. Eschweiler, Kiel). Daneben wurde der Effekt auf den Kreislauf, insbesondere auf das Herzzeitvolumen, bestimmt. Das Herzzeitvolumen wurde mit der Thermo-Injektionsmethode mit Hilfe des Herzzeitvolumen-Meßgerätes (Fa. Fischer KG., Göttingen) mit Digitalanzeige gemessen. Unter denselben Bedingungen wurden die Wirkungen von THAM (wir verwendeten Pehanorm, Braun Melsungen) und $NaHCO_3$ untersucht.

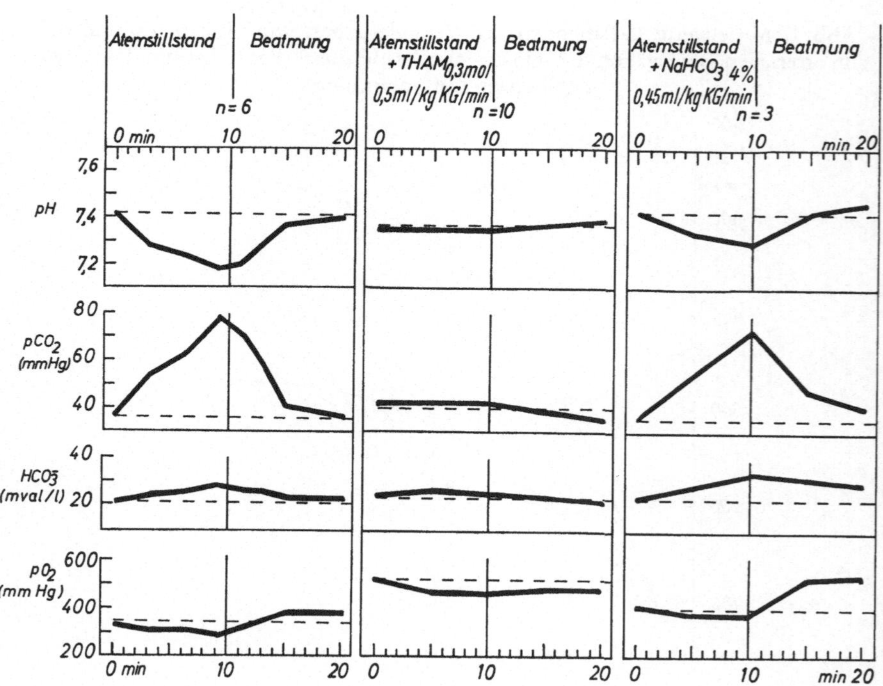

Abb. 3. Verhalten arterieller Blutwerte pH, pCO_2, HCO_3^- und pO_2 bei 10 min Atemstillstand mit Diffusionsatmung und anschließender Beatmung, sowie bei Infusion von THAM und $NaHCO_3$

Die Abb. 3 zeigt im linken Abschnitt das durchschnittliche Verhalten der arteriellen Blutgaswerte von 6 Patienten während 10 min Atemstillstand unter Diffusionsatmung und anschließender kontrollierter Beatmung. Während 10 min Atemstillstand kommt es zu einer sich linear entwickelnden schweren respiratorischen Acidose; pH-Abnahme bis zu 7,18 (entsprechend 0,025 pH-Einheiten pro Apnoe-Minute); pCO_2-Anstieg auf 80 mmHg (das sind 4 mmHg pro Apnoe-Minute), bei geringem HCO_3^--Anstieg. Der durch kurzfristige O_2-Atmung auf über 350 mmHg erhöhte O_2-Druck nimmt dabei geringfügig ab. Durch kontrollierte Beatmung kehren die Werte rasch zur Norm zurück.

Im mittleren Abschnitt ist der durchschnittliche Effekt von THAM bei 10 Patienten dargestellt. Durch Infusion von THAM kommt es während Atemstillstand zu keinen Veränderungen im Sinne einer respiratorischen Acidose, lediglich HCO_3^- steigt geringfügig an. Um diesen Puffereffekt zu erreichen, waren 0,5 ml/kg KG/Apnoeminute einer 0,3-molaren Lösung notwendig. Die Menge ist geringfügig größer, als die für eine normale CO_2-Abgabe (182 ml/min) errechnete Menge von ca. 0,43 ml/kg KG/Apnoeminute.

Im rechten Abschnitt ist die geringe therapeutische Wirkung von $NaHCO_3^-$, gemessen an 3 Patienten, dargestellt. Der pH-Wert nimmt infolge zu geringer Pufferwirkung des $NaHCO_3$ bei nicht vorhandener CO_2-Elimination nahezu im gleichen Maße ab, wie bei unbehandeltem Atemstillstand. Der CO_2-Druck steigt unbeeinflußt an.

In der nächsten Abbildung (Abb. 4) sind die Wirkungen der Diffusionsatmung ohne und mit den genannten Puffern auf die wichtigsten Kreislaufgrößen in absoluten Werten dargestellt. Die auffallendsten Veränderungen sind: in der Gruppe Diffusionsatmung ohne Puffer (links) ein Herzzeitvolumen- und Schlagvolumen-Anstieg bei Verminderung der Herzfrequenz; in der Gruppe Diffusionsatmung + THAM (Mitte) ein geringer Herzzeitvolumen- und Schlagvolumen-Anstieg bei unveränderter Herzfrequenz; und in der Gruppe Diffusionsatmung + $NaHCO_3$ (rechts) eine starke Herzfrequenz-Zunahme mit geringer Herzzeitvolumen-Steigerung infolge Schlagvolumen-Abnahme.

In der Abb. 5 sind die Ergebnisse zur übersichtlichen Einordnung in den Säure-Basen-Status in das von HEISLER u. SCHORER dargestellte Säure-Basen-Nomogramm eingetragen. Die Grundlage des Nomogramms bildet die graphische Darstellung der Henderson-Hasselbalchschen Gleichung. Im pH-HCO_3^--Koordinatensystem sind die Kurven für Buffer-Base (BB) und Base-Excess (BE) mit einer Normalpufferlinie eingetragen.

Erkennbar ist die Entwicklung einer reinen respiratorischen Acidose bei Atemstillstand entlang der Normalpufferlinie. Bei diesen Veränderungen ist eigentlich die Indikation zur Beatmung gegeben, durch welche die Werte zur Norm zurückzubringen sind.

Bei erforderlichem Atemstillstand aber, kann durch THAM die Entwicklung einer respiratorischen Acidose verhindert werden. $NaHCO_3^-$ eignet sich dazu nicht. Zwar kann die pH-Veränderung bei Atemstillstand schwach gebremst werden, der CO_2-Druck steigt aber unverändert an. Dabei wird im Verlauf eine renale Kompensation einer respiratorischen Acidose nachgebildet und ist in 10 min Beatmung nicht voll zu korrigieren; es bleibt eine metabolische Alkalose.

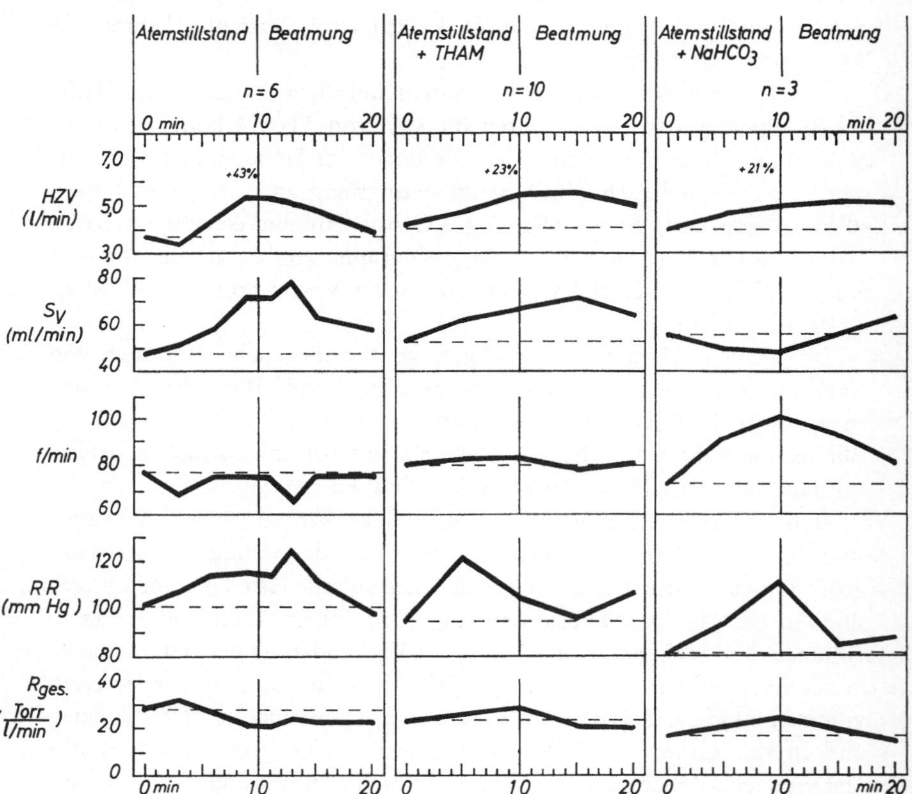

Abb. 4. Wirkung des Atemstillstandes und anschließender Beatmung auf das Herzzeitvolumen (*HZV*). Schlagvolumen (*SV*), Herzfrequenz (*f*), mittlerer arterieller Blutdruck (*RR*) und Gesamtkreislaufwiderstand (R_{ges})

Zusammenfassend stellen wir aus unseren Ergebnissen fest, daß THAM zur Verhinderung einer respiratorischen Acidose bei Atemstillstand, sowie natürlich auch bei nichtmöglicher adäquater spontaner oder künstlicher Ventilation hervorragend geeignet ist und auch bei rascher Infusion zu keinen unerwünschten Nebenwirkungen, insbesondere auf den Kreislauf, führt.

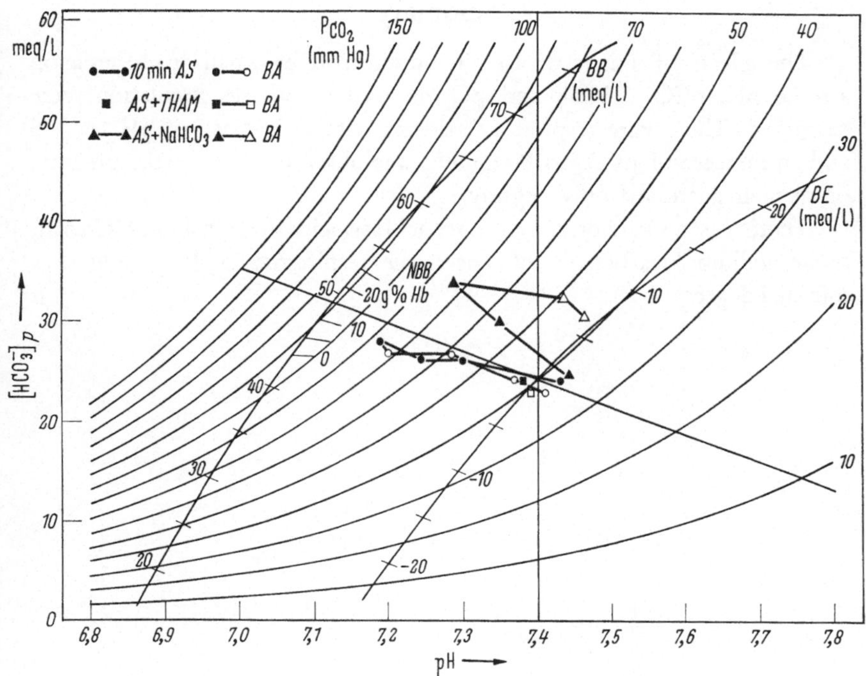

Abb. 5. Darstellung der Veränderung bei 10 min Atemstillstand (*AS*) mit und ohne Puffer und anschließender Beatmung (*BA*) im Säure-Basen-Nomogramm nach HEISLER-SCHORER

Für eine begrenzte Zeit – im Hinblick auf den Atemstillstand an sich aber erstaunlich lange – können durch Diffusionsatmung und THAM-Infusion die bedrohlichen Komplikationen des Atemstillstandes, nämlich Hypoxämie und Acidose, verhindert werden.

Zusammenfassung

In Halothannarkose wurden während 10 min Diffusionsatmung die arteriellen Blutwerte für pH, pCO₂, HCO₃⁻ und pO₂ untersucht, sowie die Wirkung auf den Kreislauf. Unter denselben Bedingungen wurden die Wirkungen von THAM und NaHCO₃ verglichen.

Es entwickelt sich unter diesen Versuchsbedingungen eine schwere respiratorische Acidose mit Abnahme des pH und Erhöhung des pCO₂. Der O₂-Druck nimmt gering ab. Unter THAM-Infusion kommt es nicht zu Veränderungen im Sinne einer respiratorischen Acidose, während die Wirkung von NaHCO₃ sehr gering ist.

Summary

The effects of apneic of 10 min duration in halothan anaesthesia on arterial pH, pCO_2, HCO_3^- and pO_2 as well as on the circulation were examined. The severe respiratory acidosis with a decrease of pH to 7.18 and an increase of pCO_2 to 80 mmHg was observed. The partial pressure of oxygen decreased only slightly.

There was no sign of a respiratory acidosis with the infusion of THAM, while sodium bicarbonate influenced the respiratory acidosis only to a minimal degree.

Zur Sauerstoffversorgung des Gehirns beim Hirnödem

Von **K. Schmidt**

Aus der Neurochirurgischen Universitäts-Klinik Freiburg im Breisgau
(Direktor: Prof. Dr. T. Riechert)

Wir haben in den vorangegangenen Vorträgen sehr viel grundsätzliches über die Sauerstoffversorgung des Gehirns gehört, und ich möchte als Neurochirurg etwas dazu sagen. Beim Hirnödem ist die Sauerstoffversorgung des Gehirns ein Spezialproblem, weil durch Betroffensein von vegetativen Steuerungszentren – die für die Regulation der Sauerstoffversorgung des Gehirns wesentlich sind – Störungen der Sauerstoffversorgung auftreten können.

Ein solcher Rückkopplungsmechanismus zwischen gestörter Hirnfunktion und gestörter Lungenfunktion im Sinne einer zentrogenen Verteilungsstörung – über den ich bereits früher berichtet habe (Schmidt 1964, 1965, 1966) – gewinnt klinisch an Bedeutung, seit wir mehr Einblick in die Vorgänge haben.

Wir übersehen jetzt blutgasanalytische Messungen an annähernd 200 Patienten zu über 600 verschiedenen Zeitpunkten prae-, intra- und postoperativ ohne und mit Sauerstofftherapie und -beatmung. Ich kann nur ganz wenige Punkte dieser ausgedehnten Untersuchungen herausgreifen.

Bei diesen Hirntumor-Patienten mit Hirnödem finden wir – in Abhängigkeit vom Lebensalter und vom Schweregrad der cerebralen Erkrankung – eine arterielle Hypoxie, bei Großhirnprozessen meist mit Hypokapnie und hohem Atemzeitvolumen, bei Kleinhirnprozessen häufig arterielle Hypoxie mit Hyperkapnie und vermindertem Atemzeitvolumen.

Tabelle 1. *Sauerstoffpartialdruck im arteriellen ($P_{O_2 a}$) und hirnvenösen ($P_{O_2 bvj}$) Blut bei neurochirurgischen Patienten mit Hirnödem ($N = 131$) $\bar{x} \pm s = $ Mittelwert und Standardabweichung in Torr*

	Gesamtgruppe	Verstorben	Signifikanz
$\bar{x} \pm s$ $P_{O_2 a}$	$68,7 \pm 11,7$	$61,9 \pm 13,0$	xxx
$\bar{x} \pm s$ $P_{O_2 bvj}$	$34,7 \pm 6,7$	$33,9 \pm 7,5$	—

Bei Patienten mit Hirnödem, die später verstorben sind, lag der arterielle Mittelwert bei $61,9 \pm 13,0$ Torr, die arteriellen Sauerstoff-Partialdrucke streuen aber häufig bis unter 40 Torr. Die altersgemäße Norm nach Loew und Thews würde bei 80 Torr liegen.

Der hirnvenöse Sauerstoff-Partialdruck – entnommen aus dem Bulbus venae jugularis – ist nicht so niedrig, wie wir nach dem arteriellen Druck erwarten würden. Trotz Hirndruck, trotz Hypokapnie und Blutalkalose finden sich Werte dicht unter der Norm von 36 Torr. Dies Fehlen einer wesentlichen venösen Hypoxie läßt die Frage stellen, welche Bedeutung die arterielle Hypoxie und Hypokapnie für die – im Hinblick auf die Hirnfunktion – so wichtigen Sauerstoffaufnahme und Hirndurchblutung beim

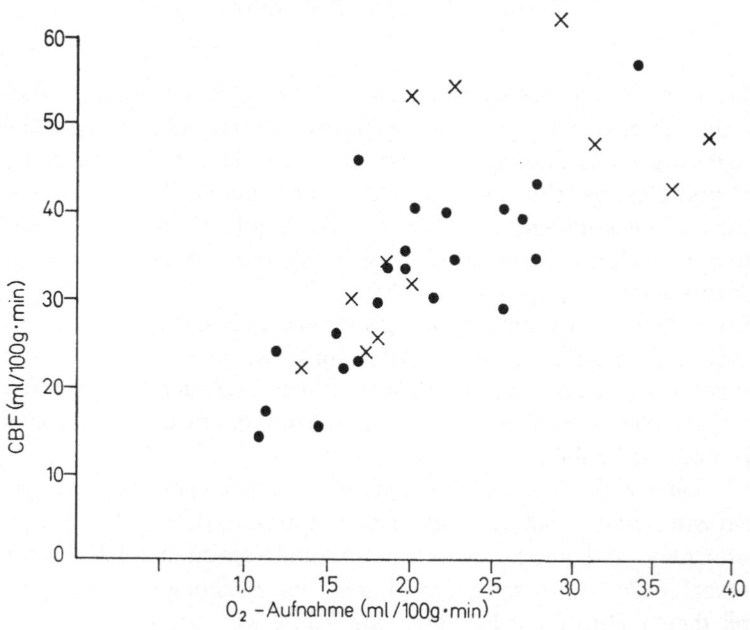

Abb. 1. Korrelation zwischen Hirndurchblutung und Hirnsauerstoffaufnahme bei 35 neurochirurgischen Patienten mit Hirnödem in der akuten postoperativen Phase. Methode Kety und Schmidt. *CBF* = Hirndurchblutung in ml/100 g/min, O₂-Aufn. = Hirnsauerstoffaufnahme in ml/100 g/min, x = Tracheotomierte, ● = Nichttracheotomierte

Hirnödem haben. Diese Frage ist nicht ohne weiteres und am besten noch klinisch zu beantworten.

Bei 37 Patienten mit Hirnödem haben wir gleichzeitig neben den hirnvenösen und arteriellen Blutgasen die Hirndurchblutung und die Hirnsauerstoffaufnahme nach Kety und Schmidt, das Blutvolumen, das Herzzeitvolumen, Blutdruck und EEG untersucht.

Wir finden ganz regelmäßig z. T. eine erheblich unter der Norm liegende Hirndurchblutung (normal 55–60 ml/100 g/min) und Hirnsauerstoffaufnahme (normal 3,6–3,8 ml/100g/min). Nur bei sehr niedrigen Werten ist die Korrelation zwischen der Sauerstoffaufnahme und Durchblutung eng, je höher die Werte liegen, um so lockerer wird die Korrelation, d. h., daß wir nicht einmal aus der Hirndurchblutung auf die Höhe der Hirnsauerstoffaufnahme und damit auf die Höhe des Hirnstoffwechsels und die Hirnfunktion schließen können.

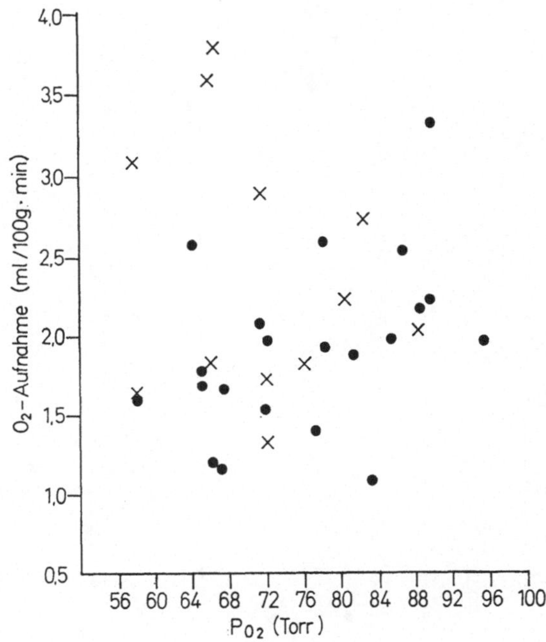

Abb. 2. Korrelation zwischen Hirnsauerstoffaufnahme und arteriellem Sauerstoffpartialdruck. Übrige Legende: Patientengut und Methode entsprechen Abb. 1. $P_{O_2\,a}$ = Sauerstoffpartialdruck im arteriellen Blut (A. femoralis) in Torr

Noch weniger läßt die Korrelation zwischen Hirnsauerstoff-Aufnahme und arteriellem Sauerstoff-Partialdruck einen sicheren Einfluß der arteriellen Hypoxie auf die Hirnsauerstoff-Aufnahme erkennen, wenn auch bei erniedrigten Sauerstoffdrucken die verminderten Sauerstoffaufnahmen überwiegen. Die Sauerstoffaufnahme des Gehirns unterliegt zahlreichen Einflüssen, so daß die Korrelation zum $P_{O_2\,a}$ verwischt wird.

Beispielsweise besteht zwischen Hirndurchblutung und Gesamtblutvolumen – mit chromierten Erythrocyten gemessen – besonders im Bereich der niedrigen Blutvolumina eine erkennbare Korrelation im Sinne einer erniedrigten Hirndurchblutung bei vermindertem Blutvolumen.

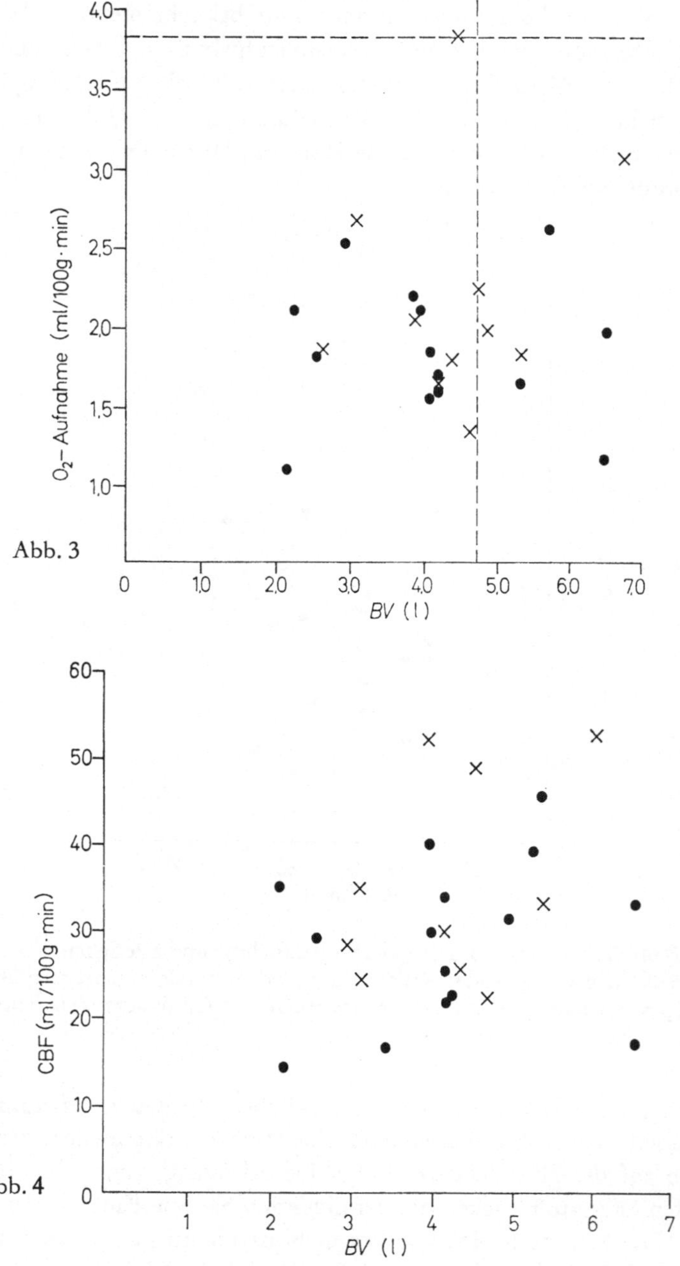

Abb. 3 u. 4. Korrelation zwischen Hirndurchblutung bzw. Hirnsauerstoff-aufnahme und Blutvolumen. Übrige Legende: Patientengut und Methode wie Abb. 1. Blutvolumenbestimmung mit ^{51}Cr-markierten Erythrocyten („Signette" und „Volemetron"). Übrige Legende: Patientengut und Methode wie Abb. 1. BV = Blutvolumen in l

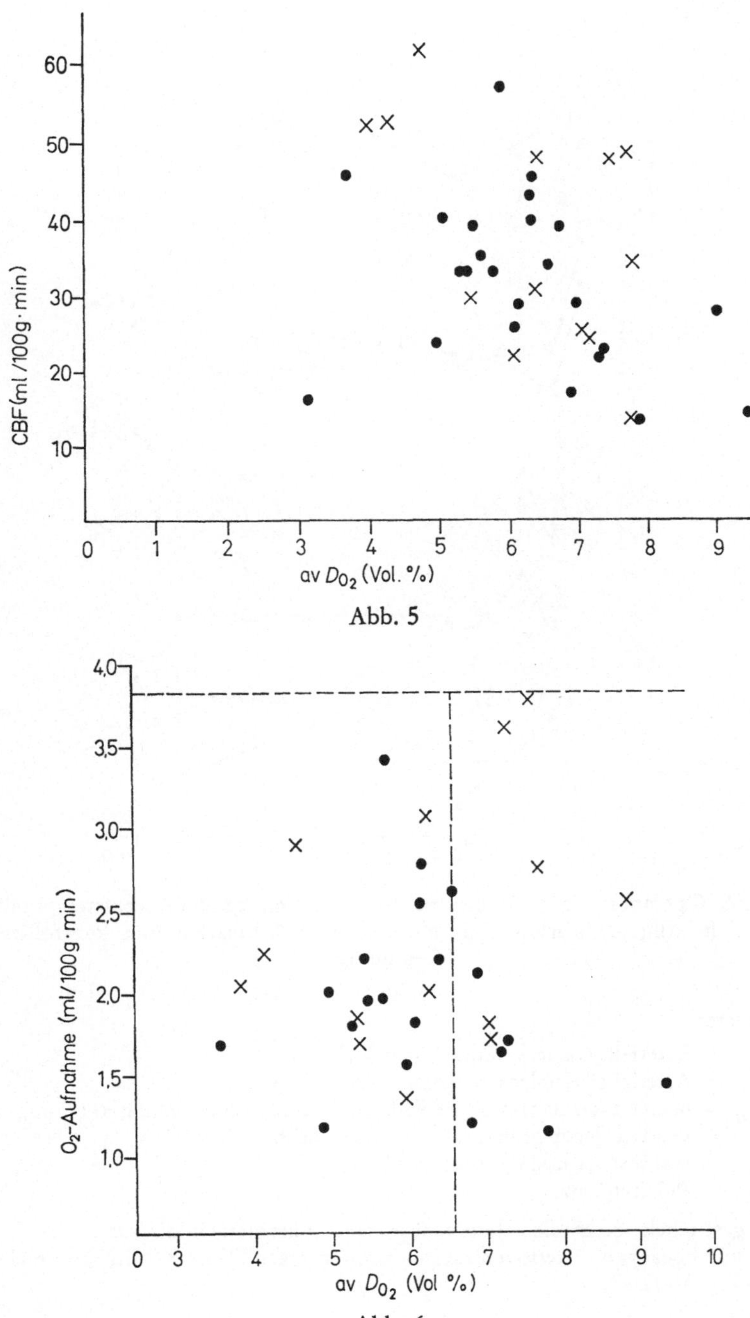

Abb. 5 u. 6. Korrelation zwischen Hirndurchblutung bzw. Hirnsauerstoffaufnahme und arteriovenöser Sauerstoffvolumendifferenz. Übrige Legende: Patientengut und Methode wie Abb. 1

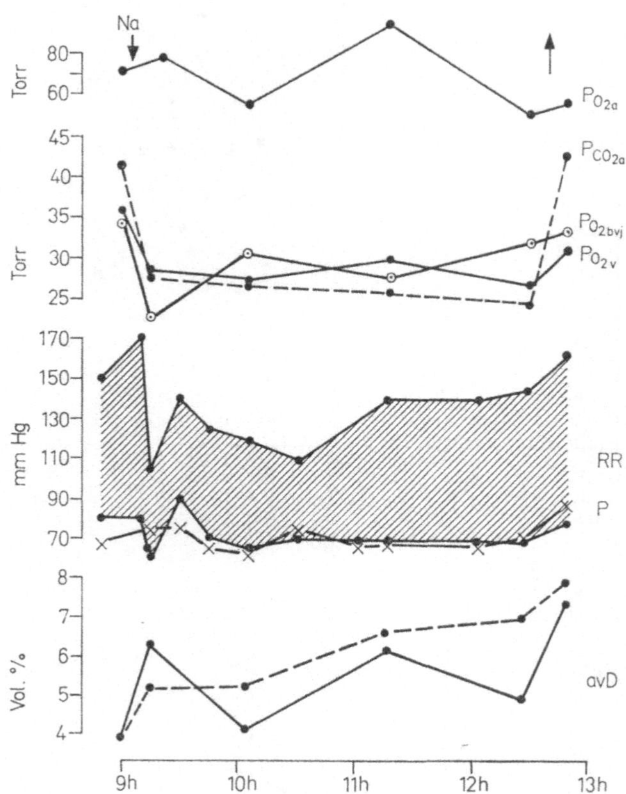

Abb. 7. Operation eines 60jährigen Patienten mit großem rechtstemporalem Gliom in Allgemeinnarkose mit intratrachealer Intubation und kontrollierter Beatmung

Ordinate:

P_{O_2a} = Arterieller Sauerstoffpartialdruck (Torr),
P_{CO_2a} = Arterieller Kohlensäurepartialdruck (Torr),
P_{O_2bvj} = hirnvenöser Sauerstoffpartialdruck (Bulbus venae jugularis) (Torr),
P_{O_2v} = venöser Sauerstoffpartialdruck (re. Vorhof),
RR = systolischer und diastolischer Blutdruck,
P = Pulsfrequenz,

avD gestrichelt: cerebrale arteriovenöse Sauerstoffvolumendifferenz,
avD durchgezogen: arteriovenöse Sauerstoffvolumendifferenz (Mischblut rechter Vorhof).

Abszisse: Uhrzeit, Na = Narkoseeinleitung ↓ und Narkoseende ↑.
Narkose mit 250 mg Trapanal, 60 mg Lysthenon, Intubation, kontrollierte Beatmung mit 12,5 l/min O_2/N_2O im Verhältnis 1:21 und 0,5 % Fluothane.
Blutverlust (gesamt) 500 ml, Blutzufuhr 1500 ml + 250 ml Serumkonserve.

Zwischen Blutvolumen und Sauerstoffaufnahme des Hirns besteht wiederum keine Korrelation, durch zuviele andere Faktoren, die das Bild verwischen. Ähnlich ist es mit der $avD\,O_2$.

Zwischen Hirndurchblutung und $avD\,O_2$ besteht eine schwache negative Korrelation, bei erniedrigter Hirndurchblutung finden sich gehäufte hohe arterio-venöse Sauerstoffdifferenzen.

Zwischen O_2-Aufnahme und $avD\,O_2$ ist jedoch praktisch keine erkennbare Korrelation vorhanden. Erst wenn man sehr viele Korrelationen rechnet – wir haben über 2 Dutzend verschiedene auch klinische Parameter statistisch geprüft – dann sieht man, daß der arteriellen Hypoxie – neben anderen Größen – eine oft entscheidende klinische Bedeutung für die Hirnsauerstoffaufnahme zukommt.

Wenn wir diese eben skizzierten Zusammenhänge beachten, muß uns die folgende Abbildung nachdenklich stimmen, ob wir uns in der klinischen Praxis stets richtig verhalten.

Sie zeigt einen durchaus nicht extremen Verlauf bei einer Hirnoperation in Barbiturat-Lachgas-Fluotan-Narkose.

Die Spielbreite ist sehr groß, aber diese Abbildung soll einen relativ typischen Verlauf ohne Extremwerte zeigen; es war ein 60jähriger Patient mit einem großen Temporaltumor (Gliom) rechts. Vor, während und nach Narkose findet sich ein wechselnder, z. T. stark erniedrigter arterieller Sauerstoffdruck. Nach Narkoseeinleitung wird der Patient recht gleichmäßig mit dem Spiromat mäßig hyperventiliert (12,5 l/min N_2O/O_2 2:1 l), wie aus dem deutlichen Abfall und den bis Narkoseende gleichmäßig niedrigen Werten des P_{CO_2a} hervorgeht. Unter der Beatmung sinkt auch der Sauerstoff-Partialdruck im rechten Vorhof erheblich ab und steigt erst nach Narkoseende wieder etwas an, aber nicht bis zum Ausgangswert. Der hirnvenöse Sauerstoff-Partialdruck sinkt nach Narkoseeinleitung aus noch fast normaler Höhe bis tief in den Bereich der Umstellungsreaktion und in die Nähe der bei Gesunden kritischen 19 Torr (GÄNSHIRT). Im weiteren Verlauf bewegen sich jedoch die Werte – trotz anhaltender Hyperventilation – in der Indifferenzzone zwischen 28 und 35 Torr. Der postnarkotische P_{CO_2}-Anstieg läßt praktisch keine Wirkung auf den P_{O_2bvj} erkennen. Die kurzfristigen initialen Blutdruckschwankungen nach Narkoseeinleitung sind – vom Blutdruck her betrachtet – nicht als ungewöhnlich oder besorgniserregend anzusehen. Dennoch ist dieser gering erscheinende Blutdruckabfall von einer Verminderung der Kreislaufleistung – sichtbar an der avD_{O_2} für das venöse Mischblut – begleitet, der ernst zu nehmen ist. Durch die Eigenregulationsfähigkeit des Gehirns kann ein Teil der Gesamtkreislaufverschlechterung, die auch im Abfall des P_{O_2bvj} sichtbar ist, in der $abvj\,D_{O_2}$ teilweise kompensiert werden. Auch im weiteren Verlauf folgt die $abvj\,D_{O_2}$ nur angedeutet der avD und damit der Gesamthaemodynamik. Die $abvj\,D_{O_2}$ steigt aber bis zum Ende der

Narkose kontinuierlich auf über 8 Vol.-% in stark pathologische Be-
reiche an (normal 6,6 – beim Hirnödem 5,8 Vol.-%). Es findet sich bei
dieser Narkose also eine nach den Narkosegasen unerwartete arterielle
Hypoxie und – aus der abvj D_{O_2} zu vermuten – eine relative Verminderung
der Hirndurchblutung auf ca. die Hälfte des Ausgangswertes, die aus den

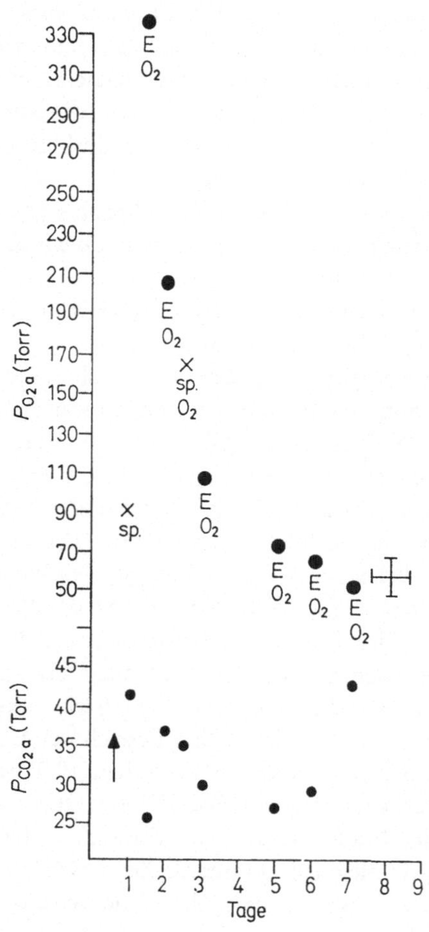

Abb. 8. Operation eines 17jährigen Mannes mit kirschgroßem Pinealom (Op.
Prof. He.). Komplikation durch Tamponade des 3. Ventrikels (autopt.) mit
schwerer vegetativer Dysregulation und Bewußtlosigkeit nach dem 3. postop. Tag.
Exitus let. am 8. Tag.

Ordinate: $P_{O_2 a}$ = arterieller Sauerstoffpartialdruck (Torr),
           $P_{O_2 a}$ = arterieller Kohlensäurepartialdruck (Torr),
           sp   = Spontanatmung (Luft),
           E O_2 = Engströmbeatmung mit Luft: O_2 im Verhältnis 1:1,
Abszisse: Tage postoperativ.

üblichen Kontrollen des Pulses, des Blutdruckes und des Atemzeitvolumens sowie der Narkosegase nicht erkennbar sind. Diese Veränderungen der Hirnsauerstoffversorgung können uns im Hinblick auf die beim Hirnödem gestörte Hirnatmung nicht gleichgültig lassen.

Ein zweiter klinisch wichtiger Punkt ist die arterielle Hypoxie. Wir haben die Konsequenz gezogen und beatmen seit 2 Jahren unsere Patienten mit Sauerstoff-Luftgemisch 1:1 postoperativ prophylaktisch, und zwar nicht

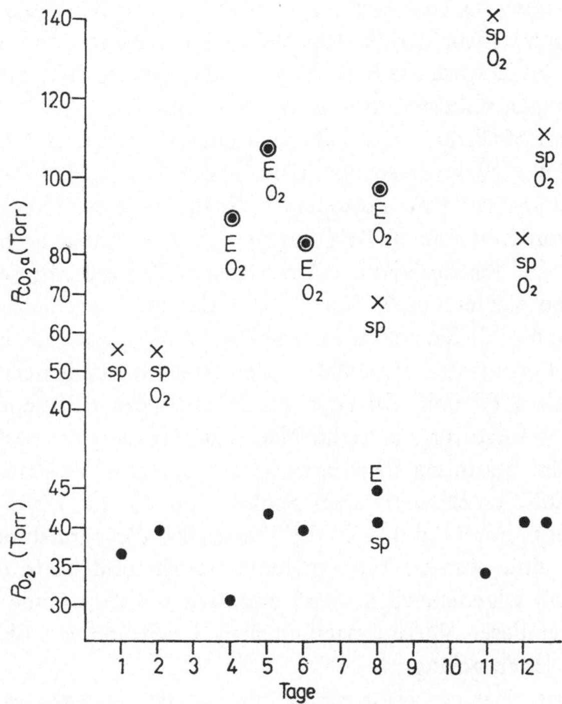

Abb. 9. Operation eines 57jährigen Mannes mit gut hühnereigroßem Olfaktoriusmeningeom (Op. OA Schm.). Starke Verdrängung des Zwischenhirns. Stärkste Adipositas. Geheilt entlassen.
sp O_2 = Spontanatmung mit 5 l/min Sauerstoff in die Trachealkanüle. Übrige Legende entsprechend Abb. 8

nur Kleinhirnpatienten mit vermindertem AMV, sondern auch Großhirnoperierte mit Hyperventilationssyndrom, um höhere alveoläre Sauerstoffdrucke zu erzielen. Die Indikation dazu ist teils klinisch, teils blutgasanalytisch. Hierzu zwei Beispiele mit differentem Verlauf.

Ein 17jähriger Mann mit einem Pinealom, das ausnahmsweise operiert und nicht nur palliativ behandelt wurde, der im Anschluß an die Operation vegetative Dysregulationsstörungen – als Folge einer Ventrikeltamponade des 3. Ventrikels durch Sickerblutung aus dem Wundbett – entwickelte. Bei Spontanatmung ist der arterielle Druck etwa normal, wegen der zu erwartenden Lungenfunktionsstörung dennoch prophylaktische Beatmung: zuerst sehr guter Sauerstoffdruck im arteriellen Blut mit über 330 Torr, unter der Beatmung kommt es zur Verschlechterung des cerebralen Zustandbildes durch die Tamponade des 3. Ventrikels; damit parallel geht eine Verminderung des Sauerstoff-Partialdruckes unter 50%iger Sauerstoffbeatmung mit dem Engström einher; am 7. postoperativen Tag werden arteriell nur noch 53 Torr erreicht, jetzt steigt auch der P_{CO_2} an und am nächsten Tag verstirbt der Patient. Bei dieser massiven und anhaltenden Schädigung im Hirnstammbereich war die Entwicklung der letztlich deletären Lungenfunktionsstörung nicht aufzuhalten.

Bei diesem 56jährigen, sehr übergewichtigen Patienten hatten wir ein hühnereigroßes Olfaktoriusmeningeom – das bis in das Zwischenhirn reichte – operativ entfernt. Postoperativ ist der Sauerstoffdruck bei Spontanatmung von Luft mit 56 Torr unzureichend, er erhält deshalb 5 l/min Sauerstoff in die Trachealkanüle. Am nächsten Tag erreicht der P_{O_2a} mit Sauerstoffgabe wieder nur 55 Torr. Unter der nun anschließenden Engström-Beatmung mit Sauerstoff-Luft 1:1 – die nicht ganz einfach war bei diesem sehr korpulenten Patienten – werden auch nur Sauerstoff-Partialdrucke zwischen 80 und 110 Torr, als Zeichen der anhaltend schweren Lungen-Funktionsstörung erreicht. Nachdem wir über die nächsten kritischen Tage die Beatmung fortgesetzt hatten, hat sich der Patient cerebral sehr gut erholt, er erreichte zum Schluß (am 10.–13. Tag) – auch bei Spontanatmung, mit 5 l/min O_2 in die Trachealkanüle – annähernd normale Werte. Er konnte wenige Tage später aufstehen und ist in sehr gutem cerebralen und allgemeinen Zustand entlassen worden. Ohne Sauerstofftherapie wäre dieser Verlauf nach meinen Erfahrungen wohl kaum zu einem guten Ende gelangt.

Bei unseren jetzt ca. 2jährigen, klinischen Erfahrungen mit der prophylaktischen Beatmung mit Sauerstoffzusatz können wir sagen, daß wir viele Patienten, von denen wir früher annahmen, daß sie an ihrem Hirntumor zugrunde gehen, heute durch Beatmung retten können oder schwere cerebrale Funktionsstörungen beheben können, weil es sich ganz eindeutig gezeigt hat, daß die Erhöhung der Sauerstoff-Partialdrucke besonders auch über den Normbereich hinaus für die Hirnfunktion eine entscheidende Besserung bringen kann. Es sei aber nicht verhehlt, daß die Beatmung – wie wir dies ja wissen (Schorer) – eine ungünstige Wirkung auf die Haemodynamik im Sinne der Herzzeitvolumenverminderung hat und daß wir bei Spontanatmung derselben Sauerstoffkonzentration wie bei Beatmung, oft bessere P_{O_2a}-Werte erhalten haben.

Vielleicht werden andere Methoden, wie z. B. die hyperbare Therapie, noch bessere Ergebnisse bringen.

Zusammenfassung

Bei 37 Patienten mit Hirnödem wurden hirnvenösen und arteriellen Blutgasen die Hirndurchblutung, die Hirnsauerstoffaufnahme, das Blutvolumen, der Blutdruck und das EEG untersucht. Dabei zeigte sich, daß Hirndurchblutung und Hirnsauerstoffaufnahme regelmäßig unter der Norm lagen. Eine feste Korrelation zwischen Hirnsauerstoffaufnahme und Hirndurchblutung, Pa_{O_2}, sowie Blutvolumen ließ sich nicht feststellen. Bei niedrigem Blutvolumen war die Hirndurchblutung verringert. Die arteriovenöse Sauerstoffdifferenz war bei erniedrigter Hirndurchblutung ebenfalls erhöht. Erst bei statistischer Prüfung der verschiedenen Parameter wurde erkennbar, daß der arteriellen Sauerstoffsättigung eine entscheidende Bedeutung für die Hirnsauerstoffaufnahme zukommt. Die Bedeutung eines ausreichenden arteriellen Sauerstoffpartialdruckes wird anhand von klinischen Beispielen gezeigt.

Summary

The cerebral venous blood gases, the arterial blood gases, the cerebral circulation, the cerebral oxygen uptake, the blood volume, the blood pressure and EEG were examined in 37 patients with cerebral edema. These experiments showed that cerebral circulation and oxygen uptake were reduced in every case. There was no correlation between oxygen uptake and cerebral circulation, as well as Pa_{O_2} and blood volume. The cerebral circulation was decreased in cases with reduced blood volume. The arterial venous oxygen difference was higher by decreased cerebral blood flow. A statistical evaluation of these different facts revealed that under others the cerebral oxygen uptake depends to a great deal on the arterial oxygen saturation. Two clinical cases described show the importance of the sufficient arterial Pa_{O_2}.

Literatur

FROWEIN, R. A., A. KARIMI-NEJAD, u. K. H. EULER: Zbl. Neurochir. **25**, 39 (1964).

GÄNSHIRT, H.: Die Sauerstoffversorgung des Gehirns und ihre Störungen bei der Liquordrucksteigerung und beim Hirnödem. Berlin-Göttingen-Heidelberg: Springer 1957.

KETY, S. S., u. C. F. SCHMIDT: Amer. J. Physiol. **143**, 53 (1945).

LOEW, P. G., u. G. THEWS: Klin. Wschr. **40**, 1093 (1962).

SCHMIDT, K.: Hefte z. Unfallheilkunde H. 87, S. 159–166/Verhandlungen der D. Ges. f. Unfallheilkunde Vers. Versorg. u. Verkehrsmed. XXIX Tgg. Stuttgart 1965. Berlin-Heidelberg-New York: Springer 1966.

— Acta Neurochir. Vol. VII, Fasc. **4** (1964).

— Zur Beeinflußbarkeit der endkapillären Sauerstoffspannung bei Patienten mit Hirnödem. Neurochirurgen-Kongreß 4.–7. 5. 1966, Bad Dürkheim.

SCHORER, R.: Auswirkungen der Atemmechanik auf den Kreislauf. Anaesthesiologie und Wiederbelebung, Bd. 10, Berlin-Heidelberg-New York: Springer 1965.

Zur Beurteilung des Sauerstoffpartialdruckes aus dem hyperämisierten Ohrcapillarblut bei hypoxämischen Zuständen

Von **F. H. Hertle, D. Kafarnik** und **W. Schmidt**

Aus der II. Medizinischen Universitätsklinik und Poliklinik Mainz
(Direktor: Prof. Dr. P. Schölmerich)

Die Mikroelektrodentechnik zur Bestimmung des arteriellen Sauerstoffpartialdruckes aus dem hyperämisierten Ohrcapillarblut [18] hat heute in der Funktionsdiagnostik kardiopulmonaler Störungen einen festen Platz. Vergleichende Messungen zwischen den Ohrcapillarblut-Werten und den intraarteriellen Partialdrucken ergeben eine gute Übereinstimmung [10, 18–20]. Wie für alle Funktionsparameter ist dabei die Kenntnis der Normalwerte von großer Bedeutung. Im besonderen ist dies notwendig, wenn – wie im Falle des arteriellen Sauerstoffpartialdruckes – diese Normalwerte zusätzlich von einer Reihe von Faktoren abhängen und beeinflußt werden.

In Verbindung mit anderen Meßwerten haben wir den arteriellen Sauerstoffpartialdruck an 320 gesunden Probanden im Alter von 9 bis 83 Jahren bei einer standardisierten Abnahmetechnik zu Normalwerten zusammengestellt [5, 7]. In der gezeigten Abbildung sind diese Werte, die fast alle aus Doppelbestimmungen resultieren, in Form eines Streuungsdiagrammes (obere Hälfte der Abbildung) gegen das Alter aufgetragen. Auf folgende Punkte ist hinzuweisen:

1. Der arterielle Sauerstoffpartialdruck zeigt eine Altersabhängigkeit, ein Befund, der auch schon von anderen Untersuchern erhoben wurde [8, 11, 16, 21, 22]. Aus der eingezeichneten Regressionsgeraden, die mit einem Korrelationskoeffizienten von $r = -0,60$[1] statistisch gesichert ist, läßt sich ein Abfall des Sauerstoffdruckes um 0,4 Torr/Jahr errechnen. – In der unteren Hälfte der Abbildung sind um diese Regressionsgerade die Durchschnitte der 5- und 10-Jahresgruppen mit den Standardabweichungen eingezeichnet. Wie man sieht, weichen dabei die Mittelwerte nur gering von der für die gesamte Stichprobe errechneten Beziehung ab. Hinzuweisen

---

[1] $= P < 0,001$.

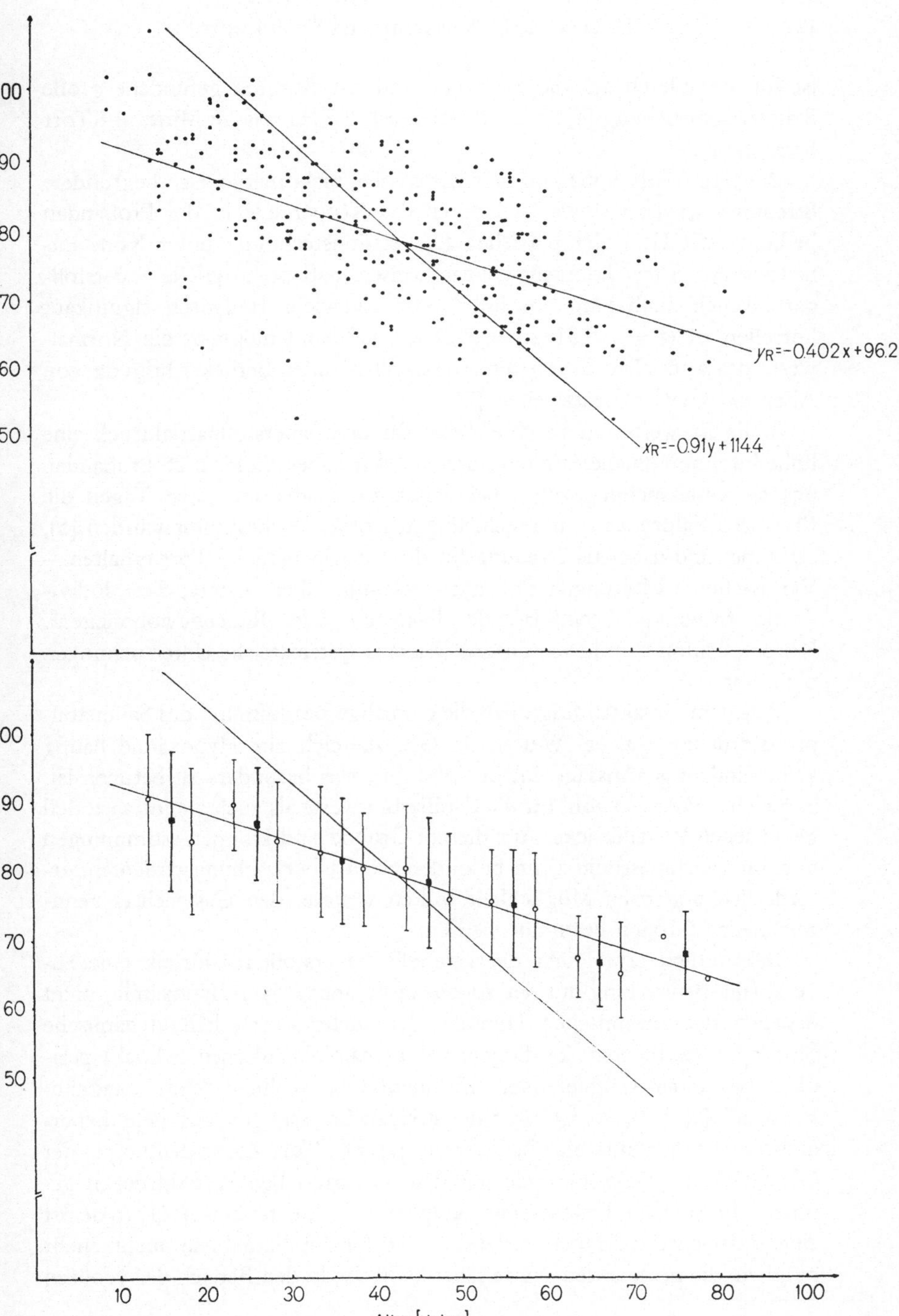

Abb. 1. Die Abhängigkeit des arteriellen Sauerstoff-Partialdruckes vom Alter; obere Hälfte der Abbildung: Streuungsdiagramm der beiden Größen mit den errechneten Regressionsgeraden ($n = 320$); in der unteren Hälfte Durchschnitte der 5- und 10-Jahresgruppen mit Standardabweichungen (die Abszisse gilt für beide Hälften). ⌾ = 5-Jahresgruppe, ▮ = 10-Jahresgruppe

ist im besonderen auf die auch von anderen Autoren gefundene große Standardabweichung [4, 9, 16, 21, 23 u. a.], die bei uns im Mittel ± 8 Torr beträgt.

2. Diese relativ hohe und, wie wir wissen, nicht methodisch begründete Streuung, wird zu einem Teil durch das Körpergewicht des Probanden bedingt. Mit Hilfe der partiellen Korrelationsrechnung unter Konstanthaltung des Alters konnten wir nachweisen, daß der arterielle Sauerstoffpartialdruck auch zum absoluten Körpergewicht statistisch signifikant korreliert ist ($r = -0{,}31$[1], $n = 312$). Es ist damit möglich, die Normalwerte des arteriellen Sauerstoffpartialdruckes unter Berücksichtigung von Alter *und* Gewicht festzulegen [7].

3. Es ist weiter zu beachten, daß für den Sauerstoffpartialdruck eine hohe intraindividuelle Streuung besteht. Wir haben diese an 28 Probanden unseres Untersuchungsgutes, bei denen an 2 oder mehreren Tagen die Blutgaspartialdrucke in unregelmäßigen Abständen bestimmt wurden [5], errechnet und dabei als Streuung für die Einzelperson 7,9 Torr erhalten. – Vergleichbare Messungen sind nicht bekannt. Über weitere, diese individuelle Streuung beeinflussende Faktoren wie Rauchgewohnheiten[2], Körperposition u. a. liegen unseres Wissens systematische Untersuchungen nicht vor.

Aus dem Gesagten folgt, daß die einmalige Bestimmung des Sauerstoffpartialdruckes v. a. bei Werten im Grenzbereich zur Hypoxämie häufig keine eindeutige Aussage zuläßt. Dies gilt, was besonders zu betonen ist, in gleicher Weise sowohl für die Capillarblutwerte als auch die intraarteriell gemessenen Partialdrucke. Aus diesem Grunde sind Doppelbestimmungen und Mehrfachmessungen, im besonderen bei Überwachungspatienten, erforderlich und nach Möglichkeit sollten weitere, den Gaswechsel kennzeichnende Größen bestimmt werden.

Bekanntlich ermöglicht der arterielle Sauerstoffpartialdruck eine zuverlässige Beurteilung nur der sogenannten anoxischen Hypoxämie, nicht dagegen der anaemischen Hypoxie. Ist weiter durch hämodynamische Störungen (z. B. beim kardiogenen oder hämorrhagischen Schock) peripher mit einer stagnierenden Zirkulation zu rechnen (sog. „stagnant hypoxia" [2, 15]), so ist bei Sauerstoffdruckmessungen aus dem hyperämisierten Ohrcapillarblut bei Werten unter 45 Torr Zurückhaltung in der Gleichsetzung dieser Befunde mit den intraarteriellen Partialdrucken geboten. In solchen Fällen einer peripheren zirkulatorischen Hypoxie ist eine ausreichende Hyperämisierung der Ohrcapillargebiete nicht mehr möglich, die gemessenen Werte fallen teilweise in den Bereich der venösen

---

[2] In einer Inaugural-Dissertation von H. Vogel wurde erstmals der Einfluß des Rauchens untersucht und dabei signifikante Unterschiede zwischen Nichtrauchern und chronischen Rauchern erhalten. (Persönliche Mitteilung von Prof. Dr. G. Thews, Physiologisches Institut der Universität Mainz.)

Partialdrucke. Unabhängig davon wissen wir, daß bei schweren Schock-zuständen unterschiedlicher Genese, Thoraxverletzungen, postoperativ und bei ausgedehnten pulmonalen Prozessen vorübergehend intraarteriell extreme Werte unter 40 Torr auftreten können [6, 12, 14 u. a.]. Wie wir gefunden haben, sind hierbei in einzelnen Fällen, im besonderen bei pulmonalen Erkrankungen auch noch Ohrcapillarblutwerte unter 40 Torr repräsentativ. Eine der entscheidenden Funktionsgrößen für das Zustande-kommen dieser Diskrepanz ist dabei offenbar das Herzminutenvolumen [3]. Bei kardialer Insuffizienz und Pneumokoniosen haben MAGIERA u. Mitarb. [13] in einzelnen Fällen Abweichungen bis etwa -20% gefunden, während diese Befunde von REICHEL u. Mitarb. [17] nicht bestätigt werden konnten. Der Insuffizienzgrad selbst wurde dabei jedoch nicht näher objektiviert. Auch für Patienten in Hypothermie oder nach Eingriffen mit der Herz-Lungen-Maschine werden solche Diskrepanzen berichtet [1]. – Systemati-sche Untersuchungen über den kritischen O_2-Partialdruck des Ohrcapillar-blutes bei derartigen Zuständen in Relation zu hämodynamischen Größen liegen unseres Wissens nicht vor. Zusammenfassend läßt sich sagen, daß der Sauerstoffpartialdruck des hyperaemisierten Ohrcapillarblutes bei kritischer Wertung in der kardiopulmonalen Funktionsdiagnostik und zur Beurteilung der anoxischen Hypoxämie ein zuverlässiger Funktionspara-meter darstellt. Im Hinblick auf die skizzierten Grenzen seines Aussage-wertes sind weitere Untersuchungen wünschenswert.

Summary

For evaluation of hypoxia arterial oxygen tension was measured in 320 healthy volunteers (range 9–83 years). Measurements were made in capillary blood from hyperaemic earlobe with a microelectrode method. The wellknown relation of pO_2 to age (regression $y_R = -0.40 \times + 96.2$; $r = 0.60$[1]; $n = 320$) was confirmed. Furthermore a significant corre-lation existed between body weight and pO_2 ($r = 0.31$[1]; $n = 312$). The pO_2 values in various age groops varied considerably (SD $\pm$ 8 Torr) in addition to individual variation of 7.9 Torr. – Values of oxygen below 45 Torr, obtained through puncture of hyperaemic earlobe, require a cautious interpretation in equalization with values, obtained through direct arterial puncture. This is particulary true in circulatory hypoxia.

Literatur

1. ALPERMANN, G.: Inaugural-Dissertation 1967, Düsseldorf (zit. nach [17]).
2. BARCROFT, J.: Lancet **2**, 485 (1920).
3. FREEMAN, J.: Symposion on oxygen measurements in blood and tissues; London: J. & A. Churchill LTD, 1966.
4. FRIEHOFF, F.-J.: Pflügers Arch. ges. Physiol. **270**, 431 (1960).

5. Goerg, R.: Inaugural-Dissertation 1968, Mainz (in Vorbereitung).
6. Halmágyi, M.: Persönliche Mitteilung.
7. Hertle, F. H., H.-J. Lange, u. R. Goerg[1]
8. Hofer, P., u. M. Scherrer: Med. thorac. **22**, 450 (1965).
9. Kreuzer, F., S. M. Tenney, J. C. Mithoefer, and J. Remmers: J. appl. Physiol. **19**, 13 (1964).
10. Langlands, J. H. M., and W. F. M. Wallace: Lancet 315 (1965).
11. Loew, P. G. u. G. Thews: Klin. Wschr. **40**, 1093 (1962).
12. Mackenzie, G. J., S. H. Taylor, D. C. Flenley, A. H. McDonald, H. P. Staunton, and K. W. Donald: Lancet 825 (1964).
13. Magiera, K., K. Muysers, u. G. Worth: Med. thorac. **23**, 330 (1966).
14. Nunn, J. F., and J. P. Payne: Lancet 631 (1962).
15. Peters, J. P., and D. D. Van slyke: Quantitative clinical chemistry; Vol. I, Baltimore: Williams & Wilkins Co. 1932).
16. Raine, J. M., and J. M. Bishop: J. appl. Physiol. **18**, 284 (1963).
17. Reichel, G., E. Schürmeyer, u. E. W. Bartelheimer: Klin. Wschr. **44**, 386 (1963).
18. Thews, G.: Pflügers Arch. ges. Physiol. **276**, 89 (1962).
19. Ulmer, W. T., G. Berta, u. G. Reichel: Med. thorac. **20**, 235 (1963).
20. —, G. Thews, u. G. Reichel: Verh. dtsch. Ges. inn. Med. **69**, 670 (1963).
21. —, u. G. Reichel: Klin. Wschr. **41**, 1 (1963).
22. Worth, G., K. Muysers, u. F. Siehoff: Med. thorac. **20**, 223 (1963).
23. Zeilhofer, R., u. H. Hofmann: Klin. Wschr. **45**, 121 (1967).

---

[1] Respiration (im Druck).

Indikationen und Komplikationen
der Tracheotomie

Von **R. Kucher**

Aus dem Institut für Anaesthesiologie der Universität Wien
(Vorstand: Prof. Dr. O. Mayrhofer) und der I. chirurgischen Universitätsklinik
der Universität Wien (Vorstand: Prof. Dr. P. Fuchsig)

An Hand des eigenen Krankengutes (1950–1965) und ab 1963 unter
Zugrundelegung der besonderen Belange des Krankengutes einer Intensiv-
behandlungsstation wird die Indikation zur Tracheotomie tabellarisch
aufgezeigt. Demnach wurden in diesem Zeitraum von insgesamt 247 durch-
geführten Tracheostomien 17% wegen Struma, 53% wegen Schädel-
Hirnverletzungen, 6% wegen Hirntumoren etc., 2% wegen Tracheal-
verletzungen, 9% wegen Tetanus, 2% wegen Verbrennungen, 2% wegen
Thoraxverletzungen, 2% wegen broncho-pulmonaler Erkrankungen,
2% wegen Stenosen, 3% wegen Coma infolge Intoxikation oder Stoff-
wechselstörung und 2% wegen Myasthenie tracheotomiert. An die Spitze
zum Punkte Indikation kann wohl ohne Zweifel die Behauptung gestellt
werden, daß die Tracheotomie einen sorgfältig abzuwägenden Eingriff
darstellt! – Dies um so mehr, als uns in letzter Zeit durch Fortschritte auf
dem Gebiete der Tubenfertigung – sowohl von seiten des Materials als
auch in der technischen Ausführung nasotracheale Intubationskatheter zur
Verfügung stehen, welche die Indikation zur Tracheotomie zumindest vom
Faktor *Zeitpunkt* unabhängiger gemacht haben – was konsequenterweise
bedeutet, daß sich in gar nicht so seltenen Fällen letztlich die Tracheotomie
erübrigt, wodurch das fallweise sehr weitgespannte Indikationsspektrum
zur Tracheotomie deutlich eingeengt wird. Die Brauchbarkeit der nasotrachealen Intubation als initialer oder kompletter Ersatz der Tracheotomie
in erfahrenen Arbeitsstätten muß heute wohl anerkannt werden, um so
mehr, als sich bei geeigneter Technik und den unumgänglich notwendigen
Pflege- und Überwachungsnotwendigkeiten die Intubationsdauer auf
Wochen – sowohl bei Erwachsenen wie bei Kindern – ausdehnen läßt.

Änderungen in der bisherigen Tracheotomiefrequenz und -indikation
dürften auf Grund der Möglichkeit der Langzeitintubation bei folgenden
Krankheiten gegeben sein:

1. Bei der postoperativen Ateminsuffizienz.

2. Als Sofortmaßnahme bei Erkrankungen, die einen nur wenige Tage andauernden komatösen Zustand erwarten lassen (Schädel-Hirntraumen; Schlafmittelvergiftung; Fettembolie; cerebrale Hypoxie jeglicher Genese, etc.).

3. In Fällen von leichtem Tetanus (Schweregrad I–III), sofern nicht Respiratortherapie notwendig ist.

4. Bei Kindern wegen der erhöhten Frequenz an Komplikation nach dem Decanülement als *grundsätzliche* Erstmaßnahme, sofern nicht die nachfolgenden – unserer Meinung nach bestehenden – *Indikationen* zur Tracheostomie als Erstmaßnahme gegeben erscheinen.

Vor der Indikationsstellung zur Tracheotomie sollten folgende Grundsätze beachtet werden:

1. Tracheotomie nur bei nachgewiesener Hypoventilation auf Grund obstruktiver Veränderungen im Tracheobronchialraum. Eine Tracheostomie als für sich allein ausreichende Maßnahme zur Behandlung der Ateminsuffizienz ist nur in seltenen Fällen der Trachealverlegung richtig. Entscheidend sind die weiteren Maßnahmen der Pflege, Absaugung, Kanülenwechsel, Anfeuchtung etc. und möglichst frühzeitiger Anschluß an den Respirator (Rügheimer).

2. Wie Rügheimer in seiner umfassenden Darstellung zum Thema Tracheotomie auf dem Heidelberger Beatmungssymposium festgehalten hat, *Tracheotomie erst dann*, wenn alle Möglichkeiten der Intubation erschöpft sind – insbesondere bei Kindern.

3. Sofortige Tracheotomie bei Gelähmten, Thoraxverletzten oder bewußtlosen Patienten, die einen Krankheitsverlauf von Wochen oder Monaten erwarten lassen, ohne vorhergehenden Versuch der Langzeitintubation.

4. Tracheotomie zur intermittierenden oder Dauerbeatmung immer dann, wenn eine Beatmung von Wochen oder Monaten zu erwarten ist.

5. Tracheotomie zur Verringerung des Totraumes und zur Herabsetzung des Atemwiderstandes mit Einlegen einer mindestens 10 mm Kanüle (Garzon).

Auf Kanülenprobleme soll hier nicht eingegangen werden, doch glauben auch wir, daß die von Rügheimer vorgestellte Kanüle derzeit weitestgehend idealen Vorstellungen nahe kommt, wenn auch noch die Cuffhaltbarkeit eine Verbesserung erfährt.

6. Und schließlich wird man tracheotomieren müssen, wenn man den besten Zugang zu den Luftwegen, geringen Hustenreiz, leichten und regelmäßigen Kanülenwechsel als therapeutisches Hauptziel betrachtet oder eine unumgängliche Applikation der Nahrung über Magensonde eine ständige Aspirationsgefahr darstellt.

Wenn wir und andere Autoren (Van Bergen) versuchen, das Indikationsspektrum der Tracheotomie zu reduzieren, so nicht nur, weils uns die Möglichkeit der Langzeitintubation zur Verfügung steht, sondern auch deshalb, weil die *Komplikationen* dieser an und für sich ja bekannterweise oft lebensrettenden Methode doch erheblich sind.

Naturgemäß werden die Komplikationen örtlich sehr großen Schwankungen unterworfen sein. Intraoperative und postoperative Komplikationen der Tracheotomie an sich traten in unserem Krankengut in 9,3% der Fälle auf, wovon 2% tödlich endeten.

Technik der Tracheotomie, Art des Krankengutes, Exaktheit und Präzision der Nachbehandlung, Überwachung und Pflege, Kanülenmaterial etc. werden die Komplikationsrate der Tracheotomie ganz wesentlich bestimmen. Im Vordergrunde einer Beurteilung von Komplikationen der Tracheotomie steht jedoch die Forderung, über den Krankenhausaufenthalt hinaus durch exakte klinische und röntgenologische Untersuchungen die Spätkomplikationen der Tracheotomie zu erfassen, um sich immer wieder einen strengen Maßstab zur Tracheotomieindikation zu vergegenwärtigen (Kucher, Lechner, Pokieser u. Steinbereithner).

Bei den *Komplikationen* der Tracheotomie werden solche während der *Behandlungsphase* und *Spätkomplikationen* unterschieden:

Zu den Komplikationen während der Behandlungsphase gehören:

1. Blutung,
2. Pneumothorax,
3. Luftemphysem und Luftembolie,
4. Blockade der Kanüle,
5. Bronchusverschluß,
6. Lungenkomplikationen,
7. Infektion des Tracheostomas und prätracheal,
8. Nekrosen der Trachea.

Um den Komplikationen – Blutung, Infektion des Tracheostomas und prätracheale Infektion, Nekrose der Trachea und Spätkomplikation – worüber noch zu sprechen sein wird – zu begegnen, haben wir eine besondere Technik der Tracheostomie mit Erfolg zur Anwendung gebracht (P. Brücke).

Diese Technik besteht darin, die Trachea lediglich durch eine 2–3 cm lange Längsincision zu eröffnen und ohne Substanzausschneidung aus der Trachealwand, die Haut in die Innenseite der Trachea einzunähen. Seit konsequenter Ausführung dieser Technik ist die Frequenz von Früh- und Spätkomplikationen erheblich zurückgegangen, was durch demnächst zu publizierende Ergebnisse belegt wird (Berger u. Brücke).

Zu den *Spätkomplikationen* sind zu zählen:

1. Trachealstenose,
2. Granulom,
3. Narbenkomplikationen,
4. Dekanülementschwierigkeiten – bzw. -unmöglichkeit,
5. Innervationsstörungen des Larynx,
6. Stenose der Hauptbronchien.

Wie eigene Nachuntersuchungen gezeigt haben, waren unter 57 untersuchten Patienten nur 4 Patienten ohne pathologischen Trachealbefund (KUCHER, LECHNER, POKIESER u. STEINBEREITHNER), eine Bestätigung mehr, daß das seinerzeit von RÜGHEIMER geprägte Wort „Die Tracheotomie eine nützliche, aber gefährliche Methode" vollkommen zu Recht besteht.

Indikationsstellung zur Tracheotomie aus neurochirurgischer Sicht*

Von **G. Busch**

Aus der Neurochirurgischen Klinik der Johannes Gutenberg-Universität Mainz
(Direktor: Prof. Dr. K. Schürmann)

Neben der Indikation zur Tracheotomie, die aus peripherer Ursache, etwa bei Aspiration von Blut oder Erbrochenem gestellt wird, gibt es im Rahmen der Neurochirurgie einige spezielle Anzeigestellungen bei Schädigung des Zentralnervensystems.

Die *Bewußtlosigkeit* bei Schädelhirnverletzungen, raumfordernden intracraniellen Prozessen und nach Hirnoperationen enthält mit Tonusverlust, dadurch bedingtem Zurücksinken der Zunge in den Rachen und Fehlen des Hustenreflexes noch Elemente einer peripher bedingten Einschränkung der Sauerstoffzufuhr. Die besondere Gefahr liegt jedoch in der Auswirkung des erhöhten intracraniellen Drucks auf die Atemzentren in der Brücke und im verlängerten Mark. Die Tracheotomie wird durchgeführt, wenn von vornherein eine länger dauernde Bewußtlosigkeit zu erwarten ist, wenn die Bewußtseinlage nach 24 Std sich noch nicht gebessert hat, wenn die Blutgasanalyse eine Verschlechterung der Sauerstoffversorgung ankündigt.

Eine weitere neurochirurgische Indikation ist die lokal verursachte *Störung der zentralen Atemsteuerung*. Es handelt sich um a) Tumoren, die infiltrierend in die Medulla oblongata oder Pons einwachsen, b) die während einer Operation sichtbar werdende Deformierung der Medulla, etwa durch einen Kleinhirntumor, c) die plötzliche Druckentlastung mit Veränderung der Strömungsverhältnisse und Ödemneigung während einer Operation im Bereich der hinteren Schädelgrube. In diesen Fällen ist die Maßnahme sowohl therapeutischer Art, wenn eine Störung der Atemregulation bereits vorliegt, als auch prophylaktisch, da mit einem plötzlichen Atemstillstand gerechnet werden muß.

Die *Halsmarkläsion* durch Trauma oder raumfordernden Prozeß zwingt zur Tracheotomie, wenn etwa die Segmenthöhe C_4 betroffen ist und durch Ausfall des Nervus phrenicus die Zwerchfellatmung sistiert. Aber auch dann, wenn die Läsion tiefer liegt und nur Paresen der Intercostalmuskeln ent-

---

* Herrn Professor Dr. med. W. Scheid zum 6o. Geburtstag gewidmet.

stehen, wird der Eingriff wegen der Gefahr eines aufsteigenden reaktiven Ödems durchgeführt.

Trotz der Nachteile, die Herr Dozent Kucher soeben ausführlich dargelegt hat, ist die Tracheotomie aus neurochirurgischer Sicht ein sehr wesentliches Hilfsmittel zur Vermeidung eines cerebralen Sauerstoffmangels und sollte eher einmal zu früh als zu spät durchgeführt werden.

Zusammenfassung

Die speziellen Indikationen zur Tracheotomie aus neurochirurgischer Sicht werden diskutiert. Dazu gehören eine länger dauernde Bewußtlosigkeit bei Schädelhirntraumen, raumfordernden intracraniellen Prozessen und in der postoperativen Phase. Eine bereits vorliegende oder zu erwartende Störung der zentralen Atemsteuerung macht ebenfalls diese Maßnahme notwendig. Eine weitere Indikation ist eine Halsmarkläsion.

Summary

The special indications for a tracheostomy from the neurosurgical point of view are discussed. Unconsciousness of longer duration caused by either injury to the brain, space occupying intracranial lesions or in the postoperative period is one of the indications. Tracheostomy is also necessary in cases with disturbances of the respiratory center which are already present or can be anticipated. Another indication are injuries to the cervical spinalcord.

Literatur

Busch, G., u. S. J. Loennecken: Die Tracheotomie im Rahmen der modernen Wiederbelebungsmethoden. Z. prakt. Anaesth. **2**, 257—263 (1967).

Dunsmore, R. H., W. B. Scoville, F. Reilly, and B. B. Whitcomb: Tracheotomy in neurosurgery. J. Neurosurg. **10**, 228 (1953).

Echols, D. H., R. Llewellyn, H. D. Kirgis, F. C. Rehfeldt, and F. Garcia-Bengochea: Tracheotomy in the management of severe head injuries. Surgery **28**, 801—811 (1950).

Frey, R.: Die Gefährdung der Atmung in der Bewußtlosigkeit. Regensburger Ärztl. Fortbildung Bd. XIV, 70—73 (1966).

Frowein, R. A.: Zentrale Atemstörungen bei Schädelhirnverletzungen und bei Hirntumoren. Berlin-Göttingen-Heidelberg: Springer Verlag 1963.

—, A. Karimi-Nejad, u. K. H. Euler: Konsequenzen der Hypoxie nach schweren Schädelverletzungen. Hefte Unfallheilk. **87**, 172—175 (1966).

Harms, H.: Gasstoffwechsel und Elektrolyte. Anaesthesiologie und Wiederbelebung **17**, 58—67 (1966).

Loew, F., H. Palleske, u. H. D. Herrmann: Erste klinische Ergebnisse einer Behandlung posttraumatischer und postoperativer zerebraler Hypoxien mit CO_2—O_2 angereicherter Atemluft. Acta Neurochir. **16**, 170—171 (1967).

Lundsgaard-Hansen, P.: Sauerstoffversorgung und Säurebasenhaushalt in tiefer Hypothermie. Anaesthesiologie und Wiederbelebung **12** (1966).

MACIVER, J. N., I. J. C. FREW, and J. G. MATHESON: Mortality of Severe Head Injuries. Lancet 7017, 390—393 (1958).

RÜGHEIMER, E.: Die Komplikationen der Tracheotomie, ihre Verhütung und deren Behandlung. Anaesthesiologie und Wiederbelebung 17, 91—103 (1966).

SCHÜRMANN, K.: Gesichtspunkte bei der Frühversorgung frischer gedeckter Schädel-Hirnschädigungen. Nervenarzt 36, 141—148 (1965).

STEINBEREITHNER, K.: Zur blutgasanalytischen Überwachung schwer Schädelverletzter. Anaesthesiologie und Wiederbelebung 17, 65—67 (1966).

—, u. O. WAGNER: Untersuchungen über das Verhalten des Säurebasenhaushaltes und der Atemgase in Liquor und arteriellem Blut bei schweren Schädeltraumen mit besonderer Berücksichtigung des Hyperventilationssyndroms. Klin. Wschr. 45, 126—133 (1967).

TROUPP, H.: Tracheotomy in Brain-Injured Patients. Eye, Ear, Nose Throat Monthly 45, 49—54 (1966).

Die collare Mediastinotomie
zur Behandlung der Elementargefährdung
bei Mediastinalemphysem

Von **E. Auerbach**

Aus der chirurgischen Abteilung (Chefarzt Dr. H. BECHER) des Kreiskrankenhauses Obertaunus in Bad Homburg v. d. H. und der chirurgischen Abteilung (Prof. Dr. MOLLWITZ) des Johanniter-Krankenhauses Rheinhausen

Die Folgen von Gewalteinwirkungen auf den Brustkorb sind jedem unfallchirurgisch tätigen Arzt bekannt. Neben den Schädeltraumen fordern die Brustkorbtraumen sofort einsetzende Maßnahmen zur Aufrechterhaltung bzw. Wiederherstellung der Vitalfunktionen Atmung und Kreislauf (MÜLLER-WIEFEL, 1967). Erschwerend kommt noch hinzu, daß sich die Brustkorbtraumen durch hohe Frühmortalität innerhalb der ersten 6 Std nach dem Unfall auszeichnen (DÜBEN, 1965). Außerdem ist der Anteil Thoraxverletzungen in der Kategorie der Mehrfachverletzungen außerordentlich hoch (GÖGLER, 1965).

So hatte der 55jährige Bergmann (KR.-Nr. 933/66) neben einem schweren Schädelhirntrauma eine Brustkorbquetschung mit Rippenserienfrakturen rechts II bis VII in der hinteren Axillarlinie. Es stellte sich zunächst ein Spannungspneumothorax ein, der durch Saugdrainage entlastet wurde. Nach kurzer Zeit jedoch kam es unter zunehmenden Kompressionserscheinungen zu einer Zunahme des Hautemphysems mit Mediastinalemphysem (Abb. 1).

Die Einordnung der Brustkorbtraumen in den pathophysiologischen Rahmen der traumatisch bedingten Komplikationen von Kreislauf und Atmung zeigt Abb. 2 (HOFFRICHTER, 1961; DÜBEN, 1965).

Sind die Halsvenen bei Absinken des arteriellen Druckes, Tachykardie, fadenförmigem Puls, prall gefüllt, lassen Beklemmungsgefühl und Cyanose nach Punktion des Spannungspneumothorax nicht nach, dann hängt das weitere Handeln von der Unterscheidung der extra- oder intrapericardialen Herztamponade (GRILL, 1966; IRMER et al., 1967) ab. Ein juguläres Luftkissen mit röntgenologischer Sichelbildung am Mediastinum spricht für eine extraperikardiale Herztamponade. Infolge der resultierenden Schlagvolumenverminderung kommt es unbehandelt durch Anoxie des Herzmuskels zum Tode (PEIPER und WELLMER, 1967).

Die collare Mediastinotomie bietet nun mit einem kleinen Eingriff als Notmaßnahme die Methode der Wahl zur Beherrschung des lebensbedrohlichen Zustandes (Abb. 3). Das Mediastinum wird dabei durch einen kleinen Kocherschnitt in Lokalanaesthesie im Jungulum nach Durchtrennung der Haut und des Platysmas eröffnet. In Fühlung mit der Rückfläche des Sternums dringt man mit dem Finger retrosternal in das obere

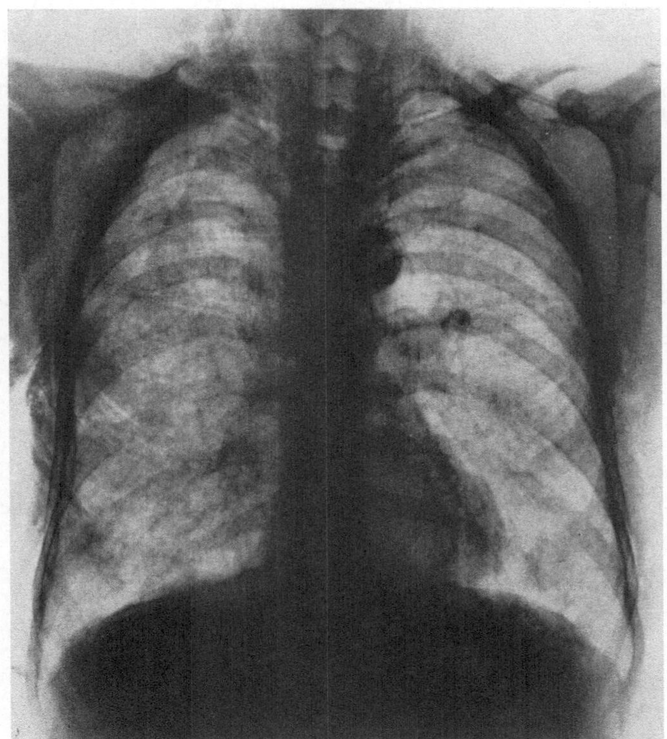

Abb. 1. Mediastinale Luftsichel

Mediastinum vor und drängt die Gewebsschichten stumpf auseinander (A. W. FISCHER, 1954; GRILL, 1967; DÜBEN, 1965; IRMER, 1967). Blutiger, mit Luftblasen vermischter Schaum entweicht. Eine Drainage zum Offenhalten der Wunde und weiteren Druckausgleich beenden die Notoperation. Praktisch sofort einsetzende Befreiung von der Kompression zeugen von der Wirksamkeit der einfachen Methode.

Zusammenfassung

Brustkorbtraumen mit ihren Folgen fordern sofort einsetzende Maßnahmen zur Aufrechterhaltung bzw. Wiederherstellung der Vitalfunktionen,

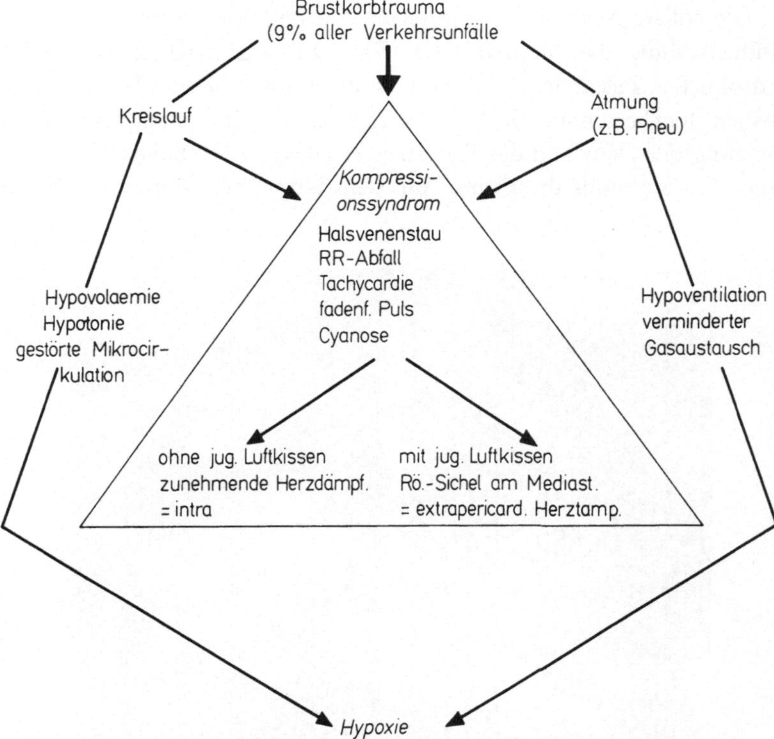

Abb. 2. Pathophysiologische Auswirkungen von Brustkorbtraumen

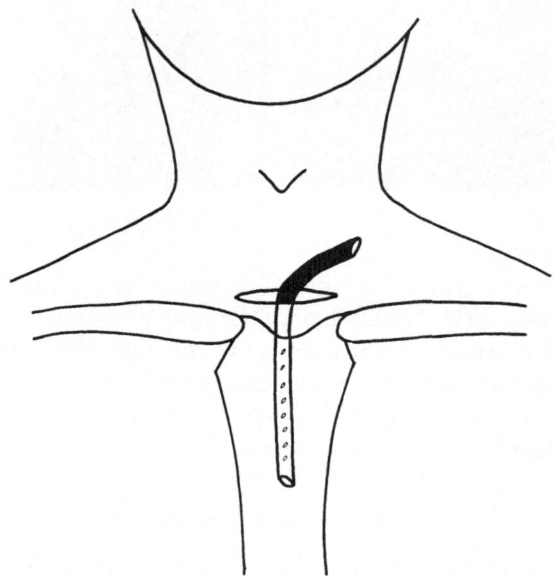

Abb. 3. Collare Mediastinotomie

Atmung und Kreislauf. Beim Mediastinalemphysem ist die collare Mediastinotomie die Behandlungsmethode der Wahl zur Vermeidung des kardiorespiratorischen Zusammenbruches in der allgemeinen Hypoxydose.

Summary

Injuries of the chest with all sequelae necessitate immediate measures in retaining or restoring respiration and circulation. The treatment of mediastinal emphysema consists of collar mediastinotomy to prevent cardiorespiratory collapse. The technique is described.

Literatur

DÜBEN, W.: Der Arzt am Unfallort. München: Johann Ambrosius Barth 1965.
FISCHER, A. W., in: BIER-BRAUN-KÜMMEL. Leipzig: Johann Ambrosius Barth 1954.
GÖGLER, G.: Series chirurgica 5. Basel 1962.
GRILL, W.: Vorträge aus der prakt. Chirurgie 74. Stuttgart: Ferd. Enke 1966.
HOFFRICHTER, J.: Mschr. Unfallheilk. 64, 204 (1961).
IRMER, W. et al.: Dringliche Thoraxchirurgie. Heidelberg-Berlin-New York: Springer 1967.
MÜLLER-WIEFEL, H.: Med. Welt 18, 715—718 (1967).
PEIPER, H.-J., u. H. K. WELLMER: Chirurg 38, 448—454 (1967).

Die Inhalationstherapie

Von **E. Rügheimer**

Aus der Anaesthesieabteilung der chirurgischen Universitätsklinik Erlangen

Die Inhalationsbehandlung kommt aus der Balneologie. Vielleicht ist das der Grund, daß die Inhalationstherapie in der operativen Medizin mehr nach der Lebensweisheit „was nicht viel hilft, kann nicht viel schaden" gehandhabt wurde als nach den Grundsätzen strenger medizinischer Indikation. Eine solche Einstellung mag, solange man nur Brunnengeister und Bronchitiskessel um einen Heilerfolg bemühte, noch vertretbar gewesen sein, heute wäre sie nicht nur falsch, sondern auch gefährlich. Die Inhalationstherapie verwendet inzwischen Geräte, die ein lungengängiges Aerosol herstellen, Beatmungsmaschinen, die dieses Inhalat mit Überdruck in die Lungen blasen und pharmakologische Substanzen mit hoher Wirksamkeit. Damit ist zweifellos eine deutlichere Verbesserung der Atemfunktion und des Gasaustausches zu erzielen, aber es können auch definitiv schwerwiegende Schädigungen gesetzt werden.

Sinn meines Referates ist es, Ihnen die Grundlagen der Inhalationstherapie, ihre Anwendungsmöglichkeiten, die apparativen Einrichtungen und die dazu verwendeten Medikamente aufzuzeigen.

In der Praxis kann man zwischen Inhalationen mit und ohne Aerosolen unterscheiden. Aus theoretischer Sicht bedarf sie der Korrektur. Schon die Atemluft als solche stellt ein kolloidales Zweistoffsystem dar, weswegen sie allen Gesetzen unterliegt, die für Aerosole gelten. Keine Inhalationstherapie ist ohne Aerosole möglich, seien diese auch hierbei quantitativ nur in außerordentlich geringer Zahl vorhanden und deswegen aus praktischen Gesichtspunkten zu vernachlässigen. Die Frage, ob eine Inhalation vorwiegend als Gas, Aerosol oder Spray zu werten ist, ergibt sich aus der Größe der Partikel (Abb. 1). Ein Aerosol ist eine quasi stabile Feinstsuspension fester oder flüssiger Stoffe in einem Gas. Durch die Definition ist das Aerosol klar gegen andere Dispersionsarten, insbesondere in bezug auf Masse und Größe der dispergierten Teilchen, abgegrenzt. Gassuspensionen mit Teilchen von mehr als 5 μ sind infolge der relativ großen Fallgeschwindigkeit nicht mehr quasi stabil und werden als Spray bezeichnet. Bei feineren Zerteilungen unter etwa 0,001 μ erreichen die suspendierten Teilchen Molekülgröße und wir sprechen von einem Dampf bzw. Gas.

Ziel jeglicher Inhalationstherapie ist die lokale Wirksamkeit der inhalierten Substanzen. Da nun größere Teilchen wegen ihrer Masse in der Atmosphäre schneller fallen, feinere Partikel sich länger im Schwebezustand erhalten, ist der Arzt in der Lage durch Wahl des Tröpfchenspektrums die Eindringtiefe in die Atemwege zu bestimmen. Die Tröpfchen eines Sprays können den Biegungen der Atemwege nicht folgen und gelangen nur bis in die Trachea und die großen Bronchien, ein Aerosol bis in die Bronchioli terminales und in die Alveolen. Ein Gas schließlich diffundiert durch Alveolarmembran und kann mit dem Blutstrom in jeden

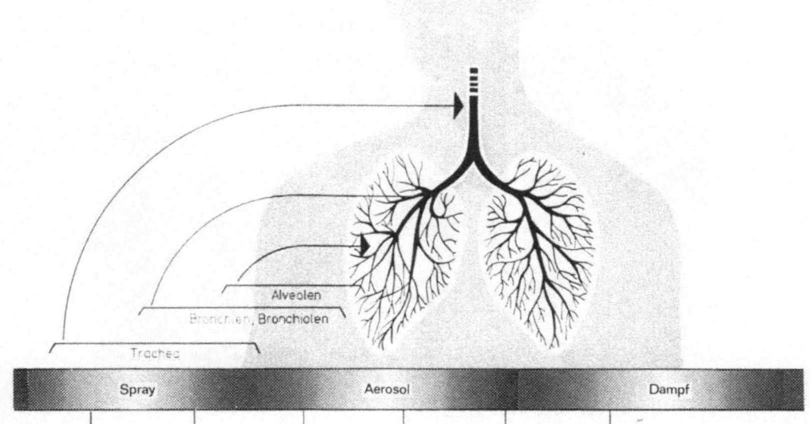

Abb. 1. Größe, Maße, Dichte und Oberfläche der Flüssigkeitspartikel in den verschiedenen Dispersionsgraden, Spray, Aerosol und Dampf

Gewebsbezirk des Körpers gebracht werden. Aufgrund dieses Vorzugs der lokalen Steuerbarkeit eignet sich die Inhalationstherapie insbesondere bei Erkrankungen der Atemwege, bei denen die lokale Komponente dominiert. Dabei ist jedoch zu bedenken, daß die Inhalationstherapie keine ätiologische Behandlung ist, sondern sich in erster Linie nach den Symptomen richtet. Für die Wahl der Inhalationsart und der Medikamente sind somit die zu behebenden Störungen im Tracheo-Bronchialsystem maßgebend.

Wir unterscheiden im wesentlichen 4 solcher Hauptsymptome, wobei sich diese meistens gegenseitig überdecken.

1. Den Bronchospasmus

2. die Entzündung der Schleimhaut mit Anschwellung und vermehrter Schleimabsonderung, die

3. zur Dyskrinie und Obstruktion der Atemwege führt

4. die Infektion, d. h. bakterielle Ansiedlung, begünstigt durch mangelhafte und verlangsamte Ausstoßung des Schleimteppichs. Die Infektion ihrerseits fördert wieder die Entzündung im Sinne eines Circulus vitiosus.

Entsprechend den 4 genannten Hauptsymptomen unterscheiden wir 4 Wirkungsgruppen von Medikamenten, nämlich:

1. Bronchospasmolytika
2. die Antiphlogistika
3. Sekretolytika bzw. Sekretomotorika
4. die Antibiotika.

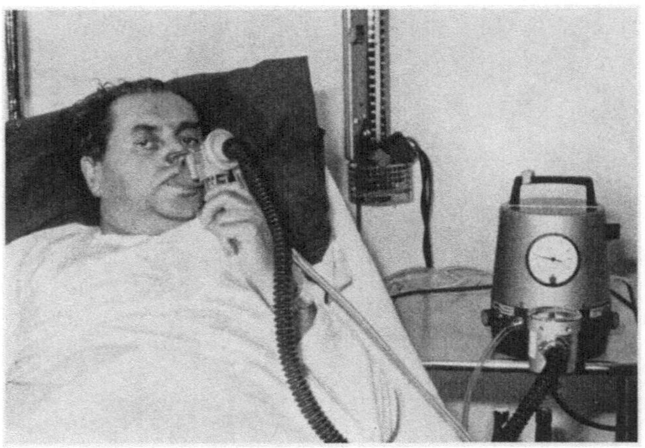

Abb. 2. Inhalation mit assistierender Druckbeatmung

Um diese Medikamente jedoch lokal wirksam werden zu lassen, sind verschiedene Bedingungen für eine erfolgreiche Aerosolbehandlung vorauszusetzen:

1. die oberen Luftwege müssen frei sein;

2. die Lungenpartien, in die Aerosol gelangen soll, müssen ventiliert werden.

Und hier begegnen wir schon einer Hauptschwierigkeit jeglicher Inhalationstherapie. Sie besteht in der mangelnden Beatmung gerade derjenigen kranken Lungenabschnitte, die wir durch die Inhalation erreichen möchten.

Eine Ventilationsstörung kann einerseits auf eine Obstruktion des Bronchiallumens durch Schleim, Bronchospasmus, Schleimhautschwellung oder narbige Veränderung zurückzuführen sein. In diesem Falle verwenden wir mukolytische und bronchospasmolytische Aerosole und nicht zu vergessen eine aktive Bronchialtoilette durch blindes oder bronchoskopisches Absaugen.

Die mangelnde Beatmung kann andererseits auch durch Pleuraverschwartung, narbige pulmonale Prozesse, Emphysem und andere restriktive Veränderungen des Atemapparates bedingt sein. In solchen Fällen wird man versuchen durch Atemgymnastik, Totraumvergrößerung, Inhalation mit assistierender oder kontrollierter Druckbeatmung (Abb. 2), die Ventilation zu fördern.

Die Verbesserung der Ventilation durch intermittierende Überdruckbeatmung ist der wesentlichste Fortschritt in der Inhalationstherapie. Das möchte ich Ihnen an einem kurzen Beispiel demonstrieren:

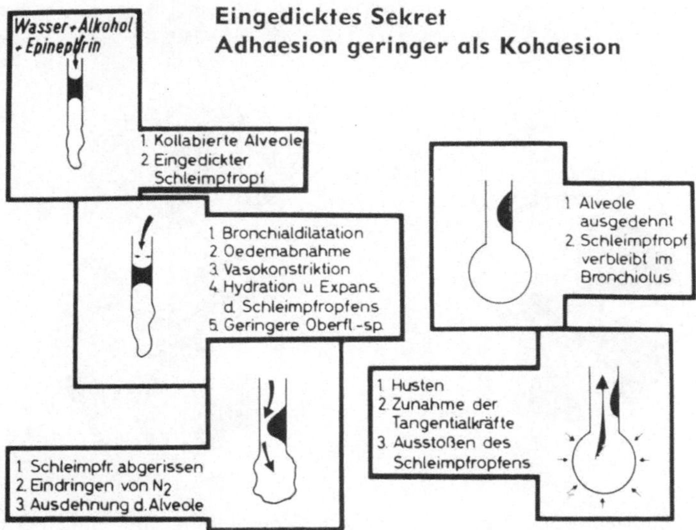

Abb. 3. Mechanismus der Entfernung eingedickten Sekrets aus Alveolen und Bronchien

Die obstruktive Ventilationsstörung ist charakterisiert durch das erschwerte und verlängerte Exspirium. Während der Spasmus sogar im asthmatischen Anfall nur eine untergeordnete Rolle spielt, steht die entzündliche oder hyperergische Schleimhautschwellung im Vordergrund. Der Spasmus kann durch Vorinhalation mit Spasmolytika beseitigt werden. Sekretolytika können den Schleim verflüssigen und Kortikoide eine Schleimhautabschwellung erwirken. Aber erst wenn der Bronchus durch Überdruckbeatmung aufgedehnt wird, reißt der Schleimpfropf von der Wand ab oder wird durchrissen. Luft kann in die Alveole gepreßt werden und anschließend durch Einwirkung tangentialer Kräfte explosionsartig herausgehustet werden (Abb. 3). Dieser Mechanismus ist um so wichtiger, weil es bekanntlich in den Bronchioli terminales und Ductus alveolares kein Flimmerepithel gibt, das den Selbstreinigungsmechanismus übernehmen könnte.

Bei chronisch pulmonalen Leiden – etwa wie das Emphysem – ist die Ventilation verschiedener Lungenabschnitte ungleichmäßig. Auf der Abb. 4 sehen Sie drei verschiedene Lungenabschnitte. Eines mit vollständiger Ventilation, das zweite mit teilweiser und das dritte völlig verschlossen. Bei der Atmung werden die Lungenpartien mit dem geringsten Widerstand am leichtesten beatmet, atelektatische Lungenbezirke überhaupt nicht. Wegen dieser inadäquaten Ventilation verbleibt das Sekret in den Bron-

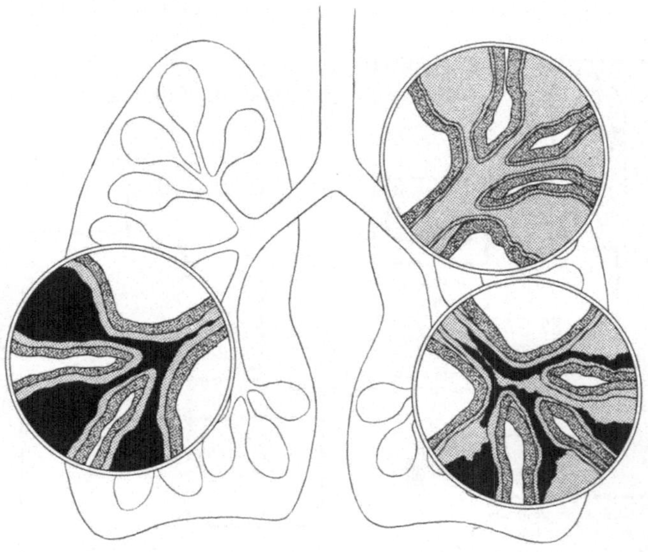

Abb. 4. Ungleichmäßige Ventilation verschiedener Lungenabschnitte bei chronischer Bronchitis

chien und blockiert sie. Resultat: Verteilungsstörung mit Sauerstoffmangel, pulmonale Hypertonie und Cor pulmonale. Die Ventilation solcher teilverlegter Lungengebiete ist nur möglich durch Anwendung einer bestimmten Beatmungstechnik. Nämlich: großes Volumen mit möglichst langsamem Flow. Die offenen Lungenabschnitte füllen sich bei einem niedrigen Druck. Die schlecht ventilierbaren benötigen einen höheren Druck zu ihrer Eröffnung, selbstverständlich auch noch nachfließendes Gas. Und hier liegt das Problem. Kurze Insufflationszeiten mit hohen Flowgeschwindigkeiten ergeben wegen der im Bronchialsystem auftretenden Turbulenz rasch einen hohen Widerstand. Die vorgewählte Druckgrenze am Apparat wird erreicht und es erfolgt bereits die Ausatmung, noch ehe Gas in die schlecht belüftbaren Lungenabschnitte gelangen konnte. Dagegen wächst bei langsamem Flow der Widerstand nur gering und es kann mit gleichem Druck ein weitaus größeres Volumen in die Lungen eingedrückt werden. Bei dieser Art der Hyperventilationsbeatmung reicht eine Beatmungsfrequenz von 8–10 Atemzügen/min völlig aus. Wegen dieser niedrigen Respirationsrate – ein vollständiger Respirationszyklus beträgt etwa 6–7,5 sec – beträgt die Zeit, in der der interalveolare Druck höher ist als 10 cm Wasser, nur annähernd 1 sec. Der mittlere Druck liegt weit unter 5 cm H_2O und damit unter dem durchschnittlichen diastolischen Druck der Lungenarterie. Deshalb ist jede Befürchtung, daß durch diese Druckatmung eine vermehrte Rechtsbelastung des Herzens auftritt, grundlos.

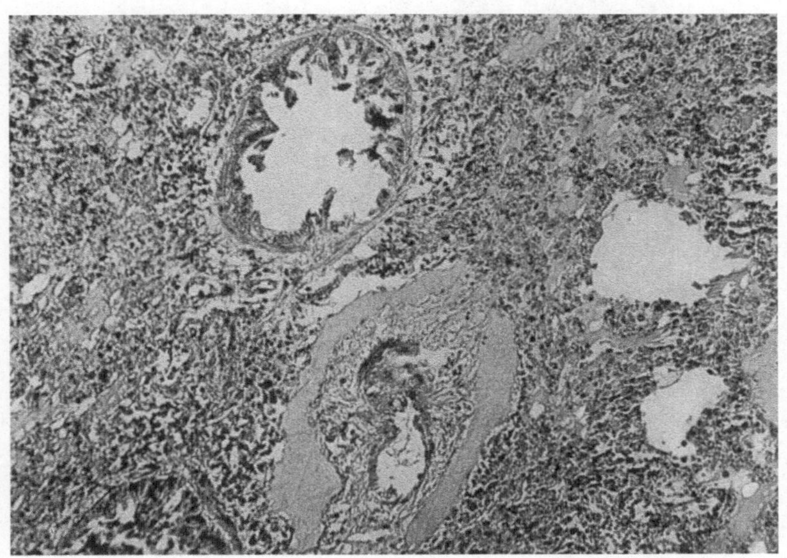

Abb. 5. Histologischer Schnitt der Lunge eines Meerschweinchens, mit Epitheldegeneration, Desquamation, Fibrinausfällen und pneumonischen Herden

Im Gegenteil, die Beatmung entlastet den rechten Ventrikel durch Öffnung weiterer Kapillargebiete durch Distension der Lunge und Erhöhung der Sauerstoffspannung im arteriellen Blut.

Nahezu alle Lungenerkrankungen führen zu einer Hypoxie. Es ist deshalb sinnvoll, Sauerstoff oder ein Sauerstoffluftgemisch als Trägergas bei der Inhalationstherapie zu verwenden. Aber Sauerstoff kann nicht nur Leben retten, Sauerstoff kann auch Leben vernichten. Diese vernichtende Wirkung möchte ich Ihnen anhand eines einfachen Experiments aufzeigen.

Bringt man Meerschweinchen in eine Kammer, die bei atmosphärischem Druck zu 90–100% Sauerstoff gesättigt ist, so sterben diese Tiere zwischen 2 und 4 Tagen. Bei der Obduktion findet man eine völlig hepatisierte Lunge, die Schwimmprobe ist negativ. Im histologischen Schnitt (Abb. 5) erkennt man ein ausgedehntes Lungenödem mit Epitheldegeneration, Desquamation, Fibrinausfällung und pneumonischen Herden in den zentralen Lungenabschnitten.

                    E. Rügheimer

Macht man den gleichen Versuch (Abb. 6) nicht mit trockenem Sauerstoff – so wie er aus der Wandleitung entnommen werden kann – sondern sättigt ihn bei Raumtemperatur zu 100% relativer Feuchtigkeit ab, so sterben diese Tiere zwar auch und haben die gleichen pathologischen Lungenbefunde, aber sie sterben erst nach 5–7 Tagen.

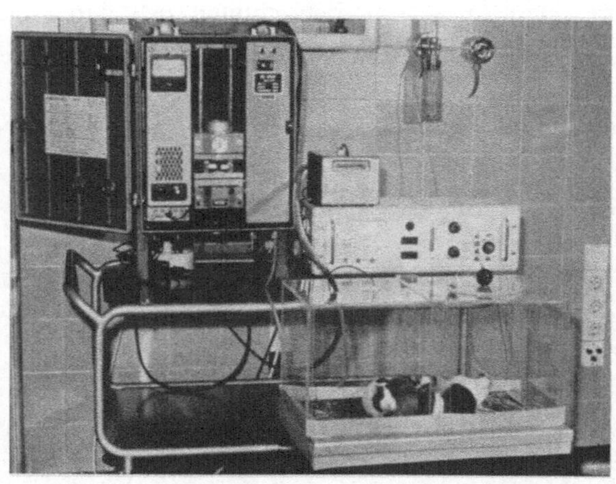

Abb. 6. Versuchsanordnung: Gasdichte Sauerstoffkammer, Gerät zur Messung der absoluten Feuchtigkeit nach dem URAS-Prinzip, Messung der Sauerstoffsättigung mit dem Beckmann-Oxymeter

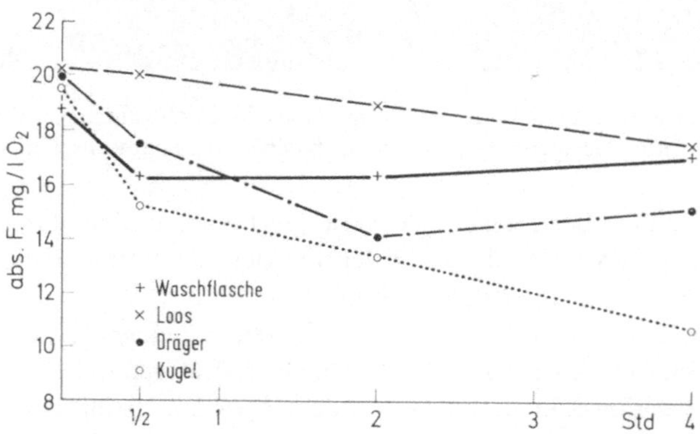

Abb. 7. Leistung verschiedener Befeuchter (nach Eisterer und Steinbereithner)

Dieser Versuch lehrt uns, daß neben dem Fehler, zu hohe Konzentrationen in der Sauerstoffinhalationstherapie zu wählen, noch ein zweiter wesentlicher Fehler gemacht werden kann, nämlich die mangelnde Befeuchtung. Gerade hier aber haben wir, vertrauend auf die von der Industrie angebotenen Befeuchter, wohl am meisten gesündigt. Komprimierter Sauerstoff ist trocken. Zur Aufsättigung auf 100% relative Feuchte bei 37°

sind 44 mg Wasser pro Liter Gas erforderlich. Das sind bei einem Atemminutenvolumen von 10 l nahezu 650 g in 24 Std.

Welchen realen Nutzeffekt aber die von der Industrie angebotenen Sauerstoffbefeuchter wirklich haben, wurde von Eisterer und Steinbereithner untersucht (Abb. 7). Die Meßergebnisse zeigen, daß mit keinem der Befeuchter mehr als 19–20 mg Wasser 1 l Sauerstoff zugefügt werden. Diese Ausgangsleistungen fallen aber über die Meßzeit von 4 Std

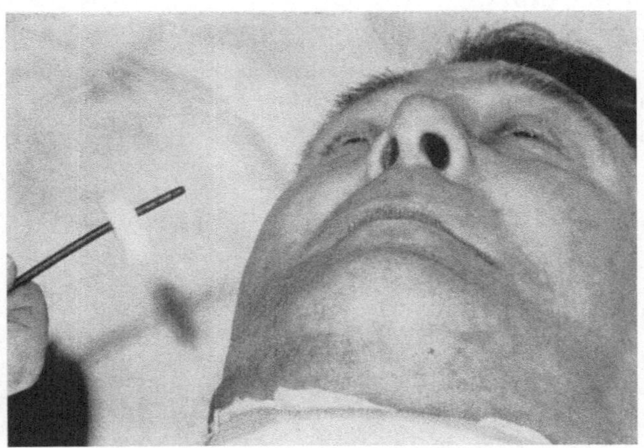

Abb. 8 Sauerstoff-Nasensonde mit Schaumstoffschwämmchen

noch deutlich ab. Daraus müssen wir schließen: ungeheizte Befeuchter zur Sauerstofftherapie dürfen nur mit Nasenkatheter oder Gesichtsmaske – und das nur für kurze Zeit – verwendet werden. Der Nasenkatheter sollte durch ein Schaumstoffschwämmchen gebohrt nur etwa $1–1^1/_2$ cm in den Naseneingang eingeführt werden (Abb. 8). Bei dieser Technik ist es immerhin möglich, daß ein Teil des Wärme- und Feuchtigkeitsdefizits über die Schleimhaut des Nasen-Rachenraums ausgeglichen wird. Als Leitsatz ist aber zu merken, daß die gebräuchlichsten Gasbefeuchter in der postoperativen Sauerstofftherapie unzureichend ja geradezu gefährlich sind, wenn Sauerstoff direkt in einen Endotrachealkatheter oder in ein Tracheostoma eingeleitet wird. Mit dieser Art der Befeuchtung fällt die relative Feuchtigkeit im Tracheobronchialsystem unter 70% ab, der Flimmerstrom sistiert und es kommt zur Austrocknung der Schleimhaut, verminderter Resistenz und Bildung von zähem Sekret.

Es gibt zwei Wege, die Einatmungsluft auf Körperfeuchtigkeit zu sättigen:

1. die Erhitzung des Wasserreservoirs, über oder durch welches das Inhalationsgas geleitet wird, dabei muß die Temperatur so hoch sein, daß der Wärme- und Feuchtigkeitsverlust durch Kondensation auf dem Weg zum Patienten ausgeglichen wird. Es sei denn, die Überleitungsschläuche sind geheizt.

Aber diese Methoden sind nicht frei von Gefahr. Wasserdampf irritiert die Schleimhaut des Respirationstraktes und bringt den Patienten in die Gefahr der Überhitzung.

Der 2. und beste Weg zur Vollsättigung eingeatmeter Luft oder eines Gases mit Feuchtigkeit ist die Verwendung eines Aerosols. Es kann erzeugt werden durch Druckluft und Düse (Abb. 9) oder durch Ultraschall (Abb. 10). Für medizinische Zwecke muß das Aerosolgemisch so beschaffen sein, daß

1. ein lungengängiges Tröpfchenspektrum zwischen 5 und 1 μ entsteht,

2. eine Nebeldichte von 15–25 mg/l und

3. eine Nebelmenge von 5–12 l/min entsprechend dem Atemminutenvolumen.

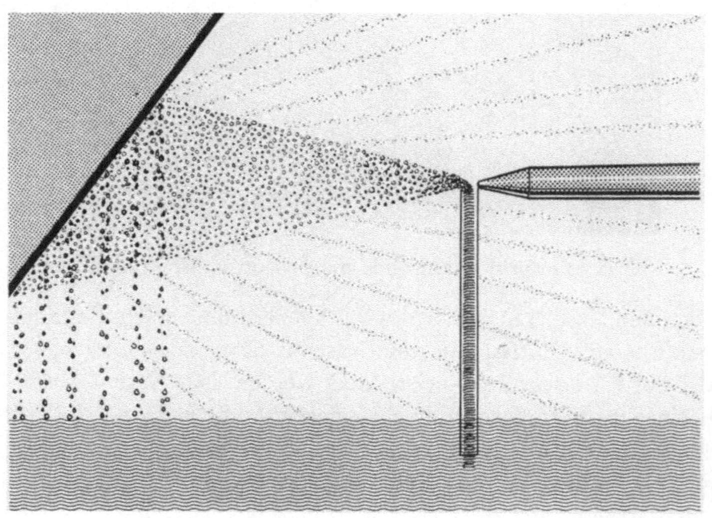

Abb. 9. Erzeugung eines Düsenaerosols

Der Unterschied zwischen Ultraschall- und der pneumatischen Verneblung liegt in der größeren Nebeldichte des Ultraschall-Aerosols und in der Erzeugung eines homogenen lungengängigen Tröpfchenspektrums. Beim Ultraschall ist die Tröpfchengröße abhängig von der Schwingungsfrequenz. Bei einer Schallfrequenz von 1 MHz liegt der häufigste Tröpfchendurchmesser bei 4, bei 5 MHz unter 1 μ (Abb. 11). Die Stabilität des weitgehend homogenen Aerosols gegenüber dem polydispersen Düsenaerosol ist wesentlich größer, darüber hinaus ist die Nebelmenge bei der Ultraschallzerstäubung bei hoher Nebeldichte so groß, daß sie stets das erforderliche Atemvolumen decken kann, während der Düsenvernebler zur Deckung des Atemvolumens meist Nebenluft braucht. Wenn Sie mich nun fragen, welches Gerät zur Aerosoltherapie in der Praxis am besten zu verwenden wäre, so muß ich Ihnen gestehen, daß es dieses ‚Idealgerät' noch nicht gibt, denn es müßte 4 Bedingungen erfüllen:

1. die Herstellung eines homogenen lungengängigen Aerosols unter 2 Mikron zur medikamentösen Therapie;

2. zur Anfeuchtung der Inspirationsluft und Behandlung des oberen Respirationstraktes Tröpfchengrößen, die im Spraybereich liegen;

3. die zu vernebelnde Wassermenge muß vorwählbar sein und

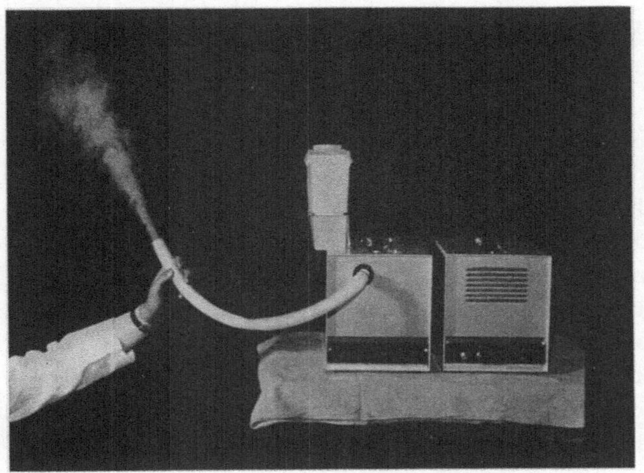

Abb. 10. Ultraschall-Vernebler (Modell Hico De Vilbiss)

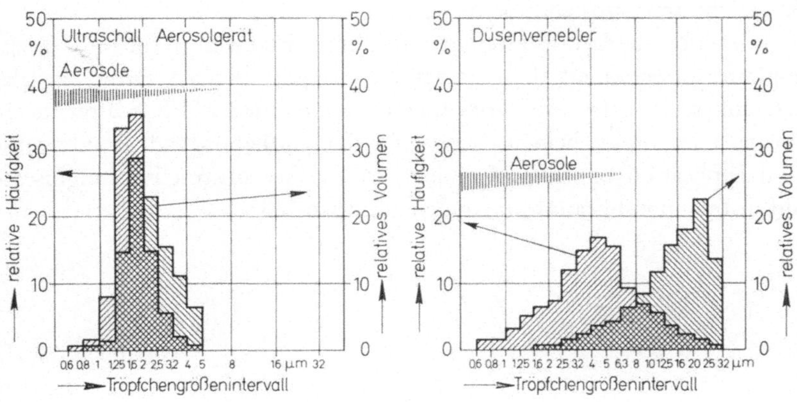

Abb. 11. Die vergleichende Darstellung eines Ultraschall-Aerosols mit einem Düsenaerosol zeigt die hohe Dichte eines Ultraschall-Aerosols im lungengängigen Bereich. Die Teilchengröße ist in Beziehung gesetzt zu relativer Häufigkeit //// und relativem Volumen \\\\ (nach PICKROTH)

4. der Aerosolbehälter muß in jedes Beatmungssystem ohne Zuluft einzufügen sein und mit der gleichen Einfachheit zur Befeuchtung bei tracheotomierten Patienten verwendet werden können.

Mit anderen Worten: Wenn man bei den vorhandenen Ultraschall-aerosolgeräten neben einer wählbaren Nebelmenge durch Veränderung der Schallfrequenz auch noch die Tröpfchengröße verändern könnte, kämen sie diesem Idealzustand nahe.

Meine sehr verehrten Damen und Herren, Inhalationstherapie unter diesen Gesichtspunkten betrachtet und angewendet, ist nicht mehr die Kunst des Badearztes, sondern hat im Therapieplan auch einer operativen Klinik ihren festen Platz.

Zusammenfassung

Die Grundlagen der Inhalationstherapie, ihre Anwendungsmöglichkeiten, apparative Einrichtungen und die dazu verwandten Medikamente werden abgehandelt.

Ziel der Inhalationstherapie ist es, inhalierte Substanzen an den Ort ihrer Wirksamkeit zu bringen. Durch Wahl der Partikelgröße kann ihre Eindringtiefe in den Respirationstrakt bestimmt werden. Die intermittierende Überdruckbeatmung führt zur Verbesserung der Ventilation und damit zum Wirksamwerden lokal angewandter Medikamente. Probleme in der Beatmung obstruktiver Lungenleiden und der Anfeuchtung von Sauerstoff werden besprochen.

Summary

This report concerns the basis of inhalation-therapy, its range of application, the apparatus and the drugs used.

Inhalation-therapy is used to transport substances to an area in the respiratory tract where they can act. By changing the size of the particles different parts of the respiratory tract can be reached. IPPB treatments are the most important help in improving the ventilation and in aiding the local application of drugs. Problems in treating obstructive lungdisease and of the humidification of oxygen are discussed.

Hypoxie bei der akuten Schlafmittel-
und Leuchtgasintoxikation

Von **Hannelore Burmeister, D. Barckow, U. Humpert, Karla Ibe**
und **G. A. Neuhaus**

Aus dem Reanimationszentrum (Leiter: Prof. Dr. G. A. Neuhaus) der I. Medizinischen Klinik der Freien Universität Berlin (Direktor: Prof. Dr. H. Frhr. von Kress)

Im Reanimationszentrum der I. Medizinischen Klinik der Freien Universität Berlin werden Schwerkranke aller medizinischen Disziplinen behandelt [13]. Insbesondere erfordern die drohende oder bereits manifeste respiratorische Insuffizienz im Verlauf akuter Schlafmittelvergiftungen sowie die Folgezustände nach vorangegangener Kohlenmonoxydintoxikation eine Spezialbehandlung.

Im folgenden werden einige Fragen im Zusammenhang mit der Hypoxie bei beiden Vergiftungsarten dargelegt und besprochen.

1. Schlafmittelvergiftungen

Während der letzten 6 Jahre wurden im Reanimationszentrum aus einem Gesamtkrankengut von 3738 Patienten 2368 Kranke mit akuten Schlafmittelintoxikationen behandelt. Bei 200 Patienten war wegen der im Verlauf der Vergiftung auftretenden zentralen Atemdepression, die zu einer deutlichen Erniedrigung des arteriellen Sauerstoffdruckes geführt hatte, die künstliche Dauerbeatmung erforderlich. Die Beseitigung der Hypoxie ist neben der Anwendung spezieller Verfahren wie forcierte Diurese, Peritoneal- und Hämodialyse zur rascheren Eliminierung der aufgenommenen toxischen Substanzen Grundvoraussetzung für den Therapieerfolg [3, 5–8, 10–12, 14, 15].

Die Abb. 1 zeigt den arteriellen Sauerstoffdruck – unterteilt nach dem Erfolg künstlicher oder assistierender Beatmung – bei allen Patienten mit Schlafmittelvergiftungen während der letzten beiden Jahre, bei denen im Verlauf der Intoxikation eine künstliche Dauerbeatmung erforderlich wurde. Vor Beginn der künstlichen Beatmung haben beide Gruppen übereinstimmend erniedrigte arterielle Sauerstoffdrucke. Der weitere Kurvenverlauf zeigt mit Einsetzen der künstlichen Beatmung eine Beseitigung der arteriellen Hypoxämie. Die weite Streubreite der Werte ist durch die

10*

bei der Mehrzahl der beatmeten Patienten bereits bei der Klinikaufnahme bestehenden Aspirationspneumonie bedingt. Aus dem Kurvenverlauf ist weiter ersichtlich, daß die arterielle Hypoxie durch die künstliche Dauer- beatmung mit einem *assistierend* arbeitenden Beatmungsgerät günstiger beeinflußt werden konnte, als dies durch das kontrollierte Beatmungs- verfahren möglich war.

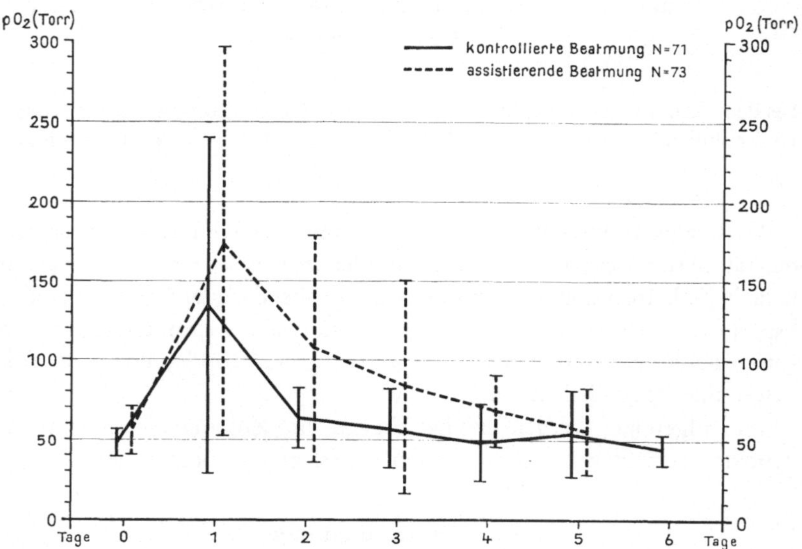

Abb. 1. Kontrollierte und assistierende Beatmung wegen schwerer, akuter Schlafmittelintoxikation. Verlauf des pO_2 (arteriell, Torr)

Diese Befunde stimmen mit den klinischen Beobachtungen bei Kranken mit schweren akuten Schlafmittelvergiftungen überein: Während tiefer Bewußtlosigkeit lassen sich die Patienten mit beiden Verfahren gleich gut beatmen. Die Überlegenheit der „Assistoren" zeigt sich aber deutlich in der Phase der abklingenden Intoxikation, in der bei wiederkehrender, aber noch insuffizienter Spontanatmung die Abwehrreaktionen der Patienten zunehmen. In diesem Krampf- und Aufwachsstadium ist eine kontrollierte Beatmung effektvoll nur noch unter Muskelrelaxierung durchzuführen, wodurch als wesentlicher Nachteil die Unterdrückung des wiederkehren- den spontanen Hustenstoßes in Kauf genommen werden muß. Die hiermit zusammenhängenden pulmonalen Komplikationen lassen sich unter assistierender Beatmung wesentlich vermindern. Tatsächlich waren unter assistierender Beatmung pulmonale Komplikationen eher beherrschbar, sie traten zudem weniger häufig auf [4].

Wir haben deswegen seit 1965 diese Patientengruppe zunehmend mit Assistoren beatmet. Die Zunahme betrifft sowohl die aufgewendeten

Beatmungsstunden als auch die Fallzahl (1965 18 Patienten, 302 Beatmungsstunden; 1966 23 Patienten, 419 Beatmungsstunden).

2. Kohlenmonoxydintoxikationen

Ein grundsätzlich anderes Problem stellte sich uns nach akuter schwerer CO-Intoxikation. Durch die herkömmliche intensive Behandlung mit Unterstützung oder vorübergehendem Ersatz ausgefallener Vitalfunktionen ließ sich auch unter den günstigen Behandlungsmöglichkeiten des Reanimationszentrums keine mit den Schlafmittelvergiftungen vergleichbare Senkung der Mortalität erzielen. Es war daher naheliegend, die Ursache der schlechten Prognose nach akuter schwerer Kohlenmonoxydintoxikation in einer grundsätzlichen Fehleinschätzung der Intoxikationsfolge zu suchen. Die genaue Untersuchung der Blutgas- und Säure-Basen-Verhältnisse ergab bei diesen Kranken in allen Fällen das Vorliegen einer schweren dekompensierten metabolischen Acidose als Folge der während der CO-Exposition sich entwickelnden allgemeinen Gewebshypoxie. Hierbei muß besonders betont werden, daß die aktuelle HbCO-Konzentration des Blutes bei der Klinikaufnahme, das klinische Bild und die Veränderungen im Säure-Basen-Haushalt *nicht* korrelierten. Während des Transportes oder durch die sofort eingeleitete künstliche Beatmung wird die CO-Konzentration des Blutes soweit gesenkt, daß dieses als unmittelbarer pathogenetischer Faktor für die weitere Unterhaltung der metabolischen Acidose nicht mehr in Frage kommt. Besonders sei betont, daß bei diesen Kranken mit Ausnahme derjenigen mit anfänglichem Lungenödem, die arterielle Sauerstoffsättigung des Blutes im Bereich der Norm liegt.
In dieser Phase der Intoxikation wird das Krankheitsbild durch einen hypoxisch bedingten Kreislaufschock gekennzeichnet, der – vergleichbar dem normovolämischen Schock nach Erythrocytenentzug – im Zirculus vitiosus von metabolischer Acidose, Gewebshypoxie und Kreislaufinsuffizienz irreversibel zu werden droht. Klinisch beobachtet man tiefe Bewußtlosigkeit, positive Pyramidenbahnenzeichen, Tetraspastik, blasse Cyanose, Tachykardie und arterielle Hypotension.
Vordringliches therapeutisches Ziel ist hier die Beseitigung der Gewebshypoxie und der metabolischen Acidose [1, 2]. Dieses wird durch künstliche Beatmung mit reinem Sauerstoff unter Einschaltung von Frischluftphasen nach jeweils 3 Std (Vermeidung von Atelektasen!) und gleichzeitiger intravenöser Infusion von Bikarbonat angestrebt. Unter dieser Behandlung wird in allen Fällen der arterielle Sauerstoffdruck anhaltend, im Einzelfall bis 645 Torr, angehoben (Abb. 2). Selbstverständlich ist die hyperbare Oxygenation der Beatmung mit reinem Sauerstoff überlegen. Diese Therapie ist aber an entsprechende Einrichtungen gebunden [9, 16, 17].

Durch die Vollrelaxierung wird ein erhöhter Sauerstoffverbrauch durch Spastik und Muskelkrämpfe verhindert. Die mittlere Beatmungsdauer betrug rund 25 Std/Patient. Das Therapieprogramm: Stabilisierung des zirkulierenden Blutvolumens, Hyperventilation mit Sauerstoff in Voll-

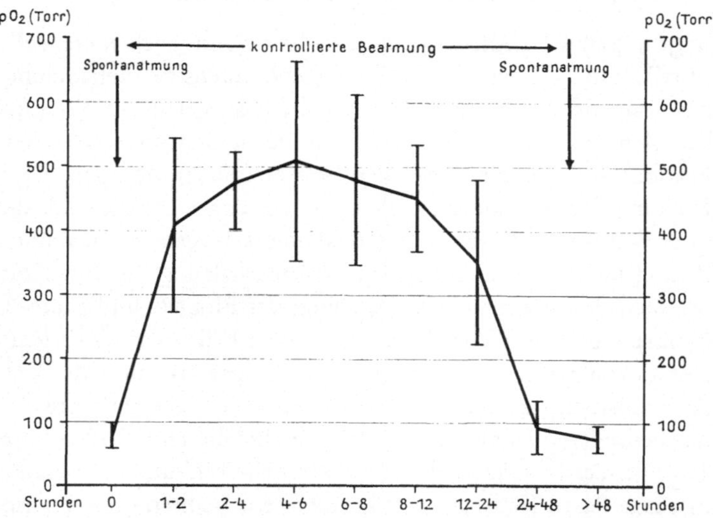

Abb. 2. Schwere, akute CO-Intoxikationen (N = 90). Arterielle Oxygenation, Verlaufskurve von pO₂ (arteriell, Torr) vor, während und nach der künstlichen, kontrollierten Beatmung

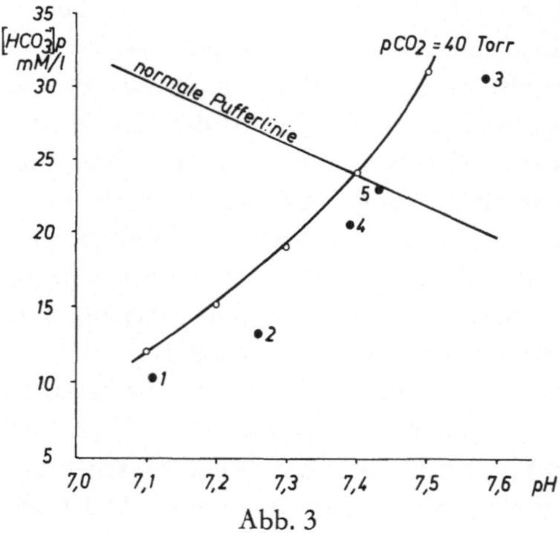

Abb. 3

relaxierung bei gleichzeitiger Normalisierung der Säure-Basen-Verhältnisse wird längstens bis 48 Std durchgeführt. Bildete sich die Pyramidenbahnensymptomatik bis zu diesem Zeitpunkt nicht zurück, sahen wir von einer Fortführung dieser Behandlung über 48 Std hinaus keine weiteren Erfolge mehr.

Abb. 3 zeigt die zweistündige Bewegung der arteriellen Punkte im HCO_3/pH-Diagramm während der künstlichen Hyperventilation bei gleichzeitiger Bikarbonatinfusion. Ausgehend von einem pH-Wert von 7,110 bei Aufnahme und einem aktuellen Bikarbonat von 9,0 mVal/l sehen wir während der Beatmung eine fortschreitende Normalisierung dieser Werte.

Durch dieses Vorgehen konnte in unserem Krankengut von 309 Patienten mit schweren, akuten CO-Intoxikationen die Mortalität von 11,2 auf 4,3% gesenkt werden.

Bei der Schlafmittelintoxikation ist das therapeutische Ziel die Beseitigung der durch die zentrale Atemlähmung bedingten arteriellen Hypoxämie und die Vermeidung weiterer pulmonaler Komplikationen durch die assistierende Beatmung.

Demgegenüber steht bei einer schweren CO-Intoxikation die Erhöhung des Sauerstoffdrucks in der peripheren Strombahn und die Beseitigung der dekompensierten metabolischen Acidose im Vordergund.

Zusammenfassung

Aus einem Krankengut von 3738 Patienten mußten 200 Patienten mit einer schweren Schlafmittelintoxikation und 309 Kranke mit einer Kohlenmonoxydvergiftung künstlich beatmet werden. Bei der Schlafmittelvergiftung wird die durch zentrale Atemlähmung bedingte Hypoxämie zur Vermeidung pulmonaler Komplikationen durch assistierende Beatmung beseitigt. Dagegen wird bei einer schweren CO-Intoxikation die Erhöhung des Sauerstoffdruckes in der Peripherie angestrebt und die dekompensierte metabolische Acidose behandelt.

Summary

Out of a total of 3738 patients 200 patients with severe hypnotic intoxication and 309 patients with carbon-monoxide intoxication had to be ventilated. In barbiturate intoxication the hypoxemia caused by the central respiratory depression is treated by assisted ventilation. This is prefered to controlled ventilation because of less pulmonary complications. The problem in CO-intoxications is to increase the peripheral partial pressure of oxygen and to treat the decompensated metabolic acidosis.

Literatur

1. BURMEISTER, H., D. LERCHE, u. G. NEUHAUS: Die Behandlung der schweren Kohlenmonoxydvergiftung. Réanimation et Organes Arteficiels **2**, 99 (1965).
2. — Die akute Kohlenmonoxydintoxikation. Pathophysiologie, Klinik und Therapie. Inaug. Diss. (Berlin 1966).

3. Gaultier, M., et M. Potter: La réanimation cardiaque au cours des intoxications. Sem. Hôp. (Paris) **42**, 592 (1966).
4. Humpert, U., R. Baethke, u. H. Schneider: Erfahrungen bei der Anwendung des Bird-Respirators Mark 8 in einem Reanimationszentrum. Wiederbelebung und Organersatz **4**, 16 (1967).
5. Ibe, K., et H. Burmeister: L'expérience du centre de réanimation Berlin dans les épurations rénales et par dialyse des toxiques médicamenteux. Bull. Méd. légale et Toxicol. médicale **7**, 369 (1964).
6. —, I. Bennhold, H. Burmeister, u. M. Kessel: Die extrakorporale Haemodialyse bei schweren Schlafmittelvergiftungen. Berl. Med. **16**, 350 (1965).
7. Kuschinsky, G.: Therapie der akuten Vergiftungen. Z. prakt. Anästh. **1**, 2 (1966).
8. Lassen, A.: Treatment of severe acute barbiturate poisoning by forced diuresis and alkalinisation of the urine. Lancet **1960**/II, 338.
9. Lawson, D. D., R. A. McAllister, and G. Smith: Treatment of acute experimental carbon-monoxide poisoning with oxygen under pressure. Lancet **1961**/I, 800.
10. Linton, A. L., R. G. Luke, I. Speirs, and A. C. Kennedy: Forced diuresis and haemodialysis in severe barbiturate intoxication. Lancet **1964**/I, 1008.
11. Loennecken, S. J.: Akute Schlafmittelvergiftung. Behandlung mit modernen Wiederbelebungsmethoden. Stuttgart 1965.
12. Mollaret, P., M. Rapin, J. Pocidalo, et J. F. Monsallier: Le traitement de l'intoxication barbiturique aigue. L'épuration par l'alcalinisation plasmatique et urinaire. Presse méd. **67**, 1435 (1959).
13. Neuhaus, G.: Pathophysiologie und Klinik von Erkrankungen bei Patienten unter den Bedingungen der Vita reducta. Verh. dtsch. Ges. inn. Med. **69**, 16 (1963).
14. — Therapieschema der akuten Schlafmittelvergiftung. Dtsch. med. Wschr. **90**, 1587 (1965).
15. Pedersen, S., and P. N. Pedersen: A resuscitation center for acute poisoning. Experiences in the first four years. Danish med. Bull. **12**, 145 (1965).
16. Sluyter, M. E., and J. Boerema: Die Behandlung der Kohlenstoffmonoxydvergiftung durch Sauerstoffzufuhr mit Überdruck (niederländisch) De behandeling van koolmonoxydevergiftening door toediening van zuurstof onder verhoogde druk. Ned. T. Geneesk. **106**, 826 (1962).
17. Smith, G., Ledingham, McA., G. R. Shaarp, J. N. Norman, and E. H. Bates: Treatment of coal-gas poisoning with oxygen at 2 atmospheres pressure. Lancet **1962**/I, 816.

Cerebrale Hypoxie während Operation und Anaesthesie

Von **H. Kreuscher**

Aus dem Institut für Anaesthesiologie (Direktor: Prof. Dr. R. FREY)
der Johannes Gutenberg-Universität Mainz

Mit der Verabreichung einer Narkose würden wir unseren Patienten in einen Zustand höchster Lebensgefahr versetzen, wenn wir die lebenserhaltenden Funktionen der Atmung und des Kreislaufes nicht sorgfältig überwachen und gegebenenfalls durch bewährte Kunstgriffe unterstützen würden. Die Kontrolle der Ventilation, des Blutdruckes und der Pulsfrequenz gelingt ohne besondere Schwierigkeiten. Die hier mit einfachen Hilfsmitteln meßbaren Parameter geben allerdings nur einen empirisch untermauerten Anhalt über Änderungen in der Blut- und Sauerstoffversorgung sowie der Funktionen der lebenswichtigen Organe. Besonders interessieren in dieser Hinsicht der Herzmuskel, die sog. parenchymatösen Organe und das Gehirn. Eine der vordergründigsten Wirkungen der verabreichten Narkosemittel ist die Ausschaltung des Bewußtseins. Es wird also eine Änderung des cerebralen Funktionszustandes herbeigeführt. Wie auch bei den anderen Organen verhält sich hierbei der Stoffwechsel des Gehirns proportional seinem Funktionszustand. Aus den *arterio-hirnvenösen Differenzen* des Sauerstoff- und Kohlensäuregehalts, des Glucose- und Lactatgehalts und aus dem cerebralen Blutzeitvolumen kann man unter experimentellen Bedingungen Auskunft über den jeweiligen Stoffwechselzustand des Organs erhalten. Da das *Elektroencephalogramm* uns ebenfalls ein Bild des Funktionszustandes, zumindest der Hirnrinde, vermittelt, ist eine Korrelation zwischen EEG-Frequenz und cerebraler Sauerstoffaufnahme erkennbar [2–4, 7, 9, 13].

Die cerebrale Durchblutung wird durch einen autoregulativen Mechanismus gesteuert, der einerseits vom Sauerstoffbedarf der cerebralen Ganglienzellen, andererseits vom Sauerstoffangebot beeinflußt wird. Noch wirksamer auf die Hirndurchblutung ist der Kohlensäurepartialdruck: Abnahme des Sauerstoffpartialdruckes und Anstieg des Kohlensäurepartialdruckes führen zur *Steigerung* der Hirndurchblutung, die umgekehrten Veränderungen zu ihrer *Abnahme* [12]. Änderungen des Blutangebotes im Sinne von Zu- oder Abnahme des Herzzeitvolumens und des daraus resultierenden mittleren Blutdruckes sind dagegen nur unterhalb einer individuellen Druckgrenze wirksam, die beim Menschen um 70 mmHg liegt [10, 11, 15].

Natürlich ist dieser minimale Erfordernisdruck abhängig vom Zustand des Gefäßsystems. Der Sklerotiker benötigt dementsprechend höhere Blutdruckwerte, um die regelrechte Durchblutung des Hirns aufrechtzuerhalten. Wir haben trotz gegenteiliger Meinungen [5] bis heute keinen Beweis dafür, daß diese Autoregulation der Hirndurchblutung durch die Narkose ganz oder teilweise aufgehoben wird und dann nur noch druckpassiv erfolgt (Abb. 1).

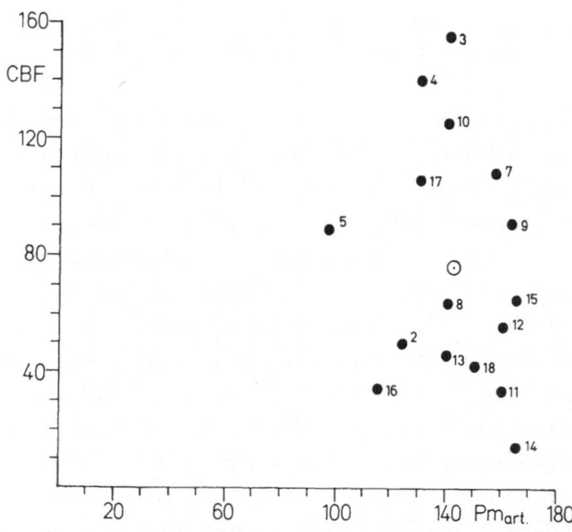

Abb. 1. Korrelationsprüfung Hirndurchblutung: arterieller Mitteldruck ($\odot$ = Mittelwert). Die Messungen wurden beim Hund unter N_2O-Anaesthesie durchgeführt

Es sind sicher noch andere Regelmechanismen, z. B. die pH-Werte des Blutes und des Liquors bei der Steuerung der Hirndurchblutung mit dem Ziele wirksam, die ausreichende Sauerstoffversorgung des Gehirns sicherzustellen.

Aus den beschriebenen, wichtigsten Mechanismen wird ohne weiteres klar, daß Änderungen der Sauerstoff- und Kohlensäurepartialdrucke durch Hyper- oder Hypoventilation auch in Narkose die Hirndurchblutung und damit die Sauerstoffversorgung der Hirnzellen ändern. Es kann also die normalerweise vom Hirn ausgehende Regelung des cerebralen Blutzeitvolumens vom Respirator bzw. vom Willen des Anaesthesisten beeinflußt werden. Nur insofern würde die These zutreffen, daß die Autoregulation der Hirndurchblutung in Narkose gestört sei. Alexander, Cohen und Wollman [6, 16] haben das Vorhandensein der Autoregulation in Narkose vor 4 Jahren bereits nachgewiesen (Tabelle 1 und 2). Auch wir konnten diese Beobachtungen immer wieder bestätigen (Abb. 2).

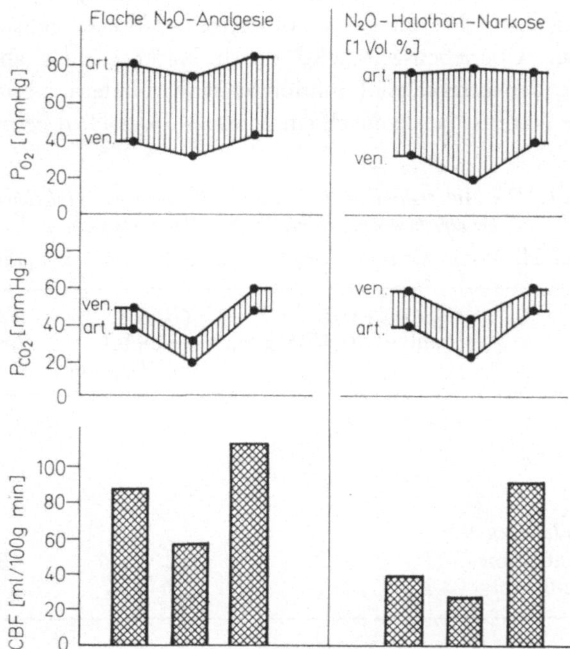

Abb. 2. Das Verhalten der Hirndurchblutung (CBF) des Hundes unter Normo-, Hyper- und Hypoventilation bei flacher Stickoxydulanalgesie und bei Stickoxydul-Halothannarkose

Den Erfolg einer Hyperventilation können wir schon bei Bewußtsein im Selbstversuch prüfen, indem wir eine kurze Zeit kräftig hyperventilieren: Bekanntlich treten dann Schwindel und evtl. sogar Bewußtlosigkeit auf. Diese Erscheinungen sind durch cerebrale Hypoxie infolge eines Mißverhältnisses zwischen Sauerstoffbedarf und -angebot zuungunsten des letzteren bedingt. Diese Tatsache ist übertragbar auf die Verhältnisse in Narkose: Eine Minderung der Hirndurchblutung und damit des Sauerstoffangebotes wird von der Hirnzelle nur im Rahmen des Sauerstoffbedarfs schadlos toleriert. Je tiefer aber die Narkose, desto geringer der Sauerstoffbedarf, desto mehr kann eine vorübergehende Minderung der Hirndurchblutung vom Hirn toleriert werden. Für die anaesthesiologische Praxis kann aus dieser Erfahrung abgeleitet werden, daß die zur Einsparung von Anaesthetika und Relaxantien leider immer wieder empfohlene Hyperventilation zum Preise einer möglichen cerebralen Hypoxie erkauft wird.

In Abhängigkeit von der Dauer der cerebralen Minderdurchblutung beobachten wir verzögertes Erwachen, Nausea und andere, vorwiegend vegetative Dysregulationen.

Man kann aus diesen Überlegungen ableiten, daß die Hypoxietoleranz des Gehirns größer ist, wenn der Funktionszustand des Gehirns herabgesetzt ist. Diese Vorstellung würde Beobachtungen bestätigen, die immer wieder bei Kreislaufstillständen unter Normothermie in Narkose gemacht werden. Die cerebrale Überlebenszeit wird durch Narkose oder andere Maßnahmen, die den cerebralen Funktionszustand mindern, verlängert. Die gut geführte Narkose ist demnach ein Schutz für das Hirn gegen Hypoxie.

Tabelle 1. *Die Autoregulation der Hirndurchblutung unter Halothannarkose bei verschiedenen arteriellen CO_2-Partialdrucken*
(Nach H. Wollman et al.: Anesthesiology **25**, 180—184 [1964])

$n = 6$	Pa_{CO_2} (mmHg)	CBF (ml/100 g min)	CVR (mmHg/ ml/100 g min)	CMR_{O_2} (ml/100 g min)
I. *Ohne Narkose* *(Spontanatmung)*	41,4	44,4	1,9	3,09
II. *Narkose* *mit 1,2 % Halothan*				
a) Normoventilation	37,3	50,8	1,1	2,80
b) Hyperventilation	23,2	23,1	2,6	2,56

Tabelle 2. *Der Einfluß des arteriellen CO_2-Partialdruckes auf Hirndurchblutung und -stoffwechsel in Halothannarkose (1,2 Vol.-%)*
(Nach P. J. Cohen et al.: Anesthesiology **25**, 185—191 [1964])

$n = 10$	CBF (ml/100 g min)	CMR_{O_2} (ml/100 g min)	CMR Glucose (mg/100 g min)	CMR Lactat (µM/100 g min)
Normokapnie (Pa_{CO_2} 37,3 Torr)	50,8	2,80	4,15	4,21
Hypokapnie (Pa_{CO_2} 25,1 Torr)	25,9	2,65	4,51	3,99
Hyperkapnie (Pa_{CO_2} 51,1 Torr)	63,8	2,45	3,20	5,16

Die Gefahr nimmt in der excitativen Aufwachphase wieder zu: Im EEG sehen wir Zeichen einer Aktivitätssteigerung, die mit einer Zunahme des Sauerstoffverbrauchs verbunden ist. Gleichzeitig kann aber in dieser Phase die Sauerstoffaufnahme des Körpers durch Behinderung der Ventilation aus verschiedenen Gründen vermindert sein.

Die Gefahr cerebraler Hypoxie droht also besonders während Narkoseeinleitungs- und Aufwachphasen und durch fehlerhafte Ventilation bei zu flacher Narkose.

Zusammenfassung

Die Hirndurchblutung wird durch autoregulative Mechanismen gesteuert, die vor allem auf Änderungen der Sauerstoff- und Kohlensäurepartialdrucke reagieren. Diese Regelmechanismen sind auch unter Narkose vorhanden: Hyperventilation hat unter normal tiefer Halothannarkose eine Minderung des cerebralen Blutzeitvolumens mit Erhöhung der arteriohirnvenösen O_2-Differenz zur Folge. Diese Veränderungen der Hirndurchblutung stellen daher keinen Anpassungsvorgang an vermindertem Sauerstoffbedarf der cerebralen Ganglienzellen dar. Durch starke Hyperventilation bei flacher Narkose kann es daher zur cerebralen Hypoxie kommen. Vor dem immer wieder empfohlenen Verfahren der Hyperventilation zur Einsparung von Narkosemitteln wird gewarnt. Dagegen besteht unter normal tiefer Narkose eine erhöhte Toleranz der Hirnzellen gegenüber vermindertem Sauerstoffangebot, weil der Sauerstoffbedarf gesenkt ist.

Summary

The cerebral circulation is controlled by an autoregulative mechanism, which reacts primarely to changes in partial pressure of oxygen and carbondioxyde. This control-mechanism is also operative under anesthesia. Under normal depth of halothane-anesthesia Hyperventilation causes a decrease in the cerebral blood-flow (CBF) and an elevation in the arteriovenous (confluens sinuum) oxygen difference. Therefore these changes in the blood-flow cannot be regarded an adaptation of cerebral ganglia to a diminished oxygen requirement. It is possible, then, to produce cerebral hypoxia by means of hyperventilation under light anesthesia. Hyperventilation is frequently recommended with the thought of saving of anesthetic agent. This method carries the danger of cerebral hypoxia and must be cautioned against. However, the brain exhibits an increased tolerance towards diminished oxygen supply as long as normal depth of anesthesia is maintained, because in that case oxygen requirements of the cells are lowered.

Literatur

1. ALEXANDER, S. C., H. WOLLMAN, P. J. COHEN, P. E. CHASE, E. MELMAN, and R. D. DRIPPS: Cerebral blood flow and metabolism during halothane anesthesia in man. Fed. Proc. **22**, 187 (1963).
2. BARK, J.: Über die Bestimmung der Narkosetiefe mit dem Elektroencephalogramm. Anaesthesist **3**, 73 (1954).
3. BERGER, H.: Über das Electroencephalogramm des Menschen. Arch. Psychiatr. **94**, 16 (1931).
4. — Über das Electroencephalogramm des Menschen. Arch. Psychiatr. **99**, 555 (1933).

5. Betz, E., H. Oehmig, u. W. Wünnenberg: Die Wirkung verschiedener Narkotika auf die lokale Gehirndurchblutung der Katze. Z. f. Kreislaufforschung **54**, 503 (1965).
6. Cohen, P. J., H. Wollman, S. C. Alexander, P. E. Chase, and M. G. Behar: Cerebral Carbohydrate Metabolism in Man during Halothane Anesthesia. Anesthesiology **25**, 185 (1964).
7. Faulconer, A. J., W. Pender, and R. G. Bickford: The influence of partial pressure of N_2O on the depth of anaesthesia and the EEG in man. Anaesthesia **10**, 601 (1949).
8. Gipps, F. A., H. Maxwell, and E. L. Gibbs: Volume flood of blood through the human brain. Arch. Neurol. Psychiatr. **57**, 137 (1949).
9. Gleichmann, K., D. H. Ingvar, N. A. Lassen, D. W. Lübbers, B. K. Stesjö, and G. Thews: Regional cerebral cort. metabolism rate of oxygen and carbon dioxyde, related to the EEG in the anaesthetized dog. Acta physiol. Scand. **55**, 82 (1962).
10. Gottstein, U.: Der Hirnkreislauf unter dem Einfluß vasoaktiver Substanzen. Heidelberg (Hüthig 1962).
11. — Der Hirnkreislauf unter dem Einfluß sympathikomimetischer, sympathikolytischer und ganglioplegischer Substanzen. Kreislaufmessungen, Freiburger Kolloquium 1963.
12. Kety, S. S., and C. F. Schmidt: The effect of altered arterial tensions of carbon dioxide and oxygen on cerebral blood flow and cerebral oxygen consumption of normal young men. L. clin. Invest. **27**, 484 (1948).
13. Kreuscher, H.: Die Hirndurchblutung unter Neuroleptananaesthesie. Anaesthesie und Wiederbelebung Band **21** (Springer Verlag 1967).
14. —, u. J. Grote: Die Wirkung des Phencyclidinderivates Ketamine (CI-581) auf die Durchblutung und Sauerstoffaufnahme des Gehirns beim Hund. Anaesthesist **16**, 304 (1967).
15. Noell, u. M. Schneider: Über die Durchblutung und Sauerstoffversorgung des Gehirns: Einfluß der Blutdrucksenkung. Pflügers Arch. **247**, 528 (1948).
16. Wollman, H., S. C. Alexander, P. J. Cohen, P. E. Chase, E. Melman, and M. G. Behar: Cerebral Circulation of Man during Halothane Anesthesia. Anesthesiology **25**, 180 (1964).

Sofortmaßnahmen zur Wiederbelebung des Neugeborenen

Von **H.-D. Hiersche, Wilhelmine Münchhoff** und **L. Beck**

Aus der Universitäts-Frauenklinik Mainz (Direktor: Prof. Dr. V. Friedberg)
und dem Institut für Anaesthesiologie der Universität Mainz
(Direktor: Prof. Dr. R. Frey)

Die prae- und intrapartale fetale Notsituation (fetale Asphyxie, fetal distress) ist in der Regel auf einen gestörten fetomaternellen Stoffwechsel und Gasaustausch zurückzuführen, der durch placentare, fetale und maternale Ursachen bedingt sein kann (Tabelle 1). Die postnatale Notsituation

Tabelle 1

Ursachen placentare	materne	fetale
relative Placentainsuffizienz	*Störung der*	*Störung der*
absolute Placentainsuffizienz	Lungenfunktion	
mit und ohne	Blutmenge	Blutmenge
morphologisches Substrat	Blutzusammensetzung	Blutzusammensetzung
	Gefäßfunktion	Gefäßfunktion
	Herzfunktion	Herzfunktion

Tabelle 2

Ursachen	
cerebrale	Unreife, Fehlbildung u. a.
pulmonale	Atelektasen, Fehlbildung u. a.
vasale	persistieren fetaler Gefäßstrecken u. a.

des Neugeborenen entsteht hingegen durch eine mangelhafte Umstellung des placentaren auf den pulmonalen Kreislauf und kann durch zentrale oder pulmonale Faktoren verursacht werden (Tabelle 2). Beide führen unbehandelt zu Sauerstoffmangel, metabolisch-respiratorischer Acidose, Herz- und Kreislaufinsuffizienz und schließlich zum Exitus letalis. Die

Zustandsbestimmung des Neugeborenen eine Minute post partum mit Hilfe eines Punktsystems wurde von APGAR (1953) erstmals angegeben; in den letzten Jahren wurden die Kriterien des Punktsystems mehrfach modifiziert (WULF, SALING) (Tabelle 3).

Tabelle 3. *Zustandsbestimmung des Neugeborenen nach einem Punktsystem (nach Apgar in der Modifikation nach Saling)*

5 Kriterien werden 1 min nach der vollständigen Geburt des Kindes unabhängig von der Abnabelung mit der Note 0–2 zur Beurteilung herangezogen. Die Gesamtnote 8–10 bedeutet guten bis sehr guten Zustand, 0–2 sehr schlechten Zustand und hohe Mortalität

Punkte	je 3	2	1	0
Nabelschnur	prall	—	mittelgrad, gef.	schlaff
Hautfarbe am Stamm	rosig	blau	blaßblau	blaß
Tonus u. Bewegungen	sehr kräftig	gut	herabgesetzt	fehlen
Atmung		ungestört	gestört	fehlt
bis zu 1¹/₂ min p. p	Schreiatmung	(einzelne oder keine Schreie)		

Praktische Maßnahmen

1. *Freimachen der oberen Luftwege* (Mundhöhle und Nasen-Rachenraum) soll vor dem Abnabeln direkt nach der Geburt durchgeführt werden. Die Trachea ist vor allem beim asphyktischen Kind mit Verdacht auf Aspiration abzusaugen und zwar unter direkter Sicht mit Hilfe des Neugeborenen-Laryngoskops bzw. nach erfolgter Intubation zur künstlichen Beatmung durch den Tracheal-Tubus. Dies setzt jedoch voraus, daß der Tubus zur Beatmung ein ausreichend weites Lumen besitzt, so daß ein Absaugkatheter mit einer Dicke von 2 bis 2,5 mm eingeführt werden kann (Abb. 1). Das Absaugen des Magens soll routinemäßig bei allen Kindern erfolgen, die durch Kaiserschnitt geboren werden, da es sich gezeigt hat, daß bei diesen wesentlich mehr Fruchtwasser im Magen enthalten ist als bei Kindern nach vaginaler Entbindung.

2. *Künstliche Beatmung.* Neugeborene, die in den ersten zwei Minuten nach der Geburt nicht mit regelmäßiger Spontanatmung beginnen, sollen unabhängig von der Ursache der Apnoe künstlich beatmet werden. Bei schwerer Neugeborenen-Asphyxie mit schlaffer Nabelschnur wird sofort abgenabelt, abgesaugt und mit der künstlichen Beatmung begonnen (Abb. 2). Bei der Phase der *Entfaltung der Lunge* in den ersten 3–5 min der künstlichen Beatmung ist ein erhöhtes Atemzugvolumen (40–80 ml) und ein erhöhter Atemdruck (25–30 cm Wasser) bei einer Inspirationszeit von

1,5–2 sec erforderlich. Da bei einer Inspirationszeit über 1 sec bei einem Beatmungsdruck von über 30 cm Wasserdruck bereits Alveolarrupturen entstehen können, wird zur Entfaltung der Lunge bei Frühgeburten und ausgetragenen Neugeborenen ein Beatmungsdruck von 25 cm Wasser bei einer Atemfrequenz von 15–20 min empfohlen. Die Entfaltung der Lunge zu Beginn der künstlichen Beatmung kann auch durch Anwendung eines

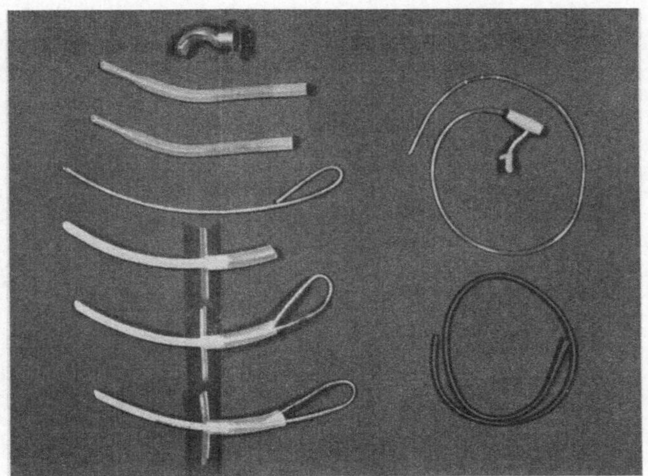

Abb. 1. Mayo-Tubus für Säuglinge, verschiedene PVC-Tubi mit Führungsmandrain in verschiedenen Größen (der Fa. Laubscher, Rheinsprung 5, Basel/ Schweiz), Nabelvenenkatheter und Absaugkatheter zum intratrachealen Absaugen durch den Trachealtubus

länger anhaltenden Druckes von 25 cm Wasser über 10–15 sec erfolgen und danach mit der rhythmischen Beatmung begonnen werden (SEMM u. KRESS). Die nachfolgende Dauerbeatmung *nach Entfaltung der Lunge* richtet sich nach der Sauerstoffversorgung des Gewebes. In der Regel kann davon ausgegangen werden, daß bei einem positiven Beatmungsdruck in der Inspirationsphase von 15–20 cm – und einem negativen Beatmungsdruck am Ende der Exspirationsphase von etwa 5 cm Wasserdruck und einer Atemfrequenz von 30–35 min ein ausreichender Gasaustausch stattfindet. Bei länger anhaltender künstlicher Beatmung müssen zur Kontrolle der Respiration die Blutgaswerte des Neugeborenen bestimmt werden.

Mund-zu-Mund-Beatmung. Steht kein Beatmungsgerät zur Verfügung, erfolgt die künstliche Beatmung des Neugeborenen durch Einblasen der Luft der *Mundhöhle* des Erwachsenen in die Lunge des Neugeborenen. Die Mund-zu-Mund-Beatmung erfolgt unter Kontrolle der Thoraxexkursion; wenn der Thorax des Neugeborenen sich gerade anhebt, ist die Inspirationsphase beendet.

3. *Acidose- und Schockbehandlung.* Die Pufferreserven (Basenüberschuß) des Fetus bei der normalen Geburt bleiben in der Eröffnungsperiode weitgehend konstant, während der Austreibungsperiode sinken sie jedoch bis zum Ende der Geburt auf minus 5 bis minus 7 mval ab. Bei der intrauterinen Asphyxie, z. B. im Gefolge einer Placentainsuffizienz mit Hypoxie

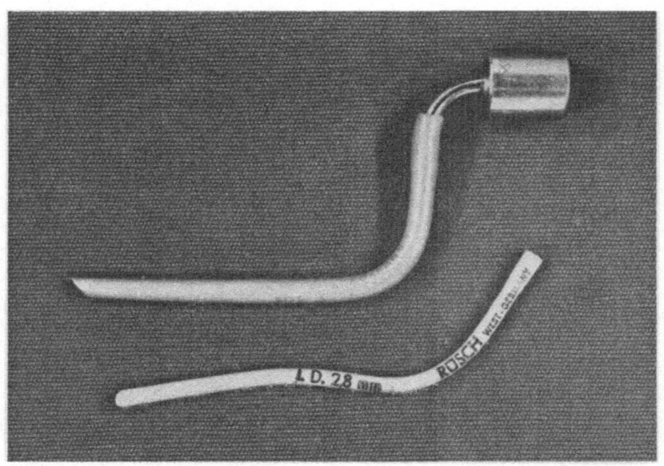

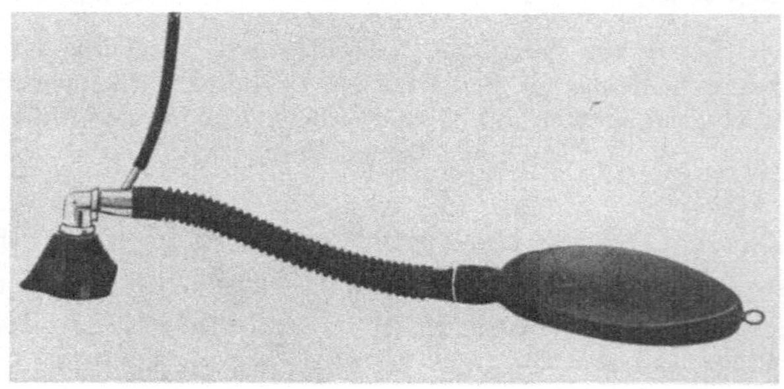

Abb. 2. Oxford-Tubus (oben) und Rüsch-Tubus (unten) (Abb. 2a) zur Intubation des Neugeborenen. Einfaches Beatmungsgerät für Neugeborene und Säuglinge nach Kuhn der Fa. Draeger, Lübeck (Abb. 2b), das zu empfehlen ist, wenn kein Spezial-Wiederbelebungsgerät für Neugeborene wie Auer-Respirator WB 66 nach Saling, Bird-Respirator, Mark 8, Wisap-Respirator nach Semm und Kress o. a. zur Verfügung steht

und metabolischer Acidose, sinkt der pH-Wert des Kindes unter 7,2 und die Pufferreserven auf minus 10 mval und darunter ab. Bei der künstlichen Beatmung des Neugeborenen wird die respiratorische Acidose in kurzer Zeit beseitigt; bei Vorliegen einer metabolischen Acidose jedoch ist eine Korrektur der Acidose durch Infusion von alkalisierenden Puffersubstanzen und zwar bei schweren Fällen von intrauteriner Asphyxie möglichst bald nach der Entbindung angezeigt. Eine derartige Behandlung hat seit ihrer Anwendung durch USHER zu einer bedeutenden Verbesserung der Behandlungsresultate geführt. Wenn kein Gerät zur Bestimmung des Säure-Basen-Haushaltes zur Verfügung steht, kann bei Fällen von schwerer Neugeborenen-Asphyxie (Apgar-Wert 2–5 Punkte) zur „blinden" Sofortbehandlung 3 ml/kg Körpergewicht des Neugeborenen einer molaren 8,4%igen Natriumbikarbonat-Lösung mit der doppelten Menge einer 10%igen Glukoselösung langsam in die Nabelschnurvene injiziert werden. Kann das aktuelle pH gemessen werden, ist diese Menge bei einem pH-Bereich zwischen 7,2 und 7,25 ausreichend, während bei einem aktuellen pH von 7,1–7,2 4–5 ml/kg Körpergewicht des Neugeborenen der 8,4%igen Natriumbikarbonat-Lösung langsam (im Verlaufe einer halben bis einer Stunde) in die Nabelschnurvene zu injizieren ist. Die Acidosebehandlung wird nach der ersten Soforttherapie unter Kontrolle des Säure-Basen-Haushaltes in den ersten Lebensstunden bzw. -tagen weitergeführt, wozu wir die Kinder in die Kinderklinik verlegen.

Bei gleichzeitig bestehendem *Kreislaufschock* des Neugeborenen kann in der ersten Stunde post partum 5–10 ml/kg Körpergewicht Humanserum oder niedermolekulares Dextran (Rheomacrodex) als Sofortmaßnahme der Infusion mit Puffersubstanzen zugesetzt werden.

Zur Verbesserung der *Lungendurchblutung* sind außerdem Adrenalin-derivate mit bronchieolytischer Wirkung angezeigt mit dem Ziel, die Bronchial- und Gefäßmuskulatur in der Lunge zur Erschlaffung zu bringen. Wir verwenden nach Erfahrungen von KOLLER und EWERBECK Isuprenalin (Isuprel, Alupent). Im Rahmen der Sofortmaßnahmen können 0,1 ml Alupent der Infusion in die Nabelschnurvene zugesetzt werden. Voraussetzung ist jedoch, daß der durch die Vasodilatation gesteigerte Volumenbedarf durch Infusion von Serum, Humanalbumin oder Rheomacrodex gedeckt ist.

4. *Stimulantien* wie Lobelin, Micoren, Coramin sind zur Wiederbelebung des Neugeborenen unmittelbar nach der Geburt verlassen worden, desgleichen sind grobe, mechanische Stimulationen der Haut wie Schlagen, Kneifen oder Wechselbäder für das Neugeborene schädlich.

Das *Morphin-Antidot* Levallorphan (Lorfan) ist bei Fällen von medikamentöser Depression angezeigt, wenn z. B. Pethidin (Dolantin) in höherer Dosierung kurz vor der Geburt der Mutter gegeben wurde. Dabei sollen 0,1 mg/kg Körpergewicht Levallorphan dem Neugeborenen intramuskulär oder in die Nabelschnurvene injiziert werden. Die meisten Fälle von medikamentöser Depression des Neugeborenen sehen wir jedoch nach Anwendung einer Allgemeinnarkose mit Barbituraten-Lachgas oder Halothan. In diesen Fällen ist Levallorphan nicht nur wirkungslos; es kann als morphinähnlicher Körper selbst atemdepressiv wirken.

11*

6. *Herzmassage.* Die externe Herzmassage beim Neugeborenen führt nur in seltensten Fällen zum Erfolg, da im Gegensatz zum Erwachsenen beim Fetus das Herz in der Regel erst zu schlagen aufhört, nachdem der cerebrale Tod bereits eingetreten ist. Bei Neugeborenen ohne Herzschlag, bei denen kurz vor der Entbindung ein akuter Sauerstoffmangel eingetreten ist, kann versucht werden, nach intratrachealer Intubation das mittlere Drittel des Sternums mit dem Zeige- und Mittelfinger in kurzen Abständen etwa 2 cm tief einzudrücken. Nach 8–10 Kompressionen erfolgen im Wechsel mehrere künstliche Atemzüge. Bei Neugeborenen mit Herzstillstand am Ende einer Periode langanhaltenden Sauerstoffmangels ist die externe Herzmassage ohne Erfolg.

Zusammenfassung

Die Ursachen und Folgen von prae-, intra- und postpartalen fetalen Notsituationen werden aufgeführt. Zu den Sofortmaßnahmen gehören das Freimachen der Atemwege, die künstliche Beatmung, die Kompensation einer Acidose, sowie die Schockbehandlung. Die externe Herzmassage unter künstlicher Beatmung führt nur nach kurzer Hypoxie zum Erfolg. Die Anwendung von Stimulantien wird abgelehnt.

Summary

The cause and effects of fetal distress and postpartal distress are reported. The first measures to be taken include clearing of the airways, artificial ventilation, compensation of acidosis, as well as treatment of shock. External cardiac massage with artificial ventilation is only successful after hypoxia os short duration. The use of stimulants is not recommended.

Literatur

Abramson, H.: Resuscitation of the newborn infant. 2. Aufl. St. Louis: Mosby 1966.

Apgar, V.: Proposal for a new method of evaluation of the newborn infant. Anesth. Analg. Curr. Res. **32,** 260 (1953)

Avery, M. E.: Respiratory physiology in the newborn infant. Anesthesiology **26** 510 (1965).

Beck, L.: Über die Asphyxie der Neugeborenen und deren Behandlung. Geburtsh. u. Frauenheilk. **15,** 1102 (1955).

— Erste Maßnahmen zur Behandlung der Neugeborenen-Asphyxie. In: Die Übergangsstörungen des Neugeborenen und die Bekämpfung der perinatalen Mortalität, hsg. von Ewerbeck u. Friedberg. Stuttgart: Thieme 1965.

— Zur Therapie der kindlichen Asphyxie nach der Geburt. In: Prophylaxe und Therapie perinataler Fruchtschäden, hsg. von Ewerbeck, Elert u. Friedberg. Stuttgart: Thieme 1967.

— Notfallsituationen von seiten des Kindes, intrauterine Komplikationen. In: Gynäkologie und Geburtshilfe, Bd. II, hsg. von Käser, Friedberg, Ober, Thomsen u. Zander. Stuttgart: Thieme 1967.

BECK, L.: Methoden der Geburtserleichterung. Die medikamentöse Analgesie und Anästhesie. In: Geburtshilfe und Gynäkologie, Bd. II, hsg. von KÄSER, FRIEDBERG, OBER, THOMSEN u. ZANDER. Stuttgart: Thieme 1967.
— Geburtshilfliche Anästhesie und Analgesie. Stuttgart: Thieme 1967.
CROSS, K. W.: Resuscitation of the asphyxiated infant. Brit. med. Bull. **22**, 73 (1966).
DAWES, G. S.: Pulmonary circulation of the foetus and newborn. Brit. med. Bull. **22**, 61 (1966).
EWERBECK, H.: Die Spätasphyxie und ihre Behandlung. In: Die Prophylaxe frühkindlicher Hirnschäden, hsg. von ELERT u. HÜTER. Stuttgart: Thieme 1966.
— Notfallsituationen von seiten des Kindes. Extrauterine postpartuale Komplikationen. In: Gynäkologie und Geburtshilfe, Bd. II, hsg. von KÄSER, FRIEDBERG, OBER, THOMSEN u. ZANDER. Stuttgart: Thieme 1967.
—, u. V. FRIEDBERG: Die Übergangsstörungen des Neugeborenen und die Bekämpfung der perinatalen Mortalität. Stuttgart: Thieme 1965.
GAMP, R., TH. KOLLER jr., u. R. EBENER: Intensivüberwachung und Therapie der Adaptationsstörungen. In: Gynäkologie und Geburtshilfe, Bd. II, hsg. von KÄSER, FRIEDBERG, OBER, THOMSEN u. ZANDER. Stuttgart: Thieme 1967.
JAMES, L. S.: Physiologic adjustments at birth. Anesthesiology **26**, 501 (1965).
KOLLER, TH. jr., R. GAMP, R. EBNER, u. A. HAWRYLENKO: Probleme der Überwachung und Behandlung bei Übergangsstörungen des Neugeborenen. Gynaecologica (Basel) **162**, 1 (1961).
KUBLI, F.: Fetale Gefahrenzustände und ihre Diagnose. Stuttgart: Thieme 1966.
MOYA, F., L. S. JAMES, E. D. BURNARD, and E. C. HANKS: Cardiac massage in the newborn infant through the intact chest. Amer. J. Obstet. Gynec. **84**, 798 (1962).
SAFAR, P.: Resuscitation, controversial aspects. Berlin-Göttingen-Heidelberg: Springer 1963.
SALING, E.: Das Kind im Bereich der Geburtshilfe. Stuttgart: Thieme 1966.
SEMM, K., u. D. KRESS: Die Bedeutung der Relation von Druck mal Zeit bei der Entfaltung der atelektatischen Neugeborenenlungen durch Überdruck. Arch. Gynäk. **199**, 279 (1953).
SMITH, B. E., and F. MOYA: Resuscitation of the depressed newborn. Anesthesiology **26**, 549 (1965).
USHER, R.: Reduction of mortality from respiratory distress dyndrome of prematurity with early administration of intravenous glucose and sodium bicarbonate. Pediatrica **32**, 966 (1963).
WULF, H.: Der Neugeborenenindex. Z. Geburtsh. Gynäk. **163**, 270 (1965).

Die Bedeutung der Hypoxie
in der Pathologie des Kindesalters

Von **G. Erdmann**

Aus der Universitäts-Kinderklinik Mainz (Direktor: Prof. Dr. U. Köttgen)

Sauerstoffmangel in der Außenluft tritt allenfalls unter extremen oder experimentellen Bedingungen ein, so daß Kinder davon kaum Schäden durch Hypoxie erleiden können. Behinderung der Zufuhr des lebenswichtigen Sauerstoffes über die Atemwege in den kindlichen Organismus hinein ist dagegen keine Seltenheit. Im Mutterleib lebt das Kind freilich unter speziellen Verhältnissen, doch hat die Natur Vorsorge getroffen, daß in dieser phylogenetisch sehr weit zurückreichenden Umgebungssituation eine Hypoxie nicht auftritt. Monatelang erfolgt neben dem Bau- und Betriebsstoffwechsel der Gastransport über die Nabelschnur ungestört. Seitens des fetalen Organismus bestehen Sicherungsvorkehrungen gegen Hypoxie durch Bereitstellung des fetalen Hämoglobins. Die Sauerstoffversorgung geschieht indirekt über die mütterlichen Lungen und die Placenta. Im Laufe der ersten Lebensmonate wird auf HbF verzichtet, dafür tritt der endgültige Sauerstoff-Transportmechanismus ein.

Die Geburt, jener mit hoher Schädigungsquote verbundene Übergang aus dem intrauterinen in das extrauterine Leben, ist stark belastet durch hypoxämische Schädigung des Kindes. *Abnorme Lagen* des Kindes in utero (besonders Beckenendlagen und Querlagen) begünstigen das Auftreten von Hypoxämie: Es kommt sub partu infolge der vorübergehenden Druckeinwirkung auf die Nabelschnurgefäße obligat zu einer empfindlichen Störung des Gasaustausches, speziell der Sauerstoffzufuhr. Ähnliches ereignet sich bei Knotungen oder Umschlingungen der Nabelschnur um den Hals des Kindes.

Protrahierte Entbindung gibt ebenso Anlaß zu Hypoxämie wie die diversen geburtshilflichen Operationen (Wendung, Extraktion, Forceps, Sectio). Die hierbei notwendigen *Narkoseverfahren* beeinträchtigen die Atemtätigkeit des Kindes oft erheblich.

Nicht selten wird die Beatmung der Lungen des Neugeborenen derart behindert, daß diese sich überhaupt nicht oder nur andeutungsweise entfalten und mit Luft füllen: Beiderseitige ausgedehnte Atelektase, gelegentlich in Verbindung mit nachweislicher Fruchtwasseraspiration, ist die Folge, nicht selten eindeutige Todesursache. Pneumothorax (MALAN et al.; MACEVAN et al.), Mediastinalemphysem (RUDHE u. OZONOFF), Zwerchfell-hernien (HECKER u. KRUMHAAR) oder Lungenmißbildungen sind sehr leicht durch *sofortige Röntgenuntersuchung* des atemgestörten Neu-geborenen (vgl. AVERY; GIEDION) differentialdiagnostisch zu klärende organische Ursachen der Hypoxämie. Alle offensichtlich peripher ge-legenen Atemhindernisse führen zur sogenannten „blauen Asphyxie".

Ernsthafter noch sind die vielfältig verflochteten Faktoren, die das früher als „blasse" oder „weiße Asphyxie" bezeichnete Krankheitsbild charakterisieren, bei dessen Pathogenese die Hypoxie ebenfalls eine wesent-liche Rolle spielt. Einschlägige Störungen werden heute unter dem Ober-begriff „respiratory distress syndrome" zusammengefaßt, wobei noch weitere komplexe Störungen des Säuren-Basenhaushaltes und Auswirkun-gen auf das Zentralnervensystem diagnostisch einbezogen werden.

Seit APGAR ihr Punktsystem für die *Zustandsbeurteilung Neugeborener* in der ersten Minute post partum inauguriert hat, ist eine leicht verständliche, zahlenmäßig ausdrückbare summarische Aussage über den Allgemein-zustand eines Neugeborenen möglich. Dabei haben neben den spontanen Bewegungen die Herztätigkeit sowie die *Atmung* bedeutenden Anteil an der Urteilsbildung. Bei der Routinebetreuung Neugeborener ist mit Hilfe dieses einfachen Verfahrens leicht abzuwägen, ob und in welchem Ausmaß Reanimationsmethoden anzuwenden sind. Nach MAYRHOFER gilt die Apgar-Zahl zwischen 7 und 10 als zufriedenstellend; bei 4 bis 6 seien milde Wiederbelebungsversuche (Absaugen, Sauerstoffzufuhr) ausreichend, wäh-rend aktive Reanimation bei den Apgar-Zahlen 0 bis 3 (Intubation mit mehr oder weniger lang dauernder Sauerstoffzufuhr, unter Umständen Einsatz des Baby-Respirators nach Bird) sofort erforderlich ist.

Die Zusammenarbeit zwischen Geburtshelfer, Kinderarzt und Anaesthe-sist bei der Betreuung Neugeborener gestaltet sich – beispielhaft in den Mainzer Universitäts-Kliniken – derart, daß die *initialen Reanimations-verfahren* (einschließlich einer sofortigen Intubation bei entsprechender Indikation) *bereits im Kreißsaal* getätigt werden. Daraufhin wird je nach Dringlichkeit durch Consil oder im direkten Verlegungsverfahren bei Notwendigkeit zu weiterer Überwachung die Neugeborenen-Betreuung in unserer pädiatrischen *Intensiv-Pflegestation* vorgenommen, wo der per-sonelle und instrumentale Aufwand höchsten Ansprüchen genügt (vgl. NEIDHARDT). Auch bei Verschlechterung nach vorübergehender Besserung erfolgt weitere stationäre Versorgung in der Kinderklinik.

Frühgeborene mit einem Geburtsgewicht bis zu 2000 g werden auch bei Wohlbefinden stets zur weiteren Aufzucht in unsere Frühgeborenenstation verlegt. Haben sie höheres Geburtsgewicht und wirken sie geschädigt und hypoxiegefährdet, dann gilt die gleiche Regelung.

Gerade bei Neugeborenen ist die *Hypoxie* oft ausschließliche, pathoanatomisch verifizierbare *direkte Todesursache*, kenntlich an erheblichen *Lungenveränderungen*, nach Kloos bei zwei Drittel der Reifgeborenen und sechs Siebentel der Frühgeborenen seines insgesamt 960 Neonanten umfassenden Obduktionsguts. Zahlenmäßig kommt an erster Stelle die Entwicklung hyaliner Membranen in Betracht, weiterhin finden sich ausgedehnte Lungenatelektase, Fruchtwasseraspiration und eitrige Pneumonien (im Rahmen der Neugeborenensepsis, vgl. Erdmann) oder erhebliche Lungenblutungen (Rowe u. Avery). Vergleichbare Angaben sind der repräsentativen britischen Statistik über Neugeborenen-Sterblichkeit zu entnehmen, in welcher „Anoxie" naturgemäß sehr häufig bei Totgeburten, im übrigen vergleichsweise mehr bei Frühgeborenen als bei Reifgeborenen ausschlaggebende Bedeutung besitzt (Butler u. Bonham).

Um Wiederholungen oder Überschneidungen mit den Darlegungen der Vertreter anderer medizinischer Fachdisziplinen im Rahmen dieser Tagung zu vermeiden, möchte ich pädiatrischerseits betonen, daß zu den *altersbedingten Besonderheiten*, die die Genese vielfältiger Hypoxieschäden bedingen, an hervorragender Stelle die rein anatomisch vorhandene *Enge der Atemwege oft verhängnisvoll* die Sauerstoffzufuhr behindert, angefangen vom einfachen Schnupfen, Verlegung des Rachenraums bis hin zur Suffokation infolge von *Fremdkörpern* oder bei stenosierender Laryngotracheitis (Pseudo-Krupp, echter Krupp). Weiterhin spielt diese Tatsache bei der Verengung der tieferen Atemwege (*Blähungsbronchitis*, Asthma bronchiale) im Kindesalter meist eine aggravierende Rolle. Dabei leistet häufig die Nachgiebigkeit der Thoraxwand (etwa bei florider Rachitis oder bei Frühgeborenen) der intrathorakal bedingten Hypoxämie in deletärer Weise Vorschub (Beispiele: gefürchteter Pneumonieverlauf bei rachitischen Kindern; beträchtliches Nachgeben der Thoraxwand Frühgeborener bei Membransyndrom oder plasmazellulärer interstitieller Pneumonie).

Mein kurzer Überblick über Hypoxie wäre sehr unvollständig, wollte ich nicht wenigstens die Auswirkungen einer die übrigen Organe weniger, wohl aber das *Zentralnervensystem* auf lange Sicht schädigenden Hypoxie besprechen. Das *Gehirn des Menschen* ist außerordentlich *gegen Sauerstoffmangel empfindlich*. Glücklicherweise zeigt wenigstens das Neugeborene in dieser Hinsicht eine geringere Empfindlichkeit. Im Falle einer Hypoxie, die länger als 5 min dauert, treten aber auch bei ihm schon ausgedehnte Hirnschäden auf, die Anlaß zu dem Erscheinungsbild der cerebralen Kinderlähmung geben. Solche Hypoxie setzt unter Umständen bereits intrauterin bei placentarer Dysfunktion ein, gefährdet aber Neugeborene speziell unter oder kurz nach der Geburt. Alle Störungen, die unter dem Begriff „respiratory distress syndrome" zusammengefaßt werden, bergen die Gefahr nachhaltiger Hirnschäden in sich, sofern nicht rechtzeitig zweckentsprechende therapeutische Maßnahmen eingeleitet werden. Auch *Unfälle* im Kindes-

alter (Vergiftungen, Ertrinken, Strangulierungen, Schädeltraumen beson-
sers bei Verkehrsunfällen) führen bedauerlicherweise recht häufig infolge
begleitender Hirnhypoxämie zu ernsthaften Cerebralschäden, oft mit Zer-
störung der Persönlichkeit des Patienten.

Die Feststellung schließlich, daß *therapeutisch* bei Kindern jeder Alters-
stufe die *Sauerstoffzufuhr* zur Beseitigung der Hypoxie die adäquate Behandlungsmethode darstellt, möge nicht als Allgemeinplatz gelten! Die Hypoxie
kann durchaus einen Grad erreichen, der zur tödlichen Erstickung führt
oder in sauerstoffabhängigen Geweben bleibende Organschäden hinterläßt.
Deshalb gilt die großzügige Verabreichung von Sauerstoff als eines der
wichtigsten Prinzipien der Notfallsmedizin. Auf Intensiv-Pflegestationen
aller Fachrichtungen ist jederzeit Sauerstoff aus Direktanschlüssen in der
Wand verfügbar. Brutkästen für die Pflege von Frühgeborenen und Neugeborenen sind ohne geregelte Sauerstoffzufuhr nicht denkbar. Die Konzentration des Sauerstoffs, der in Isoletten Frühgeborenen zugeführt wird,
ist fortwährend zu überwachen und zu protokollieren. Zwar kann ein
Überangebot an Sauerstoff Schaden stiften (cave: retrolentale Fibroplasie
bei Frühgeborenen), doch dürfen die früher festgelegten Grenzen der
Sauerstoffkonzentration im Sonderfall durchaus überschritten werden, wenn
es der Zustand des Patienten verlangt (AVERY u. OPPENHEIMER; KEUTH;
WENNER). Über die Frage der Zweckmäßigkeit der Sauerstoff-Überdruck-
behandlung sind die Akten noch nicht geschlossen (HUTCHISON; MAYR-
HOFER; SMITH; TIZARD; KEUTH; WENNER). Selbstverständlich reicht die
Sauerstoffzufuhr allein zur Behebung der Hypoxie (speziell ihrer Ursachen
und Folgen) nicht annähernd aus, vielmehr sind besonders im Hinblick
auf die begleitenden Störungen des Säuren-Basen-Haushalts ein gezielter
Ausgleich (Überblick: vgl. ERDMANN) und alle sonstigen operativen Maßnahmen sowie zweckentsprechende medikamentöse Therapie – auch anti-
biotische Abschirmung (ERDMANN) – unabdingbare Voraussetzungen für
die endgültige Heilung krankhafter Zustände, bei denen die Hypoxie an-
teilig oder hauptsächlich die Pathogenese bestimmt.

Zusammenfassung

Das vorliegende Referat gibt eine Zusammenstellung über die Ursachen
und Folgen der kindlichen Hypoxie. Beginnend mit der hypoxämischen
Schädigung unter der Geburt, der meist durch Lungenveränderungen oder
Mißbildungen hervorgerufenen Hypoxie des Neugeborenen bis zu den speziellen Problemen im späteren Kindesalter werden die wichtigsten ätiolo-
gischen Faktoren erwähnt. Bei den therapeutischen Maßnahmen stehen die
Sauerstoffzufuhr und der Ausgleich von Störungen des Säure-Basen-Haushaltes an erster Stelle.

Summary

The causes and sequelae of hypoxia in pediatric patients are reported. All etiologic factors of hypoxia are mentioned, the intrapartal complications leading to hypoxemia, the hypoxia of the newborn caused by pulmonary disease of different origin, and special respiratory problems of infants and older children. The most important therapeutic measures are: administrering oxygen and correcting the acid-base changes.

Literatur

Apgar, V.: A proposal for a new method of evaluating the newborn infant. Anesth. Analg. (Cleve.) **32**, 260 (1953).

—, and L. S. James: Further observations on the newborn scoring system. Amer. J. Dis. Child. **104**, 419 (1962).

Avery, M. E.: The lung and its disorders in the newborn infant. Philadelphia, Saunders Publ., 1964.

—, and E. A. Oppenheimer: Recent increase in mortality from hyaline membrane disease. J. Pediatrics **57**, 553 (1960).

Butler, N. R., and D. G. Bonham: Perinatal Mortality. Livingstone, Edinburg and London, 1963.

Erdmann, G.: Therapie der Säure-Basen-Haushaltsstörungen im Kindesalter. Anaesthesiologie und Wiederbelebung **13**, 85 (1966).

— Die septischen Infektionen der Neugeborenen. Münch. med. Wschr. **1968**: 1109.

Giedion, A.: Die Atemnot des Neugeborenen in radiologischer Sicht. Pädatrie und Pädologie **3**, 201 (1967).

Hecker, W. Ch., u. D. Krumhaar: Atemstörungen bei Fehlbildungen des Zwerchfells, chirurgische Behandlung und Spätergebnisse. Pädiatrie und Pädologie **3**, 245 (1967).

Hutchison, H. H., M. M. Kerr, K. G. Williams, and W. I. Hopkinson: Hyperbaric oxygen in the resuscitation of the newborn. Lancet **1963**/II, 1019.

Keuth, U.: Nil nocere! Dosierung und Schäden der postnatalen Sauerstofftherapie. Münch. med. Wschr. **1965**, 675.

Kloos, K.: Atemstörungen der Neugeborenen, Morphologie und Pathogenese. Pädiatrie und Pädologie **3**, 213 (1967).

Macevan, D. W., J. S. Dunbar, R. D. Smith, and B. S. J. Brown: Pneumothorax in the neonate (its recognition and its evalution). Ann. Radiol. **7**, 459 (1964).

Malan, A. F., and H. de V. Heese: Spontaneous pneumothorax in the newborn. Acta Paediat. Scand. **55**, 224 (1966).

Mayrhofer, O.: Beatmung und Wiederbelebung bei Atemstörungen des Neugeborenen. Pädiatrie und Pädologie **3**, 221 (1967).

Neidhardt, M.: Erfahrungen mit einer pädiatrischen Intensivpflegestation, Z. Kinderheilk. **98**, 75, (1967).

Patz, A.: The role of oxygen in the retrolental fibroplasia. Pediatrics **19**, 504 (1957).

Rowe, S., and M. E. Avery: Massive pulmonary hemorrhage in the newborn. J. Pediatr. **69**, 12 (1966).

Rudhe, U., and M. B. Ozonoff: Pneumomediastinum and pneumothorax in the newborn. Acta Radiol. **4**, 193 (1966).

SALING, E.: Das Kind im Bereich der Geburtshilfe. Stuttgart: G. Thieme 1966.

SMITH, C. A.: Diagnosis and treatment: use and misuse of oxygen in treatment of prematures. Pediatrics 33, 111 (1964).

TIZARD, J. P. M.: Indication for oxygen therapy in the newborn. Pediatrics 34, 771 (1964).

WENNER, J.: a) Über die O_2-Therapie im Kindesalter. Klin. Wschr. 36, 474 (1958). b) Sauerstoffüberdruckkammer für Neugeborene. Dtsch. med. Wschr. 1964, 1757. c) Sauerstofftherapie in der Neugeborenenperiode. Pädiatrie und Pädologie 3, 225 (1967).

Zur Überwindung asphyktischer Anfälle
nach operierter Oesophagusatresie

Von **H. Vogel** und **H. Pflüger**

Aus der Anaesthesie-Abteilung (Direktor: Prof. Dr. med. H. PFLÜGER)
am Krankenhaus Nordwest, Frankfurt (Main)

Nach operierter Oesophagusatresie alarmieren oft plötzlich und un-
vermittelt aufkommende asphyktische Anfälle Anaesthesisten, Chirurgen
und Pflegepersonal. Die seither übliche Therapie, die sich aus wiederholten
endotrachealen Absaugungen, kurzfristigen Beatmungen, Inhalieren und
Applikation antibiotisch, broncho- und sektretolytisch wirkender Phar-
maka zusammensetzt, führt nicht in jedem Fall die erstrebte Abwendung
eines sich dann fast schon schicksalhaft und ständig verschlimmernden
Zustandes mit progredienter Hypoxie und Acidose herbei. Die sich in
derartigen Situationen sonst anbietende Tracheotomie stellt aber, besonders bei Säuglingen und Kleinkindern, eine nicht ungefährliche Maßnahme
dar (RÜGHEIMER). Dem anwesenden Pflegepersonal wäre damit zwar die
Möglichkeit zum sofortigen, gezielten Eingreifen geboten, die sich auf-
türmenden technischen Schwierigkeiten erreichten jedoch Maxima. Der
Erfolg wäre empfindlich geschmälert und es müßte darüber hinaus auch mit
gravierenden Früh- und Spätkomplikationen gerechnet werden.
Da Tracheobronchialtoilette und Beatmung die Mittel der Wahl bei
allen asphyktischen Zuständen darstellen, erschien es berechtigt, die in-
dizierte Tracheotomie durch eine nasotracheale Dauerintubation zu ersetzen. Dieses Verfahren hatte sich ohnehin bei der Behandlung postoperativer Atmungsinsuffizienzen im Erwachsenenalter bereits bewährt.

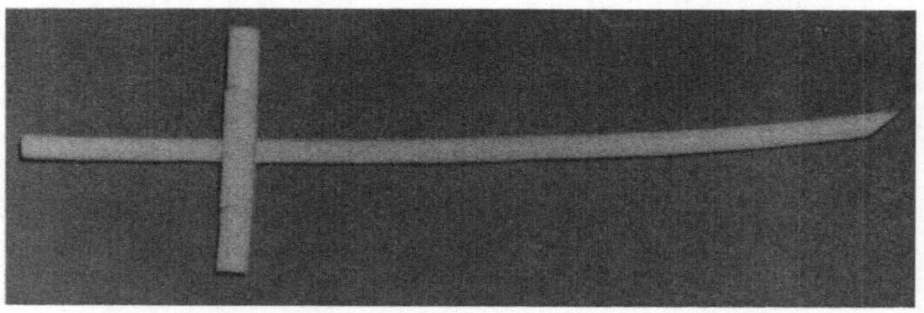

Abb. 1. Ansicht des nasotrachealen Tubus nach JACKSON REES

Auch blieb der therapeutische Erfolg bei Atemstörungen anderer Genese im Säuglings- und Kindesalter, wie ALLEN, MAC DONALD, STOCKS und ROTH berichten, nicht aus. Zur Dauerintubation eignet sich der nasale Kunststofftubus nach JACKSON REES. Infolge seiner guten Modulationsfähigkeit bei Körpertemperatur paßt er sich den anatomischen Gegebenheiten an und wird dadurch von allen Patienten gut toleriert. Glatte Innen- und Außenflächen garantieren leichte Sauberhaltung und bieten Bakterien keine Schlupfwinkel.

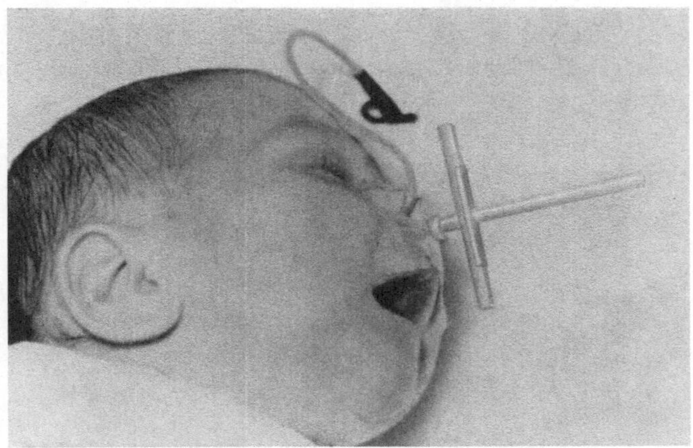

Abb. 2. Der Jackson Rees-Tubus ist nasotracheal eingeführt

Der mit Abb. 1 vorgestellte universelle Katheter, der in allen Dimensionen zur Verfügung steht, wird sowohl bei Spontanatmung als auch bei künstlicher Beatmung eingeführt. Sein kreuzförmiges proximales Ende gestattet, durch die Mehrzahl seiner Eingänge, die Anreicherung der Inspirationsluft mit O_2, den Anschluß an den Respirator und eine ungestörte Tracheobronchialtoilette ohne Diskonnektion oder Unterbrechung der einen oder anderen Applikation. Die nasotracheale Intubation selbst ist auch im Säuglingsalter technisch nicht sonderlich schwierig.

Ein hier herausgestellter Kasus mag für viele auf diese Weise erfolgreich behandelte und überwundene asphyktische Anfälle beispielhaft sein.

Abb. 2 demonstriert den Tubus in situ bei Spontanatmung.

Auf Abb. 3 ist die mühelose Zugänglichkeit erkennbar; ein das Katheterlumen nicht obstruierender, ganz dünner Plastikschlauch dient der Absaugung des Sekretes.

Auf der seitlichen Röntgenaufnahme (Abb. 4) sieht man neben dem Jackson-Rees-Tubus auch die dünne Ernährungssonde, die der Überbrückung und Schonung der Oesophagusanastomose dient.

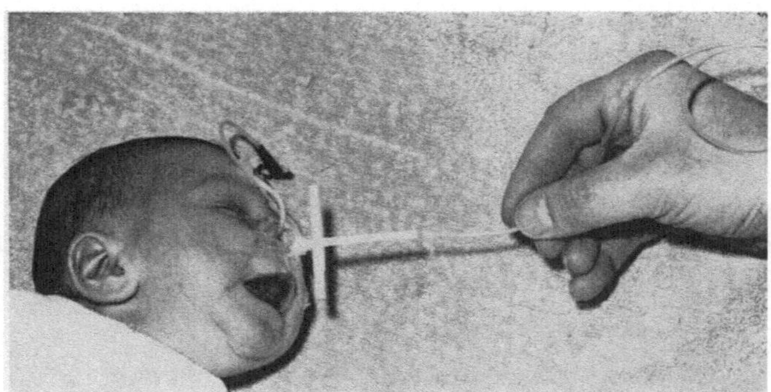

Abb. 3. Absaugen des Bronchialsekrets mit dünnem Plastikschlauch durch den liegenden nasotrachealen Tubus

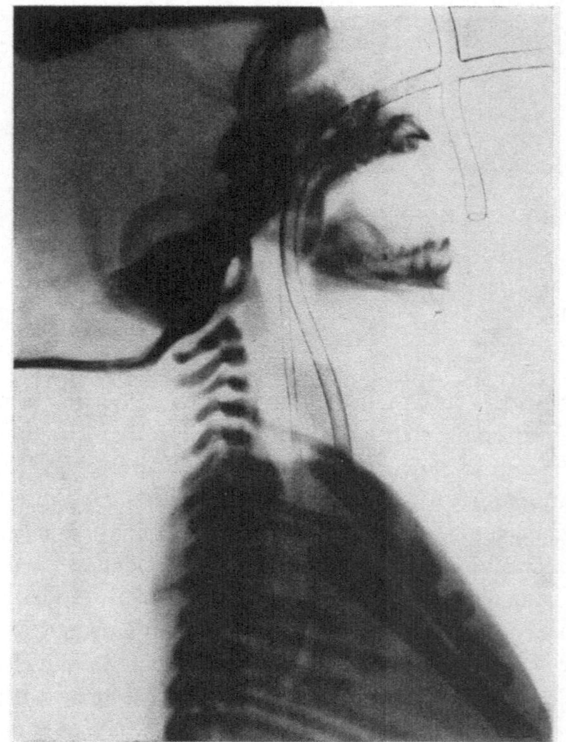

Abb. 4. Seitliche Röntgenaufnahme. Man erkennt vorn den nasotrachealen Katheter, dorsal davon die Magensonde

Das sagittal aufgenommene Röntgenbild (Abb. 5) erlaubt es, den Kunststoffkatheter in seiner gesamten Länge zu überblicken.

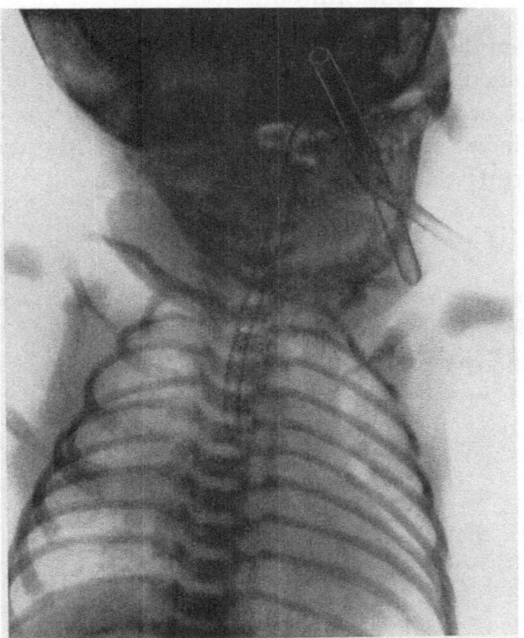

Abb. 5. Sagittale Röntgenaufnahme. Man sieht den Jackson Rees-Tubus in ganzer
Länge

Die Indikation zur nasotrachealen Dauerintubation stellten wir dann,
wenn die sonst üblichen Manipulationen zur Erhaltung freier Atemwege
und ausreichender Ventilation nicht mehr erfolgversprechend verliefen.
Die von Mal zu Mal zunehmende Verschlimmerung der Anfälle und die
damit verknüpfte Steigerung von Hypoxie und Acidose ließen sich schlag-
artig beeinflussen. Eine Respiratorbehandlung war zwar möglich, aber
niemals erforderlich. Die Luftwege konnten komplikationslos durch Absaugen freigehalten werden. Bei Inkrustierung mit Einengung des schmalen
Tubuslumens beseitigte Katheterwechsel die Stenoseatmung. Unter der
effektiveren Ventilation ging die zum Teil erhebliche Zyanose zurück, die
Pulsfrequenz normalisierte sich. Nach etwa zwei Tagen konnte in fast
allen Fällen die nasotracheale Dauerintubation bei jetzt gutem Allgemein-
befinden entfernt werden. Unter Berücksichtigung der Tatsache, daß vor
dem hier beschriebenen Behandlungsverfahren das Krankheitsbild in einem
hohen Prozentsatz zunehmend hoffnungsloser wurde, weist die augen-
fällige und rasche Besserung in unmittelbarem zeitlichen Anschluß an die
nasotracheale Intubation auf einen gangbaren Weg zur Überwindung
asphyktischer Anfälle hin.

Zusammenfassung

Die Behandlung asphyktischer Anfälle nach operierter Oesophagus-atresie wird diskutiert. Mittel der Wahl sind Tracheobronchialtoilette und Beatmung. Wegen der hohen Komplikationsrate der Tracheotomie beson-ders bei Kleinkindern und Säuglingen wird die nasotracheale Dauer-intubation mit dem Jackson-Rees-Tubus mit gutem Erfolg durchgeführt.

Summary

The treatment of asphyxia in the postoperative period after atresia of the oesophagus consists mainly of tracheobronchial toilet and ventilation. Naso-tracheal intubation over several days with a Jackson Rees tube is prefered to tracheotomy because of its high rate of complications in infants.

Literatur

ALLEN, T. H., and I. M. STEVEN: British J. Anaesth. **37**, 566 (1965).
MAC DONALD, I. H., and J. G. STOCKS: British J. Anaesth. **37**, 161 (1965).
ROTH, F.: Anaesthesist **15**, 49 (1966).
RÜGHEIMER, E.: Chir. Prax. **8**, 227 (1964).

Erschienene Bände:

---

1 Resuscitation Controversial Aspecta. Chairman and Editor: Peter Safar.
VI, 64 pages, 1963. DM 10,—

2 Hypnosis in Anaesthesiology. Chairman and Editor: Jean Lassner. VIII,
51 pages, 1964. DM 8,50

3 Schock und Plasmaexpander. Herausgegeben von K. Horatz und R. Frey.
60 Abb., VIII, 154 Seiten, 1964. DM 18,—

**4 Die intravenöse Kurznarkose mit dem neuen Phenoxyessigsäurederivat
Propanidid** (Epontol®). Herausgegeben von K. Horatz, R. Frey und
M. Zindler. 163 Abb., XII, 318 Seiten, 1965. DM 21,—

5 Infusionsprobleme in der Chirurgie. Unter dem Vorsitz von M. Allgöwer.
Leiter und Herausgeber: U. F. Gruber. 14 Abb., IX, 108 Seiten, 1965. DM 7,20

6 Parenterale Ernährung. Herausgegeben von K. Lang, R. Frey und M. Halmágyi. 47 Abb., X, 156 Seiten, 1966. DM 19,60

**7 Grundlagen und Ergebnisse der Venendruckmessung zur Prüfung des
zirkulierenden Blutvolumens.** Von V. Feurstein. 21 Abb. und 2 Tab., VIII,
37 Seiten, 1965. DM 9,60

8 Third World Congress of Anaesthesiology. 46 Fig. and 10 Tables, XI,
173 pages, 1966. DM 24,—

9 Die Neuroleptanalgesie. Herausgegeben von W. F. Henschel. 80 Abb., XII,
207 Seiten, 1966. DM 36,—

10 Auswirkungen der Atemmechanik auf den Kreislauf. Von R. Schorer.
17 Abb., VIII, 58 Seiten, 1965. DM 14,—

**11 Der Elektrolytstoffwechsel von Hirngewebe und seine Beeinflussung
durch Narkosemittel.** Von W. Klaus. 26 Abb., VIII, 97 Seiten, 1967.
DM 20,—

12 Sauerstoffversorgung und Säure-Basenhaushalt in tiefer Hypothermie.
Von P. Lundsgaard-Hansen. 15 Abb., VIII, 91 Seiten, 1966. DM 18,—

13 Infusionstherapie. Herausgegeben von K. Lang, R. Frey und M. Halmágyi.
115 Abb., VIII, 246 Seiten, 1966. DM 39,60

14 Die Technik der Lokalanaesthesie. Von H. Nolte. 29 Abb., VIII, 53 Seiten,
1966. DM 6,—

15 Anaesthesie und Notfallmedizin. Herausgegeben von K. Hutschenreuter.
94 Abb., XII, 286 Seiten, 1966. DM 48,—

**16 Anaesthesiologische Probleme der HNO-Heilkunde und Kiefer-
chirurgie.** Herausgegeben von K. Horatz und H. Kreuscher. 3 Abb., VIII,
39 Seiten, 1966. DM 9,60

17 Probleme der Intensivbehandlung. Herausgegeben von K. Horatz und
R. Frey. 50 Abb., XII, 119 Seiten, 1966. DM 19,80

18 Fortschritte der Neuroleptanalgesie. Herausgegeben von M. Gemperle.
60 Abb. und 27 Tab., X, 148 Seiten, 1966. DM 19,80

19 Örtliche Betäubung. Plexus brachialis: Sir Robert R. Macintosh und
W. W. Mushin. 32 Abb., VIII, 32 Seiten, 1967. DM 12,—